国家社会科学基金重大项目（编号：15ZDA050）
国家社会科学基金重点项目（编号：13AGL011）
教育部人文社会科学重点研究基地重大项目（编号：16JJD630011）
广州市人文社会科学重点研究基地资助项目

中山大学公共政策与社会保障丛书

三明医改

政策试验与卫生治理

HEALTH CARE SYSTEM INNOVATION
IN CHINA:
POLICY EXPERIMENTATION FOR
HEALTH GOVERNANCE

王春晓◎著

社会科学文献出版社
SOCIAL SCIENCES ACADEMIC PRESS (CHINA)

序一　用试验方式探索大国卫生治理

当今中国是全球最大的社会试验场。因地制宜的地方政策试验是中国政府广泛应用于各个领域的改革方法，在卫生政策领域自然也不例外。正是这种地方政府的改革探索，为我们研究卫生体制的改革提供了良好的政策试验。近些年来，在一些地方先行先试的基础上，成功经验先后被推广、巩固、完善，以及上升为国家模式，实现了"由点到面"的"试点—推广"过程。三明医改便是其中一个典型案例。从 2012 年开始，三明市对其辖区内 22 家公立医院同步进行改革，重构了公益性的医疗卫生制度，改革的措施涉及重塑公立医院治理结构、理顺医生的激励机制、转变医保支付方式等多个方面。我曾对其改革效果进行评估，发现其在显著降低医疗费用的同时，并未降低医疗服务质量和医疗服务供给量。这种系统性和整合性的改革，得到了中央政府有关部门的青睐。此后，三明经验被逐步推广至福建省乃至全国。2018 年，国家医疗保障局的组建，可以说是地方经验——三明经验升级为国家模式的很好证明。为此，三明医改案例也是中国国家治理的典型案例，值得深入分析研究。

本书选取三明医改作为研究对象。清晰地描述和分析三明案例，本身就是一个很大贡献。特别是书中大量、翔实的调研材料呈现了卫生领域利益主体的复杂性和各方博弈的情形，很好地解释了为什么面对错综复杂的利益关系，三明市医改能够一一化解难题。同时，本书还对卫生政策做了历史梳理与系统分析，并将其与不同时期的卫生治理做了应对性研究。特别是就当前的卫生政策与卫生治理的关系做了深入解剖，具有很好的创新性。该研究从政策试验和卫生治理角度观察研究对象，具有新意，从个案中提炼出的基本结论具有扩展政策理论的意义，政策建议也可圈可点。具体而言，该研究从理论和实践两个层面上有如下的贡献。

从理论层面看，关于中国特色政策试验的研究是近来学术界的关注热点。开展这一方面的研究，有助于进一步了解政策试验的过程以及其中不同政策主体的互动机制，揭示政策试验如何提升和优化政府的政策制定。本书从政策试验的角度分析了中国医药卫生体系改革的实践问题。一方面，已有的政策试验研究大多关注经济政策领域，关于社会政策尤其是卫生政策的研究较少。这显然与近年来中国医药卫生体制改革中大量采取政策试验方法的实践动态并不匹配。另一方面，相较于经济政策，卫生政策的政策目标要复杂得多。在多元目标下，医药卫生体制改革的政策试验又会呈现独有的特征。这一问题颇具研究价值。

作者通过文件分析、参与式观察、问卷调查以及深度访谈等多种渠道获取了大量的一手资料，内容上既有来自中央政府、省级政府和当地政府相关官员对政策试验过程的阐释和说明，也包括医药卫生行业从业人员、社会组织以及患者等诸多相关政策活动者对医改的感受和评价。扎实的资料收集工作，一方面，不仅为我们提供了大量生动、真实、细致的关于三明医改的一手信息，还有助于今后更好地进行挖掘和研究；另一方面，丰富了这一领域的实证研究成果，并向我们解释了卫生领域的政策试验为何会从单领域的独立选择转变为跨领域的制度整合。

从实践层面看，医药卫生制度是现代国家制度中一个非常重要的组成部分，医药卫生制度最能体现国家治理能力。这些年的医改实践证明：在创收趋利的环境没有改变的情况下，单点式、碎片化改革反而容易扭曲医生和医院的行为；医疗卫生体系的供给侧是公立医院，公立医院是医改措施最终的落实者，破除公立医院逐利创收的旧制度是医改的核心；仅仅建立医保体系，而医疗服务体系还是创收趋利的，过度医疗检查、过度用药就难以控制，医疗费用就会不断上升，高速上涨的医疗费用不仅让百姓看病就医越来越贵，而且会给整体经济运行和财政收支、社会安定带来日益增大的风险。所以，医改考验的就是国家治理体系和治理能力。公立医院改革是新医改方案确定的五项重点改革内容之一。三明医改是公立医院改革最具代表性的案例之一，对其进行深入剖析既可以帮助我们理解中国医药卫生体制改革的路径，也可以从中提炼出经验教训，为下一步的改革提供参考，便于构建好的卫生治理体系和提升卫生治理能力。毕竟，任何一个制度设计都有它的不足，需要在实际运行中不断巩固和完善。

应该说，医改中的"政府派"与"市场派"之争由来已久。我也因此被外界看成"政府派"的代表人物。我认为，"市场派"和"政府派"二分法是比较极端的分类。我的观点一向是，政府和市场各自扮演应当扮演的角色。政府不是万能的，但支持民生领域是政府应尽的责任。我也一直是"全民医保"甚至是"全民免费医疗"的拥护者，政府投入应更多地补贴医院以维持其公益性。案例研究讲究遵循归纳性逻辑。一个好的案例研究，为了提高研究的信度和效度，需要在研究过程中严格遵循定性研究和案例研究的规范和数据分析过程。这对于青年学者而言，是个较难以掌握的事情。正如春晓博士书中所言，其与"市场派"和"政府派"代表学者都建立了良好的师生关系，并在写作中得到了他们多次指导及纠偏。这使得他可以从第三方的视角来较为客观地看待三明的整个医改历程。应该说，这本书没有陷入所谓的"政府派"和"市场派"之争，不是对三明出台的具体政策进行条分缕析，不陷于某项具体政策的纷争，而是重点研究整个三明医改的政策创新与扩散过程，并从更高、更宏观的视角审视这个地方试点与国家治理的关系，立体地记录、展现了大国医改的过程。对于整个政策过程中存在的一些困难和问题，他也毫不隐讳地指出，并提出自己的政策建议和意见。不唯上，不唯书，只唯实。我相信，未来中国卫生治理体系的目标是：有为的政府、有效的市场、有机的社会，三者之间的有机融合。

综上所述，我认为，本书是近年来研究中国医改的佳作，对于医药卫生领域的研究者和管理者以及关心医改的各界人士，这是一本值得阅读的好书。

北京大学国家发展研究院教授　李　玲

2018 年 5 月 13 日

序二　认识三明医改

三明医改，是中国医改在过去十年中期盼已久而又出乎意料的重大收获。说其期盼已久，是因为公立医院改革是医改最重要的任务之一。国家有关部门高度重视，采取中央制定目标思路、地方试点探索的方式推进此项工作，为此遴选了多批国家试点城市，希望这些试点城市探索出可复制、可推广的改革经验。说其出乎意料，是因为三明市并不在国家最初遴选的试点城市之列，而且对于三明市而言，推进医改并不是为了国家探索经验，而是为了解决自己面临的现实问题。说是重大收获，是因为三明医改，不仅在改革理念上符合医改目标方向，而且在制度设计上有系统深入的设计以及重大创新突破，更在实践上取得突出效果，对于推进公立医院改革具有巨大的示范引领作用，得到中央最高层的认可以及世界银行和世界卫生组织等国际组织的肯定支持。

在最初的几年里，三明医改面临巨大的争议甚至非议，笔者还曾为此写了一篇小文《揭开三明医改不可复制论的画皮》为三明医改鼓和呼，并为此持续受到一些专家和团体的或明或暗的攻击。时至今日，由于三明市持续公开改革情况与数据，由于中央高层与中央媒体的充分肯定与推广，由于全国各地超过 1000 批次的考察学习，对于三明医改的思路、政策设计以及成效，已经是"天下无人不识君"，没有人敢，也没有证据否定了。然而对于三明医改的不同认识与解释，则依然存在。对于三明医改的实质与精髓，对于三明医改的可复制性、可推广性，还存在不同的理解与判断。而这些不同的理解与判断，关乎中国医改的方向与未来。从这个意义上看，认识三明医改依然是一件没有完结的任务。

自从三明医改获得关注以来，已经有很多专家学者深入三明市调查研究，写了大量的很有影响的调查报告、研究报告、分析文章和评论文章。但是，非常遗憾的是，一直没有一本专著对三明医改做全景式的描述与研究。现在这个遗憾被王春晓博士的专著《三明医改：政策试验与卫生治理》弥补了。在本书中，春晓博士从政策试验和卫生治理的视角建立分析框架，然后以之对三明医改的宏观历史背景、政策内容、政策效果、政策扩散等，以扎实的田野调查和文献资料，进行深入系统的、全景式、全过程的案例研究。这是我看到的第一本三明医改的研究专著，对于认识三明医改、理解中国医改进程具有重要的参考价值。

阅读本书稿的过程，也是我再次认识三明医改并思考中国医改未来的过程。对我而言，关于三明医改，有三个根本问题是必须研究解释清楚的。**一是**为何是三明而不是其他城市取得突破，三明究竟具有哪些其他城市不具备的条件。**二是**三明究竟做对了什么，在政策和策略上三明究竟有何独特之处。**三是**为何考察三明医改的城市络绎不绝但是却没有一个城市取得与三明同样的改革绩效，这究竟说明什么问题。对这三个根本问题的研究，将有助于更深入理解三明医改的本质与精髓，把握中国医改未来的钥匙。

首先，为什么是三明？根据三明市的介绍材料以及春晓博士和各位专家的研究分析，这个问题应该说基本上是清晰的。概括起来主要有三个方面。

第一，三明具有改革的现实压力。三明市作为老工业城市，未富先老特征明显，城镇职工医保赡养比远低于全省风险线，在推进全民医保后，医疗费用飞速增长，职工医保统筹基金严重收不抵支，拖欠公立医院医药费用，而地方财政同样收不抵支。也就是说，旧医药卫生体制的弊端和不可持续问题在三明特殊的环境下率先暴发。在这种情况下，除了背水一战深化改革之外，已经别无他途了。可以说，对于国家试点城市来说，是国家"要我改"，对于三明而言，就是"我要改"。

第二，三明形成了有利于改革的领导体制。市委市政府调整了领导体制，将原来由四个副市长分管的涉及医疗、医保、医药等职能的政府部门，集中调整给一位市领导分管，同时充分授权；分管市领导领衔的医改领导小组拥有医改政策的决策权。这种领导体制安排，特别是充分授权的安排，在其他地方是罕见的。

第三，三明有一个强有力的医改工作团队。担任医改领导小组组长的詹积富副市长，原来是省食品药品监督管理局副局长、省医改办副主任、省药招办副主任，他对旧体制机制的弊端有深刻的认识，具有正确的价值导向（体现在"三个回归"的思路）、改革创新思维、奉献精神与担当意识；在其领导下，三明市建立起一个团结奋斗、能干敢为的工作团队。这个工作团队，在4年多时间内，高效率地制定并实施了超过100个符合医改规律和要求、符合三明实际、具有改革创新精神的政策文件。

应该说上述三方面因素，构成了三明医改不同于其他地方的制度环境、权力基础和人员条件。在这三方面中，最后一个方面因素是起主导作用的。在第一个方面，三明不是全国唯一的，甚至也不是压力最突出的。在第二个方面，只要地方党委政府主要领导认识到位，做出相应的调整其实并不算太难。因此，三明医改成功最直接的因素，就是一个强有力的操盘手和工作团队。这就跟打仗一样，政治上的清明、统帅的英明，还不足以赢得战争的胜利，要打胜仗还必须依靠能征善战的将军和训练有素的士兵。实际上，真正的改革是非常之事，必待非常之人。因此，三明给我们的重要启示就是，深化医改必须高度重视操盘手的选择，毕竟改革这样的重大任务并不是谁都能胜任的。

其次，三明做对了什么？ 与其他地方相比，三明取得了突出的改革效果，肯定是三明做对了什么。对此，不同的专家有不同的分析。我个人的看法是，必须回到三明市的约束条件，从利益机制的角度，从人（利益相关者）的活动去理解和把握三明整体的改革政策与策略。我觉得三明医改政策与策略的内在逻辑如下。

第一，改革只能从"腾空间"入手。这是由三明特殊的环境条件所决定的。三明职工医保统筹资金已经严重收不抵支，公共财政无力兜底，当地城乡居民可支配收入均低于全省平均水平，因此财政、医保和个人均无法提供新的资源支持改革，改革只能从存量改革中寻求空间。与此同时，存量改革确实存在巨大的空间。这是因为三明与我国其他地方一样，在过去30多年中，形成了扭曲的公立医院补偿机制，导致了药品、耗材和大型检查检验的滥用，医药费用中包含了大量的浪费因素，蕴含着巨大的改革红利。三明市从价格和数量两个方面去腾挪存量改革空间。一是针对药品、耗材虚高定价，推出了取消药品耗材加成、限价采购、采购联盟、两票制等改革举措，尽量压低药品、耗材价格。二是针对药品、耗材的滥用，加强对辅助类、营养类药品的监控，开展处方点评、药品用量排名等工作，从而降低药品耗材的使用数量，调整其品种结构。实事求是地说，尽管存量改革空间的存在几乎人所共知，但是在三明之前尚没有一个地方采取系统、集中、有力的举措去利用这一空间。

第二，以"调结构"补偿**公立医院**的合理利益。公立医院提供公共医疗卫生服务需要经济资源的保障，采用药品、耗材加成、大型检查检验等方式补偿，存在成本放大的杠杆效应，不仅导致医药费用不合理过快增长，而且对医疗安全质量也有负面影响。三明市推行"腾空间"，从补偿角度看具有"去杠杆"效应，与此同时，三明通过建立价格动态调整机制，在4年内5次调整了诊疗、手术、护理、康复等技术劳务价格，补偿公立医院的成本消耗，维持公立医院运行与发展，具有更高效率的补偿作用。更进一步，三明推行 C-DRG 支付方式改革，进一步增强公立医院成本控制意识和行动自觉。这些措施的共同结果是，明显降低了公立医院医药费用增长速度。

第三，健全**公立医院院长**激励约束机制。公立医院院长受政府所托管理公立医院，院长的目标是否与政府办医目标相一致，并致力于高效实现政府办医目标，是公立医院治理的首要问题。三明市改革院长薪酬制度，实行目标年薪制，由财政支付院长薪酬，经卫生、财政等部门考核后发放，理顺了政府与院长之间的委托代理关系，恢复了院长的代理人身份以及受人之托、忠人之事的信托意识。同时，建立院长绩效考评体系，对院长履行政府办医任务、管理绩效进行考核，将考核结果与院长的薪酬、奖惩、任免等挂钩，推动院长忠诚高效管理医院，在维持公益性的基础上提高医院运行绩效。此外，加强反腐，对于贪污腐败的院长，严厉惩处，确保公立医院院长依法依规管理、积极配合推进改革。

第四，改革**医务人员**薪酬激励与约束机制。医务人员的医疗行为受到薪酬制度的深刻影响。我国目前医务人员薪酬制度采取科室核算、二次分配的方式，业务科室的收支情况直接影响医务人员的绩效工资水平。在药品、耗材、大型检查检验收入纳入科室收入核算的情况下，必将激励医务人员滥用药品、耗材和大型检查检验。三明市对医务人员实行目标年薪制，严格核定医院工资总额，同时实行年薪计算工分制，使薪酬计算与职务、职称和工龄等基础性因素，与工作量、各类奖惩因素挂钩，而不与医疗服务收费、药品耗材收入、检查检验收入挂钩，从而规范与引导医务人员行为。同时，实行医保医师制度，加大对医务人员违规行为的监督处理，让医务人员依法依规执业。

第五，对**药品生产流通企业**采取分化激励策略。三明采取限价采购的方式，推动药品品规和药品流通企业集中，药品品规从 8361 种下降至 1858 种，药品配送企业从原来的 15 家下降到 8 家，其中前 3 家配送品种的市场集中度达到 82%。在这种情况下，市场份额明显提高抵消了药品价格下降的影响，增加了药品生产流通企业对改革的支持度，同时也有利于加强流通过程中药品质量的管控。另外一项提高药品生产流通企业对改革支持度的政策是，三明对药品实行医保直接结算制度和预付配送企业结算款制度，药品回款周期明显缩短，比全国其他地区提前了 5 个月，这显著降低了企业的财务成本，企业收益因此反而有所增加。这种分而治之、有激励有约束的政策设计彰显了三明改革的智慧。

第六，提高**患者**的获得感。三明坚持以人民为中心的发展理念，将改革的好处体现在人民群众的实际利益上。在医保基金有所结余之后，主动控制结余比例，充分发挥基本医疗保险基金的风险分担功能，提高公众医疗保险待遇水平。逐步取消治疗性药品的自付比例，累计取消 153 种药品个人自付比例，制定了向中医倾斜的医保政策，医保目录内的中药（不含中成药）实行全额报销。2015 年后开始尝试对贫困大病患者实行第三次精准补助，防止灾难性支出情况的出现。2016 年 8 月，三明职工医保参保人员在一级医疗机构（社区服务中心，含医养结合服务站）普通门诊就医的报销比例由 40% 提高至 90%，在二级及以上医疗机构的就医报销比例由 30% 提高至 70%。还调整统筹区内住院医保报销比例，按不同级别医院比例报销，扣除起付线金额后，一级医院报销 95%、二级医院报销 90%、三级医院报销 85%。同时，还取消城镇职工住院费用分段报销，并将大病患者报销比例提高 5 个百分点。通过实施上述政策措施，三明市医保报销比例高于全国和福建平均水平，次均费用远低于全国和福建平均水平。建立医院周转金制度，以减少参保患者预交金额，降低经济困难患者的就医"门槛"，实行出院即时结算，减轻患者就医费用压力。实行职工医保和居民医保用药目录、诊疗目录和服务标准"三统一"，职工医保和居民医保报销差异缩小，公平性增强。

第七，设立**医保管理中心**承担医改重要职责。三明医改的一些政策可以依托传统的组织构架去推行，但是一些重大改革举措，传统的组织构架已经难以胜任。三明大胆推进组织创新以支撑制度创新。其中最为突出的是设立市医保中心，医保中心不仅整合了原来的城镇职工医保、城镇居民医保、新农合和医疗救助等制度的经办任务，而且承担了药品价格谈判，药品限价采购、配送与结算，医疗服务价格制定与调整，医疗服务行为监督等职责，为这些职责提供了有力的组织、人力和信息支撑，解决了各地普遍遇到的这些重要职责长期缺乏组织和人员保障的问题。

第八，从以治病为中心转向以健康为中心。在完成上述改革举措以后，三明公立医院实现了从以赚钱为中心向以治病为中心（"三个回归"）的转变。即使只做到了这一步，三明医改也已经遥遥领先全国其他地方。但是，三明没有停止改革创新的脚步，而是按照习近平总书记在 2016 年全国卫生与健康大会讲话的精神，进一步向以健康为中心转变。其主要举措是，以县域为范围，组建总医院，将县医院与乡镇卫生院作为一个组团，以"统筹包干、结余归己、超支自付"为原则将医保基金总额包干给总医院，让公立医院与人民群众的健康权益实现利益兼容，从而推动县医院将资源下沉、重心下移到乡镇卫生院，积极开展健康教育、健康促进活动，逐步实现人民群众"不得病、少得病、晚得病、不得大病"的目标。

以上就是从公立医院改革角度梳理出来的三明医改的内在逻辑，也是三明医改做对了的地方。这其中展现的，不是一堆没有内在联系的、机械并列的政策措施，而是具有强烈价值导向的、充满着生机活力的实践智慧。这其中，可以看到三明对于"三个回归"价值取向的深刻理解与坚持，可以看到三明对人民群众健康权益的高度忠诚与追求，可以看到三明积极主动、奋发有为的精神风貌，可以看到三明对于医改规律的深入把握与运用，可以看到三明浓烈的问题意识和对现实约束条件的准确把握，可以看到三明打破一切条条框框的创新意识与求真务实、讲求实效的实干精神，可以看到三明对于改革利益相关者利益关系的统筹协调、精妙引导。可以说，在过去几年中，在三明大地上上演的是改革开放以来中国医改最引人入胜、最扣人心弦的故事。

再次，其他地方为何还没有取得与三明同样的改革绩效？据不完全统计，截至 2017 年 10 月，到三明考察医改的国内外团组已经达到 1096 批次 10955 人次，估计全国所有地级以上城市都已经派人学习借鉴三明医改的做法与经验。那问题就来了，为何没有一个地级以上城市全面借鉴三明改革做法并取得类似的效果？这究竟能够说明什么问题？是否如一些专家所强调的那样，三明医改不可复制、不可推广？

对此，我在 2014 年 7 月 11 日与《医学界》陈奇锐总编辑交流对三明医改的看法时就提出，三明医改针对的问题有普遍性，采用的办法有普遍性，医改的条件有普遍性，三明医改经验应该而且完全可以推广到全国，理论上可行，技术上可行，经济上可行，所欠就在领导人的政治决心。我当时强调，理论、技术、经济上的可行性是不可逾越的，而政治的可行性，就在于领导人的决心和魄力，敢不敢为群众的利益，突破利益固化的藩篱。

时至今日，我的基本判断依然没有变，但在认识上要更为深化。深化之处就在于，我看到了医改作为一项社会改革、作为一项民生改革，其所遵循的规律、其所需要的条件与经济改革是不同的。经济改革，可以利用人们对于经济利益的追逐，坚持个人主义的立场，政府只要简政放权，让市场发挥决定性作用，释放个人和市场的活力和创造力，就可以取得明显的效果。而社会改革、民生改革，强调的是社会团结互助、公平正义，特别是医疗领域，涉及人的生命健康权，其活动具有高度不确定性、信息不对称等特点，放任个人逐利，不仅不能达到预期的效果，反而会造成灾难性结果。因此，政府的积极有为、正确作为对于医改是必不可少的条件。

根据我对三明案例的深入剖析，要推行三明医改模式，必须具备六项要素：权力、价值观、理论思维、担当、廉洁、策略。**一是**改革者必须具有足够的行政权力，以做出决定性决策，整合各种资源，以实现改革目标。**二是**改革者必须具有正确的价值观，坚持以人民健康为中心，坚持公益性的方向，否则只会南辕北辙、渐行渐远。**三是**改革者必须具有深刻的理论思维，能够掌握医改的内在规律和要求，准确把握改革的现实条件和制约因素，进行科学合理的政策设计。**四是**改革者必须具有"敢于担当，敢于啃硬骨头，敢于涉险滩"的"三敢"精神，不怕得罪既得利益集团，敢于冲破利益的藩篱。**五是**改革者必须具有廉洁意识与条件，因而具有自我保护能力，不至于在明枪暗箭中中箭下马，出师未捷身先死。**六是**改革者必须具有足够的政治智慧，善于运用策略，善于进行利益协调统筹，团结大多数，形成对既得利益集团的斗争优势。只有同时具备以上六个要素，三明医改的思路与做法才能够被有效推广并取得实效。从这个意义上看，三明医改是对各地治理体系与治理能力的一张考卷。看的多、做的少，在某种程度上提示，同时具备这些要素、答好这张卷并不容易。而这也正是在新时代全面深化改革、推进国家治理体系和治理能力现代化所要解决的问题。所以，只要坚持党的领导，不忘初心，牢记为人民健康服务的使命，我相信三明医改所代表的中国医改的正确道路，终有一日是可以在中国大地上普遍推行的。中央对三明医改的肯定与推广，并借鉴三明经验成立国家医疗保障局，已经让我们看到了中国医改未来的方向与希望。

是为序。

钟东波　博士

2018 年 5 月 15 日

序三　医改、健康与美好生活

　　社会政策是旨在提升公共福祉的国家行为。国家实施社会政策，目的是对社会问题进行干预，满足社会需要。因此，经典的社会政策具有很强的社会问题导向性。社会政策体现社会公民身份的理念，强调人的基本需要，突出国家在增进公共福祉中的职能，重视政府在实现社会公平正义中的作用。

　　一直以来，中国的福利制度是典型的二元制福利体系，大体上可以称为"一个国家，两种福利制度"。即便是在计划经济时期，中国的社会保障制度实际上也是"一国多制"的，不仅存在城乡分野，而且在城镇中，还存在身份、所有制的差异，干部、工人和没有进入单位的居民，分别被纳入不同的社会保障制度。进入市场经济时代，随着单位体制的解体，以及社会福利的社会化、公共服务的市场化，国家从公共福利与服务的提供中不适当地撤退了，导致城乡居民基本公共服务得不到满足，以至于民间出现了"三座大山"的比喻。在医疗、教育、养老等公共服务和社会民生领域，其发展的不充分十分明显，不能完全满足民众对美好生活的需要。2003年左右，在新的发展范式下，中国政府从"GDP崇拜"和"市场迷信"中觉醒过来，对来自民间强劲的"福利命令"做出回应，偿还部分福利历史欠债，维持社会稳定，兜住底线，缩小收入差距，促进社会融合作用，缩小社会分层，弱化社会矛盾。"社会中国"理念开始生根发芽。可以说，政府社会政策意识不断增强，开始重估政府在财富再分配和社会福利提供中的重要作用。

　　在当今世界，卫生政策是各国公共政策和社会政策的主要内容，也是政治争议的核心问题之一。作为一项主要的社会政策，卫生政策的最基本的政策目标是确保公众得到适当的卫生服务。中华人民共和国成立以来，中国政府在卫生服务领域的角色出现了反复。在计划经济时期，在城镇建立了劳保医疗制度和公费医疗制度，在农村建立了农村合作医疗制度，绝大多数人都享有了一定程度的基本医疗保障。随着改革开放的深入，政府在卫生服务领域的角色发生了重大变化，卫生政策也随之变化。随着建立在人民公社集体经济之上的农村合作医疗体制全面瓦解，以及建立在单位制度之上的劳动保险制度的名存实亡，大部分国民失去了基本医疗保障，需要自掏腰包应付不断上涨的卫生费用，从而产生了"看病难、看病贵"问题。2009 年《中共中央　国务院关于深化医药卫生体制改革的意见》的公布，预示着中国卫生政策重大变革时代的来临。新医改方案的一个最显著的特点是突出了政府在卫生领域的责任，强调了基本医疗卫生的公益性。可以说，"把国家带回来"（bringing the state back in）是新医改方案最突出的亮点，显现了社会政策色彩，显示中国卫生政策开始向旨在推动"去商品化"的社会政策回归。

　　当然，何谓适当的卫生服务，以及国家如何提供这些服务，在不同的国家有很大的差异。如何为公众提供适当的卫生服务是各国政府都必须认真对待的重大政策问题，也是最基本的职能之一。新医改方案体现的还只是基本思路和政策方向，也就是战略层面的东西。如何在具体的战术中落实，还需要在实践中摸索。特别是对于中国这样的发展中国家的财力现状，强化政府在卫生领域的责任，并非简单地建立全民免费医疗制度，或者是由政府包揽卫生服务。

　　作为一名主要研究中国社会政策的学者，我对卫生政策一直抱有浓厚的兴趣。虽然我也曾担任广东省卫生经济学会卫生资源配置规划与绩效评价专业委员会副主任委员，但由于种种原因一直未能更好地抽出时间来多从事些这类研究。当我的学生王春晓提出要把公立医院改革的实证研究作为博士论文的研究方向时，我很是欣慰，并欣然同意。可以说，他是目前有条件也有能力进行这项研究的最佳人选之一。经过四年的辛苦努力，他终于完成了这项颇不容易的课堂作业，写出了一篇内容充实、观点新颖的博士论文。本书便是他这篇博士论文的修改稿。

　　改革开放以来，政策试验（试点）成为一种被中国政府广泛应用于各个政策领域的政策工具，在卫生政策领域自然也不例外。特别是新医改以来，一些地方在先行先试的基础上探索出来的成功经验先后被推广至全国，实现了"由点到面"的"试点—推广"的政策过程。三明市公立医院综合改革便是其中一个最为典型的案例。从 2012 年开始，在政府主导下，三明市逐步摸索出一条医药、医保、医疗"三医联动"的改革路径，取得了较具系统性和整合性的改革成效，并得到了中央高层的青睐。此后，三明试点的改革经验被逐步推广至福建省乃至全国。

本书作者基于政策试验理论、国家治理理论和卫生绩效理论探究了中国政府在卫生领域通过政策试验推动的卫生体系改革。本书认为，卫生治理包括体系、目标和能力，即利益相关者（主要是国家）干预的范围、目标和实现目标的程度；这些可通过反应性、可及性、风险保护、质量、安全、效率等指标来衡量。改革开放以来，中国利用后发国家制度优势，在卫生治理各个子体系分别从世界各国完备的、成谱系的政策方案中，选择适合实际的方案，减少了改革和探索的风险。在此基础上，各治理主体进行互动整合，跨领域融为一体，协调、调整原先选择的方案，寻找多方利益相关者可以接受的平衡点。这种整合机制可以解决制度"碎片化"和治理"碎片化"问题，破除卫生领域的体制机制弊端。本书采用定性研究方法，尝试分析并回答中国如何在卫生领域的改革中通过政策试验来探索/寻求好的治理模式，并对三明试点进行案例研究，呈现了三明试点的具体做法、成功经验和试点—推广过程。本书基于三明的案例研究和数据分析发现：三明医改通过调整"三医"利益格局，体现权力结构调整、价值重塑等整合特点，促进各方利益主体联动，短期内取得了较好的卫生治理效果，并在全国范围进行了政策扩散。本书不仅印证了卫生政策试验的必要性、可行性和有效性，还提出了"选择＋整合"的试验作用机制。本书从政策试验的角度分析了中国卫生治理体系改革的实践问题。一方面，已有的政策试验研究大多关注经济政策领域，关于社会政策尤其是卫生政策的研究较少，这显然与近年新医改中大量采取政策试验方法的实践动态不相匹配。另一方面，相对于经济政策，卫生政策的政策目标要复杂得多，在多元目标下的卫生治理体系改革的政策试验又会呈现怎样的特征，这一问题颇具研究价值。我觉得，本书是目前国内就三明市公立医院改革政策过程所做的涉及面最广的实证研究之一。作者根据实证资料引申出来的不少看法也比较客观公允，相信其所得出的结论可以为中国卫生治理体系改革提供重要的参考依据，甚至在某种程度上可以为新医改的具体运作提供借鉴。具体而言，具有以下几个方面的意义。

一是，有助于把握卫生政策试验的特点和逻辑。作为社会政策的卫生政策，其主要目标在于公平，与经济政策有着不同的内在逻辑。卫生政策试验的多样性和复杂性的背后，凸显着与之不同的改革模式和路径。首先，是上下互动的政策制定途径。卫生政策更多地涉及满足分散的、单个的社会成员的基本需求，它更加强调中央政府主导和自上而下的实践途径，也凸显其在社会治理与干预实践中对维护社会秩序与稳定伦理的必要性和重要性。为此，卫生政策制定过程是需要自上而下和自下而上较好结合的途径。其次，是政策成效判断标准多元、多重性。卫生政策实施是一个错综复杂的社会系统工程，容易受到多种因素影响，其结果难以预期。经济政策可用国内生产总值、财政收入等硬性评估指标来直接衡量，而卫生政策则一直没有明确的共识性指标。最后，是去商品化的政策目的。卫生政策的目的是要去商品化，保证公众平等享有基本医疗服务。

二是，有助于从社会政策视角深入研究卫生政策。尽管卫生政策是医学与社会政策的交叉领域，但从学科逻辑角度看，卫生政策应该是社会政策的主要构成部分，是卫生领域的社会政策。所以，应基于社会政策的视角来开展对卫生政策的研究。医学是技术问题、专业问题，医改则是制度安排，是公共政策、社会政策问题。它的基础理论应该是公共管理理论。不过，由于医学的专业性非常强，长期以来，中国卫生领域政策制定、执行、评估等主要由卫生技术官僚主导。相应的，卫生政策研究往往局限于医学、卫生经济学等自然科学视角，没有从社会政策的高度确立卫生政策的先导性、基础性、战略性、全局性地位。疾病并不完全是个体行为，而是一种社会现象。健康是非常复杂的领域，不仅仅涉及医学，还包括伦理学、社会学、政治学、管理学、经济学、工程学、物理学、信息技术、法律等，如能从公共管理、社会政策角度研究卫生政策，就可以站在更高的高度，居高临下、高屋建瓴地审视现有困难和问题，展现"顶层设计"的卓越价值。因此，应注重实践经验的总结，注重政治因素的影响，注重战略研究，注重整合各方社会资源，以公共管理、公共服务的理念来研究卫生政策。

三是，有助于从多角度分析中国卫生体系改革。卫生体系改革不是一个医学专业领域的小事，而是整个社会经济转型的大事。卫生政策调整、创新超越了一般的医学范畴，应从多个角度重新思考。比如，从政策学习和制度变迁的角度科学阐释，从治理观点可以关注决策主体间的关系和互动，从政治经济学方法可以支撑卫生政策方案的宏观结构性趋势。只有涵盖了个人心理、集体行动和政府决策等方面的综合研究才能完整说明整个卫生政策形成、发展、变化的过程，才能说明政策网络与社会学习和制度变迁的历史关联，才能为中国卫生政策试验提供更为全面、清晰、完整的逻辑模型，才能为中国整个卫生治理体系的改革发展提供理论依据和现实动力。由于改革涉及利益的调整，触动利益格局，增量改革相对容易，存量改革则难上加难。深入研究中国卫生政策试验，分析其基本特点，有利于准确把握基本规律，总结分析中国卫生政策过程的背景、制度框架、具体做法、进展、成效和主要问题，提炼改革发展变化趋势，形成对于中国卫生体系改革顶层设计的政策建议。

四是，有助于实现国家在卫生领域的有效治理。卫生治理能力可以被视为国家能力要素之一，衡量国家能力的一个重要标准就是看这个国家是否具有应对传染病暴发的能力。对内而言，弱的治理能力会使国家无法向其民众提供有效的公共产品，从而降低其政治合法性，进而引起社会动荡，甚至带来更为严重的后果。对外而言，大规模传染病的暴发势必会带来无法衡量的经济损失，削弱国家整体实力，从而危及国家安全。考虑到卫生也是社会领域的一部分，作为当今世界上人口最多、经济高速发展的国家，中国如果能在卫生领域实施有效治理，将产生更多健康、优质的劳动力。特别是卫生政策主体具有多样性，需要从治理的角度实现多元卫生政策目标。正因为公立医院承担着重要的"社会功能"（social functions），为了实现某些特定的公益性目标，中国政府需要不断进行公立医院改革。公立医院改革是一项系统工程，当前中国新医改已步入"深水区"，多方利益相关者围绕改革进行着复杂而尖锐的博弈，不同部门、范畴、类型、领域、层次、地区的公立医院改革都涉及公共政策过程的利益竞争、协调与整合等问题，也牵涉其他领域深层次的制度变革。系统研究公立医院改革的典型经验，总结公立医院改革的趋势，剖析政策影响，提炼历史经验，理清卫生政策的发展脉络，对于中国卫生政策和制度格局进行变革，甚至是提升卫生乃至社会领域的国家治理能力具有重要借鉴意义。

作为导师，我了解作者在从事这项研究的过程中所付出的努力和经历过的艰辛，也为其能在短短的博士研究生训练中较快地学习和掌握定性研究方法和社会科学思维，并取得这一份丰厚的成果而感到由衷的欣慰。当然，就作者目前所处于的学术生涯阶段而言，相关专业知识和各种研究工具的使用都还有些许欠缺、不足，在总结、提炼论点方面也存在一定的不足，还有时间、精力等因素的限制，上述问题都是在后续的研究中应该注意克服的地方。相信作者在今后的学习和工作研究中还有继续拓展自己的很大空间，望其扬长避短、自强不息，争取在民生福祉事业上有所作为。

中山大学政治与公共事务管理学院教授　岳经纶

2017 年 12 月 25 日于康乐园

目录

第一章　导论 ……………………………………………………… 1

　第一节　选题的背景 …………………………………………… 1

　第二节　问题的提出 …………………………………………… 6

　第三节　文献回顾 ……………………………………………… 12

　第四节　研究设计 ……………………………………………… 37

　第五节　全书结构 ……………………………………………… 43

第二章　政策试验与卫生治理：一个理论分析框架 ………… 46

　第一节　卫生治理：体系、目标与能力 …………………… 46

　第二节　卫生政策试验：利益相关者、途径、过程及形式 ……… 54

　第三节　政策与治理：卫生领域的试验逻辑 ……………… 62

　第四节　政策试验改善卫生治理的机制：选择与整合 ……… 66

第三章　政策试验视角下的中国卫生体系改革 …………… 79

　第一节　"三医"的各自选择 ……………………………… 79

　第二节　"三医"的整合探索 ……………………………… 104

　第三节　新医改的"新困境" ……………………………… 109

第四章　卫生体系改革的三明试点经验 …………………… 117

　第一节　试点的背景、过程与措施 ………………………… 118

　第二节　整合机制之一：调整"三医"利益格局 ………… 130

第三节　整合机制之二：权力结构调整与价值重塑……………… 143

第四节　结语：整合是有效治理的路径……………………………… 153

第五章　卫生治理视角下的三明试点效果…………………… 157

第一节　卫生治理主体间的博弈…………………………………… 158

第二节　试点的卫生治理绩效……………………………………… 161

第三节　"四人麻将"：谁赢，谁输？……………………………… 184

第四节　结语：成效与不足………………………………………… 190

第六章　三明试点经验的扩散及其机制…………………… 199

第一节　政策扩散过程……………………………………………… 200

第二节　政策企业家的作用………………………………………… 216

第三节　"条""块"分割的制度环境……………………………… 233

第四节　结语：未竟的整合………………………………………… 241

第七章　讨论与结论………………………………………… 246

第一节　卫生治理机制的变迁：从政策选择到体系整合………… 246

第二节　政策试验与卫生治理能力………………………………… 256

第三节　结论与政策建议…………………………………………… 278

附录　2012～2016 年三明市出台的主要医改政策文件目录………… 289

后　记……………………………………………………………… 305

图表目录

一 表目录

表 2 - 1　主要医保支付方式及特点 ……………………………… 68

表 2 - 2　中国与主要代表国家卫生体系比较 …………………… 74

表 3 - 1　2003～2016 年全国新型农村合作医疗发展情况 ……… 90

表 4 - 1　三级医院诊察费用改革前后对比 ……………………… 137

表 5 - 1　2011～2016 三明市、福建省以及全国公立医院医疗
　　　　 费用增幅比较 ………………………………………… 163

表 5 - 2　2011～2016 年改革前后三明市城乡居民医保住院次
　　　　 均费用变化情况 ……………………………………… 164

表 5 - 3　2011～2016 年改革前后三明市城镇职工医保住院次
　　　　 均费用变化情况 ……………………………………… 164

表 5 - 4　2011～2016 年改革前后三明市城镇职工医保门诊次
　　　　 均费用变化情况 ……………………………………… 165

表 5 - 5　2011～2016 年三明市、福建省以及全国医疗服务量
　　　　 变化情况 …………………………………………… 167

表 5 - 6　2011～2016 年三明市、福建省以及全国医生工作量
　　　　 比较 ……………………………………………… 168

表 5 - 7　2011～2016 年三明市以及福建省公立医院收入情况
　　　　 比较 ……………………………………………… 172

表5－8　2011～2016 年三明市、福建省以及全国公立医院药品

费用增幅比较 ·· 173

表5－9　2011～2016 年三明市、福建省以及全国公立医院卫生

服务利用增幅比较 ·· 174

表5－10　2011～2016 年三明市 22 家县级以上公立医院医务人员

收入情况 ··· 176

表5－11　2011～2016 年三明市 22 家县级以上公立医院医务人员

平均工资及院长工资 ··· 177

表5－12　2010～2016 年三明市属医院医务人员流入流出

情况 ··· 178

表5－13　2010～2016 年三明市医疗保障基金运行情况 ··········· 179

表5－14　2011～2016 年三明市卫生财政支出情况 ··············· 180

二　图目录

图1－1　研究路线 ··· 45

图2－1　国家卫生治理能力和国家卫生职能的时间变化趋势 ······ 53

图2－2　中国以"分级制试验"为基础的政策制定循环过程 ······ 60

图2－3　理论分析框架 ··· 66

图3－1　取消药品加成前后，医院药品出售价格构成变化 ······ 111

图4－1　三明试点运作机制 ··· 124

图5－1　2010～2016 年三明市城镇职工医保转外就医人次和

基金支出变化 ··· 169

图5－2　三明市民众对医改的整体评价构成 ······················ 170

图5－3　三明市民众对医改具体成效评价 ························· 170

图5－4　2005～2016 年三明市 22 家县级以上公立医院医药

总收入增长情况 ·· 171

图 5 – 5　2010～2016 年三明市医保统筹资金运行情况 …………… 179

图 5 – 6　2015 年三明市药品配送企业市场占有率构成 ………… 181

图 5 – 7　2011～2015 年三明市场中药注射剂使用变化 ………… 181

图 5 – 8　2011～2016 年三明市药品实际使用与假设规模变化 … 182

图 5 – 9　2011～2015 年三明市医药产业总量变化 …………… 184

图 6 – 1　参照"三明模式"整合后的福建省级医疗保障体系

　　　　构架 ………………………………………………… 204

第一章　导论

第一节　选题的背景

卫生服务事关人的生命和健康。在当今世界，卫生政策是各国社会政策的主要领域，是政治争议的核心和焦点问题之一。作为一项主要的社会政策，卫生政策最基本的目标是维护和促进公众的健康，确保公众在需要的时候能够及时得到适当的卫生服务。卫生服务虽然是公众的必需品，但却是国家的"奢侈品"，免费提供所有卫生服务可能是任何国家"不能承受之重"。如何在有限的财政资金约束下，公平有效地为公众提供适当的卫生服务，这是世界各国政府都要认真面对的重大问题，有效解决这个问题也是其国家能力的重要体现。

一个国家的卫生体系是其历史、政治和文化的产物，就像它同时是其科技水平、教育水平和资源禀赋的产物一样。因此，改变或改革一国的卫生体系，是一场经济和管理变革，同时也是一场社会和文化运动。[①] 也就是说，卫生体系改革受到多方面因素的制约和影响。制定和实施"完美"的卫生政策来实现卫生领域的有效治理，这极具挑战性。自 20 世纪 70 年代以来，在政府财政压力与公众健康需求持续增长的双重困境下，卫生体系的改革与健康服务模式的转型一直是世界各国卫生改革与发展的主题和焦点。[②] 从国

---

①　Mark Britnell, *In Search of the Perfect Health System*, London: Palgrave Macmillan, 2015.

②　刘丽杭:《卫生部门治理:战略与机制》,《中国卫生政策研究》2014 年第 7 期。

际经验来看，各国卫生体系的改革从没有停止过，其主要原因是卫生费用不断攀升，特别是在一些西方福利国家，卫生投入似乎已变成公共财政的"包袱"。① 事实上，即便是美国与英国等典型模式的代表国家，也均在进行卫生体系改革，并出现了向对方靠拢的趋势，虽然变化并不明显。这主要是因为这些西方发达国家在卫生领域已有较为成熟的治理体系和较高的治理能力。与此同时，西方出于对全球传染病防控等自身需要，对非洲一些经济上较为落后的国家进行了卫生帮扶，使其国家职能范围和能力均有所提升，但变化也不明显。②

"健康梦"一直是中国医改努力的方向。1949 年以来，中国国家卫生干预范围和治理能力变化较大。计划经济体制下，政府大包大揽，建立了公有体制来保障人们的生存和生活需要，取得了非凡的卫生成就，居民人均预期寿命从 1949 年前的 35 岁上升到 1978 年的 68 岁，差不多翻倍。1960 年，中国和印度两国的人均预期寿命十分接近，中国为 43.46 岁，印度为 42.45 岁，两者仅相差一岁。到 1976 年时，中国的人均预期寿命已飞速增长到 65.98 岁，16 年增长了 22.52 岁。而同时期印度的人均预期寿命仅为 53.24 岁，增长幅度只有中国的一半。改革开放后，中国政府将精力放在搞经济建设上，在财力不足的情况下将卫生领域推向了市场。卫生服务商品化后，医疗卫生机构成为名副其实的营利性组织。③ 优质卫生资源向大城市和中心城区集中，农村以及城市的新区、郊区和边远地区卫生资源不足，卫生资源配置呈"倒金字塔"结构；大医院不断扩张，超标准建设严重，对基层卫生资源虹吸现象十分突出。这导致了健康效果不理想，从 1978 年到 2003 年，25 年时间里人均预期寿命只增长了 3 岁，而同期本底值比中国还高的韩国、新加坡、新西兰、马来西亚都分别增长了 9 岁、9 岁、6 岁和 5 岁。而之前增速远低于中国的印度也增长了 8 岁。

① U. G. Gerdtham, B. Jönsson, "International Comparisons of Health Expenditure: Theory, Data and Econometric Analysis," *Handbook of Health Economics*, 2000, 1: 11-53.
V. Y. Fan, W. D. Savedoff, "The Health Financing Transition: A Conceptual Framework and Empirical Evidence," *Social Science & Medicine*, 2014, 105: 112-121.
② Zacher, W. Mark, Tania J. Keefe, *The Politics of Global Health Governance: United by Contagion*, New York: Palgrave Macmillan, 2008.
③ Yanzhong Huang, *Governing Health in Contemporary China*, London: Routledge, 2013.

不难发现，这些国家的人均预期寿命增速都高于中国。可以说，这一时期的中国健康绩效增长速度与其经济增长奇迹非常不匹配。[①] 此时，中国社会出现一种悖论，在经济迅速增长的同时，越来越多的人却看不起病。也就是说，公众在卫生方面并没有机会享受到多少改革红利。2008 年，中国患病者因经济原因未就诊的比例高达 38%。城乡卫生公平差距明显加大，城乡人均卫生费用之比已经高于 4:1。[②] 从 1965 年到 1980 年，农村地区 5 岁以下儿童死亡率呈现直线下降趋势，而在 1980 年之后几乎是在原地踏步，变化不大。不仅出现了"看病难"、"看病贵"现象，而且医患关系紧张，暴力伤医事件层出不穷。相当一些经济学家批评卫生服务是市场失败的经典例子，因为最需要卫生服务的往往是那些最没有能力支付卫生费用的人。政府在健康服务领域中角色的缺位与扭曲，其实反映的是政府在健康服务领域缺乏社会政策的理念和价值。[③] 卫生政策的取向以及卫生体制的目标对公众健康的改善有着至关重要的作用[④]，而相当多中国民众美好生活的健康需求尚未得到满足，更公平、更大程度地满足民众的健康需求已成为国家卫生治理的重点，也是现代化国家卫生治理体系的目标指向和根本归宿。为此，破除包括卫生领域在内的发展的不平衡、不充分，实现更加全面而均衡的发展已经成为当前中国国家治理现代化的首要聚焦点。[⑤]

2003 年的"非典"（Severe Acute Respiratory Syndrome，SARS）事件后，中国政府开始加大对卫生领域的投入，回归政府主导实施的改革，推动卫生服务去商品化。特别是 2009 年，中国政府启动新医改，承诺在三年内投入 8500 亿元。自那以后，政府对卫生领域的投入呈暴发式增长，增速连年超过 20%，至 2016 年各级政府已经累计投入近 7 万亿元。其中，2016

① 李玲：《全球视角下的中国医改——李玲教授在北京大学的演讲》，《文汇报》2007 年 12 月 23 日第 6 版。
② 卫生部统计信息中心：《2008 中国卫生服务调查研究：第四次家庭健康询问调查分析报告》，中国协和医科大学出版社，2009。
③ 岳经纶：《为健康投资：公立医院改革的社会政策学思考》，载岳经纶、朱亚鹏主编《中国公共政策评论》第 12 卷第 1 期，商务印书馆，2017，第 157~161 页。
④ 傅虹桥：《新中国的卫生政策变迁与国民健康改善》，《现代哲学》2015 年第 5 期。
⑤ 习近平：《决胜全面建成小康社会，夺取新时代中国特色社会主义伟大胜利——在中国共产党第十九次全国代表大会上的报告》，载《党的十九大报告辅导读本》，人民出版社，2017。

年中央财政医疗卫生（含计划生育）支出为 13154 亿元，是新医改启动前 2008 年 3182 亿元的 4.1 倍。① 2011~2016 年，中央财政共安排新农合和城镇居民医保补助资金 9930 亿元、公共卫生服务补助资金 2618 亿元、公立医院补助资金 782 亿元。另外，从 2012 年起，中央财政每年安排补助资金支持基层医疗卫生机构和村卫生室实施国家基本药物制度，至 2016 年共补助 455 亿元。② 政府卫生支出占卫生总费用比重从 2008 年的 24.7% 提升到 2016 年的 30.0%。即使在经济进入新常态，财政收入增速放缓、支出压力加大的情况下，政府用于医疗卫生的财政支出仍保持逐年增加。以 2017 年支出预算安排为例，中央财政医疗卫生支出预算安排为 3982 亿元，比 2016 年增长 7.7%。医疗卫生支出占全国财政支出的比重为 7.2%，比改革前的 2008 年提高 2.2 个百分点。应该说，在经历市场化运动后，中国卫生领域开始进入社会自我保护运动阶段。这种运动是国家治理变革的推动力量。③

然而，政府财政增加投入并没有减轻个人的直接负担，似乎没有实实在在转化为公众的福祉。2016 年全国卫生总费用为 46344.9 亿元，占国内生产总值（GDP）的比重已经达到 6.2%。尽管个人卫生支出占卫生总费用的比重由 2008 年的 40.40% 下降到 2016 年的 28.8%，但个人绝对卫生支出却从 2008 年的 5875.9 亿元上升至 2016 年的 13337.9 亿元，较 2008 年上涨了 127.0%。④ 与政府财政不断增加的巨额投入不相符合的是，公众对于解决"看病难"、"看病贵"问题似乎没有改革的获得感。更为甚者，中国医患暴力冲突近年呈"井喷式"暴发，已经从挂横幅、摆灵堂、大闹医院，发展到恐吓、辱骂、暴力伤害等。有报告指出，仅仅是引起媒体和社会公众高度关注的医患冲突重大案件数量，10 年内增加了 20 余倍。⑤

---

① 财政部国库司：《2016 年财政收支》，中华人民共和国财政部网站，2017 年 1 月 23 日，http：//gks. mof. gov. cn/zhengfuxinxi/tongjishuju/201701/t20170123_2526014. html，最后访问时间：2017 年 11 月 9 日。

② 刘红霞、张兴军：《财政"真金白银"助力医改》，《人民政协报》2017 年 2 月 15 日。

③ 卡尔·波兰尼：《大转型：我们时代的政治与经济起源》，冯钢、刘阳译，浙江人民出版社，2007。

④ 根据历年《中国卫生计划生育统计年鉴》、《中国财政统计年鉴》数据整理。

⑤ 陈静：《学者剖析医患冲突背后原因，演化为经济关系最受厌恶》，中国新闻网，2015 年 4 月 23 日，http：//society. people. com. cn/n/2015/0423/c136657-26895028. html，最后访问时间：2017 年 11 月 9 日。

似乎连"医闹入刑"① 这等重典也难以遏制恶化趋势，引起舆论哗然。同样的，在很多国家，即使经济增长了，国家财富上升了，但公众并没有感受到幸福，反而感到不幸福。② 不可否认的是，公众健康需求的全面增长与健康公共产品供给的相对短缺以及健康公共服务的不到位、不均衡，已是一个相当突出、相当紧迫的国家治理难题。2009 年新医改以来，巨额的财政投入，带来的并不是卫生治理效果的改善和目标的实现，反而是更多的利益纷争；尽管密集出台了可能是有史以来数量最多、覆盖最广、内容最详尽的卫生政策，却似乎产生了更多、更大的利益诉求；原本较为单一的困难性诉求已悄然转变为多元的公平性诉求。与此同时，原来家庭、社区、单位等多主体的矛盾化解机制也无形中转变为单一的官民矛盾。③

制定并实施卫生政策是现代国家的主要职能之一，也是国家治理现代化的重要手段和工具。④ 可以说，这些实践中反映出的不仅是卫生服务体系的问题，还涉及更大的制度背景。这是政府在卫生领域的公共政策失调造成的，是整个国家卫生治理体系和治理能力的问题。⑤ 从中共十九大报告对中国社会主要矛盾的重新定位可以预见⑥，在未来一段时间里，中国将在重视效率的基础上更加注重公平。健康是公众美好生活的根基。也就是说，美好生活的需要包括了卫生服务等必不可少的公共服务⑦，之所以出现"看病难"、"看病贵"的局面，是因为我们并不了解现代卫生治理

---

① 2015 年 8 月 29 日，十二届全国人大常委会第十六次会议表决通过了《刑法修正案（九）》，将刑法第 290 条第 1 款修改为："聚众扰乱社会秩序，情节严重，致使工作、生产、营业和教学、科研、医疗无法进行，造成严重损失的，对首要分子，处三年以上七年以下有期徒刑；对其他积极参加的，处三年以下有期徒刑、拘役、管制或者剥夺政治权利。"同年 11 月 1 日生效，医闹行为列入刑法规制。

② 马骏：《治理、政策与美好生活：不丹经验》，《公共行政评论》2013 年第 1 期。

③ 陈金甫：《浅议全民医保与国家治理》，《中国医疗保险》2014 年第 9 期。

④ 岳经纶：《社会政策与社会中国》，社会科学文献出版社，2014。

⑤ 张墨宁：《医改是对国家治理能力的考验——专访北京大学国家发展研究院教授李玲》，《南风窗》2015 年第 7 期。

⑥ 中共十九大报告指出，中国特色社会主义进入新时代，我国社会主要矛盾已经转化为人民日益增长的美好生活需要和不平衡不充分的发展之间的矛盾。

⑦ Robert N. Bellah, Richard Madsen, William M. Sullivan, et al., "The Good Society," *Journal of American History*, 1992, 98: 1 – 9.

体系，对政府"该干什么"、"怎么干"认识不清，治理能力不足。[①] 也就是说，政府有责任和义务通过改革，重新建立起更加有效而彰显公平精神的卫生治理体系。[②] 只有将国家治理实践有机地融入普通民众的日常生产生活实践之中，通过国家治理的生活化，才能构建起全民团结的情感纽带。[③] 卫生体系改革实际上也是卫生治理模式改革。要花好财政的钱、增进人民健康福祉，国家迫切需要提高卫生治理能力，以确保资源的合理、高效使用。因此，卫生体系改革关键点在于：如何形成一个政府、市场、社会和个人各守其位、各司其职、互相配合的卫生治理体系；如何通过政策创新、制度创新来建立现代卫生治理体系和提升卫生治理能力[④]，更好地满足民众美好生活的健康需求。

第二节　问题的提出

种种迹象表明，中国卫生治理体系面临的外部压力以及该体系内部的结构性紧张日趋严峻[⑤]，国家卫生治理能力偏弱[⑥]，全面深化改革已经是势在必行。对内而言，偏弱的卫生治理能力会使政府无法向其民众提供有效的卫生领域公共产品、公共服务，从而降低其统治的合法性；对外而

---

① 张墨宁：《医改是对国家治理能力的考验——专访北京大学国家发展研究院教授李玲》，《南风窗》2015 年第 7 期。

② 王虎峰：《解读中国医改》，中国劳动社会保障出版社，2008。

③ 唐皇凤：《社会主要矛盾转化与新时代我国国家治理现代化的战略选择》，《新疆师范大学学报》（哲学社会科学版）2018 年第 7 期。

④ 资料来源于 2016 年 7 月 22 日，世界银行、世界卫生组织和中国财政部、国家卫生计生委、人力资源和社会保障部"三方五家"共同在北京发布中国医改联合研究报告《深化中国医药卫生体制改革——建设基于价值的优质服务提供体系》。该报告在 20 个背景研究、30 多个案例分析、对中国 21 个省开展实地调研以及 6 次技术讨论会的基础上，提出了具体的改革措施，以建立高价值的一体化医疗卫生服务提供体系和筹资模式。报告还提出了卫生服务提供体系 8 项改革建议。http://documents.worldbank.org/curated/en/707951469159439021/pdf/107176-REVISED-PUBLIC-CHINESE-Health-Reform-In-China-Policy-Summary-Oct-reprint-CHN.pdf.

⑤ 王虎峰：《解读中国医改》，中国劳动社会保障出版社，2008。

⑥ 人民论坛测评中心"G20 国家治理指数"课题组发现，2017 年中国的治理绩效得分排名第 9。这其中，中国大多数指标排名都处在中游水平，但健康指数（位列第 15）和生活水平指数（位列第 17）排名比较靠后。

言，大规模传统或新发传染病的暴发势必带来无法估量的经济损失和社会动荡，削弱国家整体实力。[①] 考虑到中国幅员辽阔、各地发展不均衡等国情，单一的政策无法同时出台和推行。另外，卫生政策具有福利水平的不可逆性，保障标准往往只能升而很难降，各方面关联性强，牵一发而动全身。这些都对国家治理提出很大挑战。如果不能全面、周到地设计卫生政策，一旦出现失误，即便是小瑕疵、小毛病，也有可能使政府背上沉重的财政负担，甚至造成更为严重的后果。为此，沿袭国家治理在政策和战略选择上采取的"渐进方式"[②]，中国在卫生领域亦采用政策试验的方式来提升治理能力。通过这种渐进式的试验，确保卫生政策措施的稳定有序推进，尽量减少不可预见的后果和不良的影响，寻找多方利益相关者都可以接受的平衡点，构建强大的国家卫生治理能力，提升公众的健康水平，可以推动健康领域统一的"社会中国"的形成[③]，更好地满足民众美好生活的健康需求。

政策试验既是保证政策前瞻性、有效性、连续性和稳定性[④]，避免未经证实的新政策仓促大范围、大面积推开可能引起的严重损失的主要途径，又是从实践中获得第一手材料、完善决策的重要手段。[⑤] 政策试验已经成为中国国家治理活动中一种持续性、常态化的举措。[⑥] 邓小平说，改革开放是个很大的试验。"我们现在做的事都是一个试验，对我们来说，都是新事物，所以要摸索前进"，"不争论，大胆地试，大胆地闯，农村改革是如此，城市改革也应如此"，"改革开放胆子要大一些，看准了的，就大胆地试，大胆地闯"，"大胆地试，错了改正过来就是了"。[⑦] 改革开

---

① Mark Zacher, Tania Keefe, *The Politics of Global Health Governance*：*United by Contagion*，New York：Palgrave Macmillan，2008.

② 徐湘林：《转型危机与国家治理：中国经验》，《经济社会体制比较》2010 年第 5 期。

③ 岳经纶：《社会政策与社会中国》，社会科学文献出版社，2014。

④ Hongbin Cai, Daniel Treisman，"Did Government Decentralization Cause China's Economic Miracle?" *World Politics*，2006，58（4）：505 – 535.

⑤ 熊跃根：《社会政策的比较研究：概念、方法及其应用》，《经济社会体制比较》2011 年第 3 期。

⑥ 梅赐琪、汪笑男、廖露等：《政策试点的特征：基于〈人民日报〉1992～2003 年试点报道的研究》，《公共行政评论》2015 年第 3 期。

⑦ 《邓小平文选》第 3 卷，人民出版社，1993，第 174 页、372～374 页。

放以来，在一系列重大、关键性政策的制定过程中，这种试验基本已成为必经阶段，几乎达到了"每改必试"。^① 可以说，几乎每一政策领域、每一部委办、每一省份都承担着若干的试验项目。在整个政策制定过程中，中央政府往往先在个别地方、行业或系统，以经济、社会改革名义对体制、机制进行修补和完善。在运行一段时间后，在对试验出现问题进行全面总结、分析的基础上，及时调整试点政策，再将成功的经验推广到其他地方、行业或系统。

中国卫生政策试验早在改革开放之初就已经启动了。尤其是公立医院改革，有着最为鲜明的政策试验特征。在中国卫生服务体系中，公立医院一直占据着主导地位，起着"主力军"的作用。2016 年，公立医院床位数占全国医疗卫生机构总床位数的比例是 60.1%，入院人数占全国的64.9%，诊疗人次数占全国的 35.9%。^② 因此，公立医院提供的服务最为直接地与公众的生命健康和就医感受相关联。长期以来由于治理结构的不合理和激励机制的扭曲，中国公立医院在很大程度上依赖药品耗材收入和检查收入，导致公立医院和医生更偏好昂贵的药品、耗材和高新技术，倾向于提供不必要的药品和诊疗服务，存在着卫生资源浪费、整个体系宏观效率低下等问题。^③ 为此，整个卫生服务体系最为尖锐的矛盾和问题都在公立医院身上集中、显现、暴发出来。比如，医患矛盾、过度医疗、医药费用上涨等。因而，公立医院历来是医改的重点、难点和关键。公众"看病难"、"看病贵"问题的解决也离不开公立医院改革，并主要寄托在其身上。需要指出的是，公立医院改革是个系统工程，范围十分广泛，不是仅仅局限于改革供给侧的公立医院本身的管理运行机制，而且是重塑以公立医院为主要载体的新的卫生治理体系。^④

① 周望：《"政策试验"解析：基本类型、理论框架与研究展望》，《中国特色社会主义研究》2011 年第 2 期。
② 国家卫生和计划生育委员会：《2017 年中国卫生和计划生育统计年鉴》，中国协和医科大学出版社，2017。
③ Karen Eggleston, Ling Lei, Qingyue Meng, et al., "Health Service Delivery in China: A Literature Review," *Health Economics*, 2008, 17 (2): 149 –165.
④ 刘远立：《公立医院改革：为何改？如何改？》，《中国卫生》2015 年第 6 期。根据《国务院办公厅关于全面推开县级公立医院综合改革的实施意见》（国办发〔2015〕33 号）、《国务院办公厅关于城市公立医院综合改革试点的指导意见》（国办发〔2015〕（转下页）

改革开放以来，学界的"市场派"和"政府派"对于公立医院改革问题的争论沸沸扬扬，从未停止过，业界也是如此。尽管公立医院改革的步伐从未停止过，但不管是业界还是学界都认为，公立医院改革仍然严重滞后。可以将其形容为"整个医改中最难的、桥头堡的位置"。做试点的最主要目标是，希望试点可以在最关键的领域和体制机制上探索出合适的路子，形成可复制、可推广的经验。但是，中国幅员辽阔，各地的社会经济、卫生资源与公众的健康需求和条件差异较大，试点过程中特别要考虑分门别类地对待的问题。因而，政策试验为理解中国目前和未来的卫生体系改革提供了一个非常有用的视角。① 30 多年来，不仅中央政府政策措施频出，各级地方政府也为此进行了多方位、多角度探索，在实践中积累了极为丰富的经验，也涌现出不少成功的试点经验，创造了神木②、

接上页注④ 38 号）等文件规定，公立医院是由筹资体系、卫生服务体系、监督管理体系、药品器械耗材供应体系，以及配套的人才培养、信息化等功能子体系所构成的。改革涉及的内容从破除以药补医、改革管理体制、建立分级诊疗模式到构建协同型医疗服务体系，从改革人事薪酬、完善药品供应保障到改革医保支付，从医疗服务价格调整到信息化建设等，覆盖内容不可谓不全。因而，本书所指的公立医院改革不是仅仅指公立医院本身供给侧的改革，而是指与公立医院相关的整个卫生体系改革，即相对于基层范畴的医改。尽管一般称呼三明试点为"三明市公立医院综合改革"试点，为方便读者阅读、理解，本书将其与"三明医改"试点通用。

① Ryan Millar, Jian Wang, Russell Mannion, Russ Miller, "Healthcare reform in China: making sense of a policy experiment?" *Journal of Health Organization & Management*, 2016, 30 (3): 324 – 330.

② "神木模式"。2009 年，陕西省榆林市神木县推出《神木县全民免费医疗实施办法（试行）》，宣称在全国率先实行"全民免费医疗"政策，县内医院住院基本医疗费用 100% 报销，实际报销费用占总费用的比例基本达到 85% 以上。"全民免费医疗"的说法触动了许多民众敏感的神经。实际上并不是"全民免费医疗"，而是"全民医疗保险"。"神木模式"是典型的公共财政"补需方"，政府在医疗筹资中扮演积极而有效的角色。政府部分承担了绝大部分的改革成本，在很大程度上体现了保障性和公益性。在公共财政大力落实"补需方"的原则之后，政府以购买者（通过医疗保险机构）、监管者和推动者的角色参与到医疗服务的市场之中。政府推进医保供方付费方式改革，医疗保险机构代表参保者的利益向各类医疗机构购买服务。医保付费改革主要针对住院服务，基本上采用按服务人次付费，辅之以少量的单病种付费。医疗服务体系走向市场竞争，形成了以民营医疗机构为主体、市场机制为主导的医疗服务市场。不过，运行一段时间后，出现了市场化的购买机制与医药价格的行政管制相冲突、医疗机构对医药服务购买行为呈现行政化趋势、谈判机制的非制度化、住院服务门槛较低易致"小病大医"等道德风险等不尽人意的地方。同时，其他地区因经济水平、财政、医疗服务市场格局等因素难以复制该模式。"神木模式"得以推行，得益于财政的兜底保障。雄厚的财政，来源于这座城市地下的 500 亿吨煤炭资源。由于当地经济资源单一不可持续，2013 年开始，受经济整体下滑影响，煤价下跌严重，推行成本加大。之后，曾红极一时的"神木模式"难以为继，偃旗息鼓。

子长①、高州②、宿迁③等典型试点模式。但这些往往是"昙花一现"，几

---

① "子长模式"。2008 年 6 月，陕西省延安市子长县人民医院启动以"平价医院"创建为主要内容的公立医院改革。改革的主要措施是以破除"以药养医"机制为突破口，以强化政府投入为保障。该县取消了药品加成，实行药品零差率销售，在县镇村三级医疗机构所有用药全部实行集中采购、统一配送，并将各类医用耗材、试剂纳入了集中采供范围。医务人员的工资纳入全额财政预算，医院原有的债务被剥离，医院基础建设、购买设备也由政府出资。"子长模式"可被视作"补供方"，其改革路径就是政府通过财政投入负担公立医院的基础建设、设备购置、人员工资等，改变医院"以药养医"体制，让公立医院完全回归公益属性。2011 年 7 月 13 日，世界卫生组织时任总干事陈冯富珍到子长考察。之后，世界卫生组织专家对其的评估认为，药品配送体现了公益性。2012 年，"子长模式"获得第六届"中国地方政府创新奖"最高奖项——优胜奖。不过，"子长模式"也遭遇到了政策瓶颈——在县一级基层，人事制度、收入分配等方面政策已无再腾挪空间，特别是在延安市实现城乡统筹、城市三甲医院扩张没有得到有效制约后，没有形成"政策洼地"，反而形成"政策高地"，给县域医改造成极大冲击。"子长模式"也一直未能上升为"延安模式"，没能得到更高层次推广。

② "高州模式"。在没有向政府伸手拿补偿的前提下，高州市人民医院（简称高州医院）通过"阳光采购"、规范行医、日常暗访制等措施，打破药品采购回扣、手术红包等陋习，推行平价路线，广种薄收，降低医疗费用，实现消费者满意、医生受益、政府得益的"三赢"目标。以朱恒鹏、顾昕、余晖等人组成的中国经济体制改革研究会医改课题组得出"高州模式的精髓在于去行政化"的结论。2010 年 12 月，高州医院成为全国唯一一获首届中国医院科技创新奖奖项的山区县级医院。事实上，高州医院创奇迹的关键之一在于药品采购模式。高州医院药品采购采取的是"跟标不跟价"做法，即采购广东省中标药品，但不按照中标价采购，而是通过与茂名市两家医药公司合作，与企业谈判"二次议价"压低采购价，谁出的价钱低就买谁的。但是"二次议价"在中国现行政策下是不允许的。"二次议价"跳过代理商等中间环节，直接和医药企业谈判，让药企让渡利润给医院，进而医院又将这些利润连同政府补贴给到了医生，有集体受贿的嫌疑。"二次议价"实际上就是曲线废止招标管制。之后，院长变更，高州医院对原有政策的执行也出现变化。2013 年 1 月 11 日晚，中央电视台《焦点访谈》栏目播出《药单背后的秘密》，披露高州医院医生收 20% 的药品回扣的内幕，节目中医药代表透露，医院还控制医生收回扣不得超过 25%，因为还要给别的环节分一杯羹。节目还播出了医药代表给医生送现金的录像。之后院长被免职，多名涉嫌收受医药回扣人员，移交有关部门处理。"高州模式"因而元气大伤。

③ "宿迁模式"。21 世纪初，宿迁市财政吃紧，政府根本无力投入社会事业。在原市委书记仇和主导下进行了一场"卖光式"的改革。2000 年，宿迁市出台了"欢迎各类社会资本投资办医"的政策，俗称为"卖医院"。2000 年至 2003 年底，宿迁对原有政府办的全市 124 所乡镇卫生院和 10 所县级以上医院进行了产权制度改革，改造成为股份制、合伙制、混合所有制、个人独资医疗机构。政府除了行使宏观医疗行业管理和公共卫生管理职能及举办公共卫生机构外，基本上从直接办医中退出。2006 年前后，北京大学教授李玲和清华大学博士后魏凤春的课题组曾先后对宿迁的医改进行了调研，但得出的结论却截然相反：前者认为"糟得很"，后者认为"好得很"。宿迁医改效果引起全国旷日持久的大讨论，一直未有定论。不过，2016 年 7 月，由政府主办、总投资 21 亿元的宿迁市第一人民医院正式开业。

乎没有一个试点经验可以推广到其他地方，即便是临近城市，也只是在某些方面有所借鉴探索。2009 年新医改以来，中国政府继续通过试验的路径，寻找治理之道。中央政府在医改的顶层设计方案中确定了大的目标、原则、方向和主要任务，地方政府则在实践探索中形成了许多具体操作的模式。采取"县级"和"城市"两路并进的形式推进此轮公立医院改革试点。从试点县到试点市，再从试点市到试点省份的路径清晰，步步为营、稳抓稳打。在鼓励地方积极探索实践的同时，中央紧密跟踪试点的进程，密切地指导、关注、总结、提炼试点的经验。不过，这样系统化的改革必然触动既得利益集团，公立医院改革的推进遭遇重重阻碍。特别是，自 2012 年，不少专家和社会舆论均开始认为，公立医院改革滞后或不到位，正在抵消或侵蚀此轮改革的基层医疗卫生机构综合改革（简称基层综改）和全民医保的效果，此轮改革决策者难免会感觉压力大增。直至 2014 年年初，国务院时任副总理刘延东考察三明①、全国公立医院改革试点座谈会在三明召开②，三明试点不断进入公众视线。各大新闻媒体多次大篇幅宣传推荐其成功经验，引起全国关注，改革似乎有了曙光。为此，本书以三明市公立医院改革试点为例，以公立医院为载体的卫生体系作为研究对象，尝试分析并回答在卫生领域的改革中，中国如何通过政策试验来探索/寻求好的治理。具体又可以细分为以下几个小问题。

（1）什么是好的卫生治理，卫生治理的目标是什么。

（2）在中国卫生体系改革三明试点中，利益相关者尤其是政策企业家③（policy entrepreneurs）面临的治理挑战和制度约束是什么，他们的可

---

① 新华社：《刘延东在福建考察医改工作时强调：确保医改成果惠及全体人民》，《经济日报》2014 年 2 月 22 日。

② 新华社：《我国城市公立医院综合改革试点取得阶段性成效》，中央人民政府门户网站，2014 年 6 月 13 日，http://www.gov.cn/xinwen/2014-06/13/content_2700471.htm，最后访问时间：2017 年 11 月 9 日。

③ 政策企业家是指那些积极参与并主导政策变迁的政策倡导者。扮演政策企业家角色的个人和团体在推动议程设置、推进政策创新、促成政策变迁等方面发挥重要影响。政策企业家所具有的创新精神和冒险意识不仅有助于破解社会转型时期的诸多难题，而且能够对社会的创新风尚产生重要的引领作用。政策企业家是人们认识世界和改造世界的一种能动性力量，其背后反映了个体在制度环境下的积极影响力。作为公共政策研究中的重要概念，政策企业家已被学者们广泛地运用于解释政策过程与政策变化。

选策略有哪些，政策试验如何实施，政策试验成功的标准是什么，政策试验如何扩散。

（3）在中国卫生体系改革三明试点中，政策试验提升治理水平的作用机制是什么，变迁机制如何。

第三节　文献回顾

近年来，在各国政府均致力于"保障和改善民生"的背景下，如何通过医药卫生体制改革特别是公立医院改革有效达到卫生目标已成为社会各界关注的焦点，同时也是学术界的研究热点。理论方面，有研究表明，各个学科领域内的专家、学者从不同视角对此进行了阐释和研究，形成了大量的学术成果。作者根据目前已有的文献资料，对有关"卫生治理"、"卫生改革"及"政策试验"的文献与著作归纳总结，并进行适当评述。

一　中国卫生体系改革与治理：分歧中的焦点

（一）卫生治理的内在冲突与分歧

在关于治理的各种定义中，全球治理委员会（The Commission on Global Governance）的定义比较具有代表性、普遍性和权威性。其定义如下："治理是各种公共的或私人的个人和机构管理其共同事务的诸多方式的总和。"[1]　治理是使相互冲突或不同的利益得以调和并采取联合行动的持续过程。治理是国家按照某种既定的秩序和目标，遵循一定的治理价值取向，对全社会的运行与发展，包括政治、经济、社会、文化、生态等领域，进行的计划、组织、协调、规范、支配和控制的活动过程。国家治理能力是国家宏观上统筹各个领域治理，运用国家制度管理社会各方面事务，使之相互协调、共同发展的能力。[2]　治理具有主体多元、方式多样、过程多向互动、结构稳定平衡、价值多元等特点。[3]

---

[1]　The Commission on Global Governance, *Our Global Neighborhood*, Oxford：Oxford University Press. 1995.

[2]　丁志刚：《论国家治理能力及其现代化》，《上海行政学院学报》2015 年第 3 期。

[3]　俞可平：《治理与善治》，社会科学文献出版社，2000。

卫生体系改革的最终目的是解决卫生服务的可及性（accessibility）和可支付性（affordability）的问题，也就是解决"看病难"、"看病贵"问题。从政治角度来看，解决这些问题的根本在于对有限的卫生资源进行有效分配。而在资源配置的过程中，又不可避免地会牵涉到各种利益集团博弈。中国卫生体系特别是公立医院要接受多个政府部门管理，而这些部门指令往往含糊不清，甚至相互冲突，因为没能清楚界定公立医院的职能、责任和问责，法律和政策框架不健全，管理体制不完善、治理结构不明晰，且颁布指令的政府部门自己的政策和利益关注点也不一致。① 黄严忠认为，中国卫生体系改革进展缓慢的重要原因是相关政府部门之间的"卸责"行为（buck-passing），尤其是主管医疗服务提供的卫生行政部门和主管医疗保险的人力资源社会保障部门之间的协同不力。② 萧庆伦（William Hsiao）认为，改革开放后，卫生行政部门对公立医院的掌控力已经减弱，只剩下技术监督（technical supervision）和道德劝服（moral persuasion），缺乏强有力的政策工具、措施进行干预。③ 早在"两江试点"时，针对当时新建的职工基本医疗保险基金管理权的博弈结果反映了中国最高决策层对于卫生行政部门执政能力的疑虑。④ 不过，也有学者持不同的看法。和经纬研究发现，在没有其他强势部门的配合下，卫生行政部门也可以独立组织实施改革措施。⑤ 萧庆伦等认为，可用官僚政治学

---

① 刘丽波、赵黎明：《医疗体制改革与公立医院管理创新》，《山东社会科学》2009 年第 11 期；李玲、张维、江宇等：《公立医院管理与考核的国际经验及启示》，《中国卫生政策研究》2010 年第 3 期；Winnie Chi Man Yip, William Hsiao, Wen Chen, et al., "Early Appraisal of China's Huge and Complex Health-care Reforms," *The Lancet*, 2012, 379 (9818): 833 – 842; Allen, Pauline, Qi Cao and Hufeng Wang, "Public Hospital Autonomy in China in an International Context," *International Journal of Health Planning and Management*, 2013, 29 (2): 141 – 159.

② Yanzhong Huang, "An Institutional Analysis of China's Failed Healthcare Reform," In Guanqing Wu and Helen Lansdowne, Eds. *Socialist China, Capitalist China: Social Tension and Political Adaptation under Economic Globalization*, New York: Routledge, 2009: 75 – 86.

③ William Hsiao, "The Chinese Health Care System: Lessons for Other Nations," *Social Science & Medicine*, 1995, 41 (8): 1047 – 1055.

④ Lucy Ruth Aitchison, *Bureaucratic Reform in a Transitional Economy: The Tole of Urban Chinese Health Care*, Ph. D. Diss., Harvard University, 1997.

⑤ 和经纬：《"医改"中的卫生部门：组织力量、行动策略与政策输出——以福建省卫生厅为例》，《公共行政评论》2011 年第 4 期。

相关理论来解释这种"官僚机构—选区"（bureaucracy-constituency）的关系。[1] 这也就不难理解，在政府财政支持骤减后，卫生行政部门对公立医院的生存困境一直非常同情。2000 年后，在一些地方把"卖医院"当成民营化主要内容的浪潮中，卫生行政部门普遍表达了不支持的态度。不过，李玲认为，"官僚机构—选区"理论尚不能全面解释中国行政管理体系面对卫生领域问题的对策与反应，医改反映的是国家治理体系和能力的问题。[2] 与推动经济增长相比，地方官员规划和实施卫生体系改革的动力普遍较弱。[3] 以探索为主要特征的渐进式改革，卫生体系亟须加强治理，制度"碎片化"、机构之间的协调问题抑制了改革创新。[4]

对于中国卫生体系改革的路径问题，"市场派"和"政府派"因为观点分歧一直争论不休。并衍生出另一个问题，那就是如何把钱用在刀刃上，到底是"补供方"还是"补需方"。其根本分歧大都源于所采用的理论工具不同，有的用一般经济学的理论进行分析，有的用福利经济学的理论进行分析。[5] 事实上，只有不将"政府主导"或"市场主导"简单对立起来，才能形成大国卫生治理方略。[6] 两种观点也均认为须进一步转变政府职能，建立区域协同的卫生服务体系以及多元共治机制，并优化制度生态环境、文化生态环境和经济生态环境[7]，才能实现有效治理。卫生服务是专业技术问题，而卫生制度安排则是一个公共管理问题，应以公共治理、公共服务的理念来指导卫生体系改革[8]，把确立有效的治理体系放在

① Winnie Chi Man Yip, William Hsiao, "Harnessing the Privatisation of China's Fragmented Healthcare Delivery," *The Lancet*, 2014, 384 (9945): 805 – 818.
② 李玲、王欣：《求解公立医院改革》，《中国医院院长》2014 年第 22 期。
③ Ramesh Mushke, Xun Wu, Alex Jingwei He, "Health Governance and Healthcare Reforms in China," *Health Policy and Planning*, 2014, 29 (6): 663 – 672.
④ Allen Pauline, Qi Cao and Hufeng Wang, "Public Hospital Autonomy in China in An International Context," *The International Journal of Health Planning and Management*, 2014, 29 (2): 141 – 159; Jiwei Qian, "Reallocating Authority in the Chinese Health System: An Institutional Perspective," *Journal of Asian Public Policy*, 2015, 8 (1): 19 – 35.
⑤ 王虎峰：《解读中国医改》，中国劳动社会保障出版社，2008。
⑥ 林闽钢：《我国医疗卫生体制改革的路径和模式探讨》，《公共管理高层论坛》2006 年第 2 期。
⑦ 李文敏、沈晓红：《中国公立医院治理困境的政治生态学解读》，《湖北大学学报》（哲学社会科学版）2015 年第 5 期。
⑧ 王虎峰：《解读中国医改》，中国劳动社会保障出版社，2008。

卫生体系改革的首位。① 实际上，卫生体系改革目标十分全面，但没有改革相关政府部门责权不一致的具体方案，基本无法操作。② 政府提供卫生领域公共产品的效率与卫生治理能力相关，公共治理才是卫生体系改革的目标范式。③ 卫生领域是最能体现国家治理能力的领域。④ 卫生体系改革之所以没有进入政府政策议程，除了政府的主观意愿程度之外，更应是政府治理能力低下所带来的必然结果。⑤ 郝模提出"采取总额预算和按服务量支付方式促使医院注重内涵发展"的"三医联动"系统理论。⑥ 新医改后成立的各级医改领导小组任务过于单一，缺乏长期视角，且不够稳定，难以支持长期的卫生体系改革。⑦ 一些地方试点治理结构还比较简单，治理工具缺乏长期有效性。⑧ 政府、公立医院以及管理者三者的权、责、利的制度化安排就是公立医院的法人治理。⑨ 卫生政策应该是致力于提高整个卫生治理体系的功效，而不是试图提高每个公立医院的效率，更不是让所有公立医院增强自筹资金的能力。⑩ 应协调好卫生领域中上游与下游之间的利益分配⑪，统筹进行药品生产流通和卫生服务供给等体系改革。⑫ 同时，政府还应设计适当的干预措施和策略，促进患者与公众对健康及卫生服务的积极参与，并加强患者个人及公众作为一个整体对卫生服务决策

---

① 林闽钢：《我国医疗卫生体制改革的路径和模式探讨》，《公共管理高层论坛》2006 年第 2 期。

② 俞卫：《我的期待：体制与治理都要创新》，《中国卫生》2017 年第 2 期。

③ 杨燕绥、岳公正：《中国医疗服务治理机制的目标范式》，《中国医院管理》2006 年第 9 期。

④ 李玲、王欣：《求解公立医院改革》，《中国医院院长》2014 年第 9 期。

⑤ 刘鹏：《合作医疗与政治合法性——一项卫生政治学的实证研究》，《华中师范大学学报》（人文社会科学版）2006 年第 2 期。

⑥ 王志锋、马安宁、尹爱田等：《医保、医疗、医药三方协调发展良性循环模型和三医联动改革快速突破的政策思路》，《中国医院管理》2002 年第 9 期；郝模、马安宁、罗力等：《"三医联动"改革快速突破的政策研究概述》，《中国医院管理》2002 年第 9 期。

⑦ Jiwei Qian, "Reallocating Authority in the Chinese Health System: An Institutional Perspective," *Journal of Asian Public Policy*, 2015, 8 (1): 19−35.

⑧ 毛瑛、杨杰、刘锦林等：《公共治理视角下的"子长医改"》，《中国卫生经济》2014 年第 4 期。

⑨ 李卫平、周海沙、刘能等：《我国公立医院治理结构研究总报告》，《中国医院管理》2005 年第 8 期。

⑩ 李卫平：《公立医院的体制改革与治理》，《江苏社会科学》2006 年第 5 期。

⑪ 刘鹏：《超越计划与市场之辩：新医改方案的产业政治学观察》，《中国处方药》2008 年第 10 期。

⑫ 王虎峰：《新医改应统筹进行药品生产流通体制改革和医疗制度改革》，《医院领导决策参考》2010 年第 17 期。

的影响力。^① 世界银行等机构研究报告认为，中国可以探索建立与以社会医疗保险为主要筹资方式的卫生保障体系相适应的治理体系。^②

（二）公立医院改革的六个领域

公立医院是卫生领域的权威中心以及政府的象征^③，其他各项卫生领域改革成败最终都依靠公立医院改革能否成功^④。为此，公立医院改革的路径研究也就是研究卫生治理的重点和焦点。不少学者从国家政策制定的角度探讨公立医院的功能定位、顶层制度设计，描述公立医院改革的制度起点、发展过程、改革趋势和制度变迁等，阐述公立医院改革的条件与改革思路。^⑤ Ramesh 认为，公立医院是政府手中非常宝贵的政策工具，只要能创造一个医院自主与政府管控有机结合的良好环境，公立医院就可以表现出很好的绩效。^⑥ 具体而言，公立医院改革的工具箱主要包括六个方面：一是履行政府责任和强化问责机制；二是发挥医保支付的战略性购买地位；三是公立医院供给侧改革；四是建立现代医院管理制度和产权制度改革；五是调整医疗费用结构，重建价格体系；六是改革人事制度，调整医生收入机制等。不过，单一的政策工具无法有效解决这一难题，为此，更多学者的对策中均包括多种政策工具。

萧庆伦等认为，改革开放以来，中国政府并无有力的干预手段来规范公立医院行为，最直接的原因就是政府对公立医院财政补助的持续下降，随之下降的是政府管控公立医院行为的能力。^⑦ 为确保公立医院的行为和目标与政府意志一致，葛延风等认为，政府必须保持公有产权和必要的财

---

① Angela Coulter, Alf Collins, *Making Shared Decision-making a Reality. No Decision about ME, without ME*, London: The King's Fund, 2011.

② 世界银行集团、世界卫生组织、财政部、国家卫生和计划生育委员会、人力资源和社会保障部：《深化中国医药卫生体制改革——建设基于价值的优质服务提供体系》，北京，2016。

③ Winnie Chi Man Yip, William Hsiao, Qingyue Meng, et al., "Realignment of Incentives for Health-care Providers in China," *The Lancet*, 2010, 375 (9720): 1120 – 1130.

④ 李玲、王欣：《求解公立医院改革》，《中国医院院长》2014 年第 22 期。

⑤ 李卫平：《我国公立医院体制改革政策分析》，《中国卫生经济》2004 年第 1 期。

⑥ Ramesh Mushke, Xun Wu., Alex Jingwei He, "Health Governance and Healthcare Reforms in China," *Health Policy and Planning*, 2013, 29 (6): 663 – 672.

⑦ Winnie Chi Man Yip, William Hsiao, "The Chinese Health System at a Crossroads," *Health Affairs*, 2008, 27 (2): 460 – 468.

政投入，并合理利用各种政策工具。[1] 其中，财政补助是最有力的经济杠杆，具有很强的导向性。[2] 不同财政保障模式的运行效率不同，要鼓励政府"花钱买机制"、"敢于做减法改革"。政府作为保障公益性的主体，要按非营利模式设计公立医院改革[3]，保障充足的财政支持和适宜的财务制度。[4] 要达到卫生资源合理配置，让市场发挥作用，必须增强而不是削弱政府的调控和监管能力。[5] 财政转移支付手段是实现区域间和各级医院之间卫生财政能力均等化、卫生资源纵向和横向均衡的主要手段。[6] 在物质保障充分的前提下，国际上通常是采用加强政府和第三方监督、管理的方法保持公立医院的公益性。[7] 不过，经过近四十年的市场化改革，公立医院的逐利性和一系列不合理的激励机制已经相当"固化"，不少地方政府决策者对于大幅度增加财政投入能否扭转其逐利性产生了怀疑。[8] 也有不少专家指出政府的投入不是不足，而是不当。由于公立医院现行的管理体制和核算方式无法提供详细的成本信息，政府无法获得可靠的数据支撑，很难避免政策制定的主观性和盲目性。[9] 要解决就医模式难题，关键在于

---

[1] 和经纬：《"医改"的政策学习与政策工具——中国公立医院改革与新加坡经验》，《东南学术》2010 年第 3 期；贡森、葛延风：《福利体制和社会政策的国际比较》，中国发展出版社，2012；葛延风、贡森等：《中国医改：问题、根源、出路》，中国发展出版社，2007。

[2] 和经纬：《"医改"的政策学习与政策工具——中国公立医院改革与新加坡经验》，《东南学术》2010 年第 3 期。

[3] 王虎峰：《按非营利模式设计公立医院改革》，《中国卫生》2009 年第 12 期。

[4] 李玲、陈秋霖、张维等：《公立医院的公益性及其保障措施》，《中国卫生政策研究》2010 年第 3 期；李华、俞卫：《政府卫生支出对中国农村居民健康的影响》，《中国社会科学》2013 年第 10 期。

[5] 李玲、陈剑锋：《财政补偿方式、公立医院运行机制和政府保障经费测算：基于 G 省县级公立医院数据的分析》，《中国卫生经济》2014 年第 7 期。

[6] 董云萍、夏冕、罗五金等：《基于公立医院公益性的卫生财政转移支付制度的政策建议》，《中国卫生经济》2010 年第 9 期。

[7] 李玲、陈秋霖、张维等：《公立医院的公益性及其保障措施》，《中国卫生政策研究》2010 年第 5 期；李玲、张维、江宇等：《公立医院管理与考核的国际经验及启示》，《中国卫生政策研究》2010 年第 5 期；郑大喜、张文斌：《基于公益性的公立医院成本核算与财政补偿关系研究》，《医学与社会》2011 年第 5 期。

[8] Jingwei Alex He, "China's Ongoing Public Hospital Reform: Initiatives, Constraints and Prospect," *Journal of Asian Public Policy*, 2011, 43: 342-349.

[9] 郑大喜：《从新医改方案看公立医院落实公益性的难点及其对策》，《中国卫生政策研究》2009 年第 8 期；贾慧、唐晓东：《论公立医院补偿机制存在问题与对策》，《卫生经济研究》2011 年第 5 期。

破除大医院的行政干预体系。[1] 政府不应该把很有限的财力和管理精力集中到公立医院上，而应该集中到公共卫生上。[2]

有学者认为，从公立医院改革历程来看，这是一个缺乏规则、缺乏监管和价格政策不合理的扭曲市场[3]，政府管理职能不是过强，反而是过弱，甚至不到位[4]。正是这种政府规制滞后，才导致卫生资源配置的低效率，进而影响卫生服务的公平、效率与可及性。[5] 因此，政府管制不当和卫生治理能力不足是造成卫生费用上涨、资源配置缺乏效率的深层次原因之一。同时，缺乏评估公立医院组织绩效的手段和方式，导致医院内部治理失效；社会医疗保险覆盖面小，社区卫生服务发展缓慢无法形成资源有效配置的市场结构等，导致外部治理失效。[6] 有学者甚至认为现有手段很难遏制公立医院对收入的追求，必须采取全额预算管理，控制其运营成本。[7] 也有人认为，应设立独立政府规制机构，负责对卫生服务提供者进行管制[8]，并控制医疗保险金的风险；[9] 卫生治理的效率关键在于如何控制医院风险点；[10] 应外部和内部治理并重，通过行政问责等手段，提高管理效能。[11]

---

[1] 刘国恩：《经济增长与国家医改——关于"中国梦"的实质》，《卫生经济研究》2014 年第 1 期。

[2] 周其仁：《宿迁医改的普遍意义》，《决策探索月刊》2007 年第 10 期。

[3] 李卫平：《公立医院的体制改革与治理》，《江苏社会科学》2006 年第 5 期。

[4] 蒋天文、樊志宏：《中国医疗系统的行为扭曲机理与过程分析》，《经济研究》2002 年第 11 期。

[5] 张恒龙：《从乡镇卫生院改制看政府微观经济管制职能》，《中国卫生经济》2003 年第 5 期。

[6] 李卫平：《公立医院的体制改革与治理》，《江苏社会科学》2006 年第 5 期。

[7] 罗力、刘芳、舒蝶等：《中国公立医院经济补偿规律和成本管制的必然性》，《中国医院管理》2010 年第 8 期。

[8] 林闽钢：《我国医疗卫生体制改革的路径和模式探讨》，《公共管理高层论坛》2006 年第 2 期。

[9] 方鹏骞、陈婷：《我国公立医院政府规制失灵分析与优化策略》，《中国卫生经济》2010 年第 11 期；胡颖廉：《管制与市场：中国医疗卫生体制改革困境的实证分析及应对策略》，《经济体制改革》2006 年第 6 期。

[10] Bryan Weiner, Jeffrey Alexander, "Corporate and Philanthropic Models of Hospital Governance: Ataxonomic Evaluation," *Health Service Research*, 1993, 28 (3): 325 – 355.

[11] 李玲、江宇：《关于公立医院改革的几个问题》，《国家行政学院学报》2010 年第 4 期；沈群红、饶克勤、戴傲等：《我国公立医院监管制度定位及改革方向的分析》，《中华医院管理杂志》2015 年第 3 期；世界银行集团、世界卫生组织、财政部、国家卫生和计划生育委员会、人力资源和社会保障部：《深化中国医药卫生体制改革——建设基于价值的优质服务提供体系》，北京，2016。

有学者认为，全民医保体系通过其社会筹资功能，可以解决"看病难"问题，而通过合理设计付费机制则能有效约束卫生服务行为，缓解"看病贵"问题。[1] 尽管中国在较短时间内基本实现了全民医保，但卫生筹资分散，医保还没能主动地购买卫生服务。医保对医院的支付基本仍采用按项目付费方法和后付费机制，对公立医院逐利性的约束力非常有限，没有证据显示全民医保的实施降低了自付费用[2]，其也就无法成为撬动公立医院改革的支点。公立医院从医疗保险和病人身上寻求收入最大化的治疗服务，并不断扩展价格高昂的治疗服务。[3] 为此，需要同步改革医疗、医保支付制度。[4] 作为第三方利益的代表看，医保理应由被动的埋单者转变成医疗服务"购买方"。大量研究证明，采用预付制后，医保支付费用有效减少，对医院逐利行为的调控力度加大，节约了大量的资源。[5] 郝模等甚至认为，只要改革旧的按项目收费方式，形成新的"总额预算＋按服务单元（或病种、人头）"医保支付方式，就可解决"看病贵"等问题。[6] 中国要着力加强医疗保险经办能力建设，在卫生治理过程中发挥法定代理人的作用。[7] 这些能力的提高可以通过推广前期各地医保支付体系改革的试点经验来实现。[8] 而顾昕则认为，中国基本医疗保障体系呈现"碎片化"，零碎的制度微调已经无济于事；在转型期，实行介于社会医

---

[1] 岳娟：《中美新医疗体制改革对比研究》，北京交通大学硕士学位论文，2011。

[2] Liu Kai, Qiaobing Wu, Junqiang Liu, "Examining the Association between Social Health Insurance Participation and Patients' Out-of-pocket Payments in China: The Role of Institutional Arrangement," *Social Science & Medicine*, 2014, 113: 95 – 103.

[3] Yongbin Li, Jing Xu, Fang Wang, et al., "Overprescribing in China, Driven by Financial Incentives, Results in Very High Use of Antibiotics, Injections, and Corticosteroids," *Health Affairs*, 2012, 31 (5): 1075 – 1082.

[4] 赵云、农乐根：《医疗保险付费方式与公立医院管理体制改革》，《中国医院》2013 年第 6 期。

[5] 徐慧珍、毛巧贤、张玉成等：《按单病种支付标准控制住院费用的试点效果评价》，《中国卫生资源》2006 年第 1 期。

[6] 郝模、林尚立、刘俊：《解决看病贵等技术非常成熟，关键是政府的决心》，《中国卫生资源》2007 年第 3 期。

[7] 杨燕绥：《我国医疗保险进入强监督机制的治理阶段》，《中国医疗保险》2014 年第 11 期。

[8] 世界银行集团、世界卫生组织、财政部、国家卫生和计划生育委员会、人力资源和社会保障部：《深化中国医药卫生体制改革——建设基于价值的优质服务提供体系》，北京，2016。

疗保险和全民公费医疗之间的准全民公费医疗（或称"全民健康保险"），是一条可行的医保改革路径。[①]

有学者认为，中国卫生服务体系在各层级间缺乏服务整合。卫生服务提供以医院为中心，注重提供治疗服务，公众倾向于在医院而不是基层接受服务。公立医院迫于收入的压力，未将临床路径视为有效的管理工具[②]，患者对供方的大处方和过度服务感到不满。[③] 在强化持续质量改进和全面质量管理等现代管理办法的应用，改革医务人员行为、优化临床服务内部管理的基础上[④]，组建医疗集团或医疗联合体是优化公立医院布局、组织和结构规模的一种发展趋势[⑤]。可以通过整合，促进不同级别医院的合作、合并，建立集约化、协同化、一体化的卫生服务体系。同时，卫生信息技术发展是公立医院改革的手段之一。不少学者认为，借助互联网技术是实现弯道超车的有效途径。[⑥]

有学者认为，行政化与商业化的组合，扭曲了公立医院的行为，致使它们一方面社会公益性淡化，另一方面又缺乏正常发展壮大的空间。[⑦] 公立医院产权的特殊性主要表现为国有资产产权主体抽象，出资人职责不能有效落实，存在事实意义上的产权承担主体缺位。[⑧] 为此，"市场派"学者提出了产权改革的解决方案。[⑨] 公立医院的改革可以参照国企改革，把

---

① 顾昕：《中国医疗保障体系的碎片化及其治理之道》，《学海》2017 年第 1 期。

② Jingwei Alex He, Yang Wei, Keith Hurst, "Clinical Pathways in China: an Evaluation," *International Journal of Healthcare Quality Assurance*, 2015, 28（4）: 394 – 411.

③ Xiaoxv Yin, Fujian Song, Yanhong Gong, et al., "A Systematic Review of Antibiotic Utilization in China," *Journal of Antimicrobial Chemotherapy*, 2013, 68（11）: 2445 – 2452.

④ William Edwards Deming, *The New Economics: For Industry, Government, Education*, Cambridge, MA: MIT Press. 2000.

⑤ 曹静敏、徐爱军：《我国公立医院结构布局优化的路径及思考——基于 17 个试点城市的经验》，《中国医院管理》2013 年第 1 期。

⑥ 李玲、江宇：《关于公立医院改革的几个问题》，《国家行政学院学报》2010 年第 4 期；Jiong Tu, Chunxiao Wang, Shaolong Wu, "The Internet Hospital: An Emerging Innovation in China," *The Lancet Global Health*, 2015, 3（8）: e445 – 446.

⑦ 郑大喜：《从新医改方案看公立医院落实公益性的难点及其对策》，《中国卫生政策研究》2009 年第 8 期。

⑧ 夏冕、张文斌：《"管办分离"语境下的公立医院管理体制研究》，《中国卫生经济》2010 年第 3 期；孙毅、王慧：《公立医疗机构产权制度改革模式比较分析》，《决策咨询》2014 年第 1 期。

⑨ 蔡仁华、李卫平：《医疗机构产权制度改革探讨》，《中国医院管理》2000 年第 1 期。

现代医院制度作为目标加以改革。[1] 产权改革的最终目的是建立现代医院管理制度。[2] 贾康等认为公私合作伙伴关系（Public Private Partnership, PPP）的管理模式能够有效提高公立医院经营管理效率。[3] 不过，"政府派"学者则认为，公立医院的制度优势就在于管办结合，外部监管和内部治理相结合，如果硬是将两者分开也就失去了体制优势。[4] 有研究认为，由于医疗服务的信用品特征，在私立医院花费的医疗总费用比公立医院多。[5] 产权改革不是提高医院运行效率的充分或必要条件，政策性负担是最重要的影响因素。[6] 产权改革实施过程中稍有不慎，就可能导致国有资产流失、医院失去管制和约束、公益性受损、逐利行为加重等问题。[7] 不管采取何种模式的改革，政府应该牢牢掌握对公立医院的产权，这是贯彻改革意志和调控公立医院行为的基础，民营化不应成为改革的主流。[8]

有学者认为，医疗服务价格市场化才是更为全局性的，应当成为改革的突破口。[9]孟庆跃等的研究表明，价格扭曲是导致"以药养医"的根本

---

[1] 彭瑞骢：《我国现行医疗保健体制改革的研究》，《中华医院管理杂志》1994 年第 5 期；常文虎：《产权制度与医院产权制度改革》，《中华医院管理杂志》2002 年第 6 期。

[2] 顾昕：《全球性公立医院的法人治理模式变革——探寻国家监管与市场效率之间的平衡》，《经济社会体制比较》2006 年第 1 期；何子英、郁建兴、顾昕：《公立医院改制理论和政策》，浙江大学出版社，2014。

[3] 贾康、孙洁：《公私伙伴关系（PPP）的概念、起源、特征与功能》，《财政研究》2009 年第 10 期。

[4] 李玲、江宇：《关于公立医院改革的几个问题》，《国家行政学院学报》2010 年第 4 期。

[5] Elaine Silverman, Jonathan Skinner, "Medicare Upcoding and Hospital Ownership," *Journal of Health Economics*, 2004, 23（2）: 369 – 389; Frank Sloan, Gabriel Picone, Donald Taylor, et al. , "Hospital Ownership and Cost and Quality of Care: Is There a Dime's Worth of Difference?" *Journal of Health Economics*, 2001, 20（1）: 1 – 21.

[6] 赵亮、王健、高广颖等：《产权改革对广东省医院运行状况影响研究》，《中国医院管理》2006 年第 3 期。

[7] 李卫平：《公立医院的体制改革与治理》，《江苏社会科学》2006 年第 5 期；戴廉：《宿迁改制实验》，《中国医院院长》2010 年第 10 期。

[8] 和经纬：《"医改"的政策学习与政策工具——中国公立医院改革与新加坡经验》，《东南学术》2010 年第 3 期。

[9] 陈钊、刘晓峰、汪汇：《服务价格市场化：中国医疗卫生体制改革的未尽之路》，《管理世界》2008 年第 8 期；汪丁丁：《医生收入的市场化是医疗改革当前急务》，《财经》2005 年第 21 期；中国社会科学院医改课题组：《关于本轮医改若干重大问题的政策建议》，《中国经营报》2008 年 11 月 17 日，http://epaper.idoican.com.cn/zgjyb/html/2008 – 11/17/content_18302331.htm，最后访问时间：2017 年 11 月 9 日。

原因①，价格形成和调控手段落后主要表现在四个方面：技术劳动价值的测量、价格调整机制和方法、价格结构调整方法、价格监管手段。②卫生服务价格行政定价方式在一定程度上偏离医生的劳动价值。卫生服务比价不合理，价格调节不灵活，价格制定、调整缺乏科学依据和方法。为此，要取消对卫生服务和药品的直接与间接规制措施。③应根据公立医院的服务特征进行成本核算，并以此为依据制定价格政策和收费标准，理顺补偿机制，促进公立医院的健康和可持续发展。④不过，顾昕等认为，引入竞争和价格管制两种方式，都不能有效抑制过度医疗；⑤只有对现有医保支付制度进行改革，建立医保机构与公立医院之间的价格谈判机制，才是"以药养医"的解决之道。⑥

还有学者认为，事业单位管理体制改革应先行或者同步于卫生体系改革。⑦卫生体系改革的核心是对医务人员的激励，存在着"养人"还是"养事"的选择问题。在计划经济体制下，财政支付公立医院薪酬，是"养人"的做法。现行的薪酬体系主要实行岗位绩效工资制度，这种"养事不养人"的补助政策本质上是一种诱导逐利的行为。⑧在众多制度桎梏中，事业单位编制是阻碍中国医生全面发展的最大约束条件。⑨医院的核心价值和竞争力是人才，在同时具备技术密集和劳动力双重特征医疗领域，人才培养和人事薪酬是改革能否成功的关键点和难点。挑什么样的人来当医生，应采用什么样的激励机制，不能仅考虑"个人"的价值，更

---

①　蔡江南：《我国公立医院治理结构改革的实现路径》，《中国卫生政策研究》2011年第10期；孟庆跃、卞鹰、孙强等：《理顺医疗服务价格体系：问题，成因和调整方案（上）》，《中国卫生经济》2002年第5期；葛人炜、卞鹰、孙强等：《理顺医疗服务价格体系：问题，成因和调整方案（下）》，《中国卫生经济》2002年第6期。

②　孟庆跃、郑振玉：《医疗服务价格扭曲的测量及其分析》，《中国卫生资源》2003年第5期。

③　朱恒鹏：《管制的内生性及其后果：以医药价格管制为例》，《世界经济》2011年第7期。

④　程晓明、李玲、于跃等：《社区卫生服务定价与补偿机制研究（四）》，《中国全科医学》2004年第17期。

⑤　郭科、顾昕：《过度医疗的解决之道：管制价格、强化竞争还是改革付费?》，《广东社会科学》2017年第5期。

⑥　郭科、顾昕：《价格管制与公立医院的"以药养医"》，《天津行政学院学报》2016年第4期。

⑦　王虎峰：《解读中国医改》，中国劳动社会保障出版社，2008。

⑧　李玲、江宇：《关于公立医院改革的几个问题》，《国家行政学院学报》2010年第4期。

⑨　刘国恩：《中国医改谏言》，《中国经济报告》2016年第3期。

要考虑"系统"的后果。① 可探索建立公立医院医生的职业年金制度。②另外，中国特有编制管理制度又造成了人力资源管理的低效率。为减小改革的阻力，可以采取一些过度、临时措施，比如"老人老办法，新人新政策"等。③

二 中国的分级政策试验：创新与过程

关于政策试验的研究主要集中在政策试验的概念内涵、主体要件，在此之下，政策试验的讨论被进一步细分到发生机制、运作操作以及由此产生的模型框架。

（一） 政策试验的概念与内涵

1963 年，《人民日报》就出现了政策试验"典型概念"的定义，其表述为"在具备代表性的单位规模中实行小范围的试探性社会实践"。④不同的学者也有不同的阐述，杨宏山将政策试验解释为"不论一项项目和政策是否某个组织所使用过，只要它被另外一个组织第一次在组织内部付诸实践则可以认为是政策试验"⑤，在这个概念中政策试验的关键不在于是否是首创。同样，周望也着重其工具性特征。他认为，政策试验"首先是一种工具或者方法，这种工具能重新整合各类政策要素"。⑥ 黄秀兰将政策试验看作一个动态的过程⑦，对政策方面进行必要的可行性论证后，选择在个别认定为合适试验环境中去试运行，对试验结果进行考察，并根据结果进行一定程度上的修改再进一步试验。政策试验就是允许地方各种非正式应对策略的试验，如果地方的实践被证明是有效、可行的，并事实上在地方形成了适应性的、非正式制度，再经中央政府的肯定和完善

---

① 陈秋霖：《改革的逻辑问题和试点误区》，《中国卫生》2014 年第 9 期。
② 严晓玲、饶克勤、王班等：《中国公立医院医生薪酬制度改革》，《中华医院管理杂志》2015 年第 3 期；孙梅、苏忠鑫、马宁等：《反思我国公立医疗机构分配制度存在的三大问题》，《中国医院管理》2006 年第 1 期；钟东波：《我国公立医院治理模式改革研究》，中国人民大学博士学位论文，2016。
③ 蔡江南：《我国公立医院治理结构改革的实现路径》，《中国卫生政策研究》2011 年第 10 期。
④ 人民日报社论：《典型试验是一个科学的方法》，《人民日报》1963 年 9 月 20 日第 1 版。
⑤ 杨宏山：《双轨制政策试验：政策创新的中国经验》，《中国行政管理》2013 年第 6 期。
⑥ 周望：《"政策试验"的历史脉络与逻辑审视》，《党政干部学刊》2012 年第 6 期。
⑦ 黄秀兰：《论改革开放进程中的政策试验》，《探索》2000 年第 3 期。

之后，逐步纳入正式政策和法律体系。① 大部分学者的定义与上述学者的观点相似，在政策内容的推陈出新之上，政策试验更多地落脚于政策试探性施行的工具属性。

另外，更多的学者将政策试验放在中国语境中去探索它的内涵、外延。一方面，部分学者仍将注意力集中在政策试验本身，如韩博天（Sebastian Heilm）认为"中国地方政府面对地方问题时探索各类能够解决问题的方法，这类方法如果取得成功有可能被进一步推广"②，并强调政策试验的目的性，即地方政府的政策试验不是放任随意的，它有明确的探索、解决问题方案的目的。吴昊也认为，中国政策试验特指代不同的部门单位或者地方政府为了解决某类问题或者完成某一特别任务做出不同的尝试，这些尝试累积出国家制定全国性政策的关键经验。③ 杨宏山对双轨制进行研究时提出，中央决策者会有选择地对具备某类特征的个别地方赋予政策试验权，使这些地方得到探索新政策方案的空间，这就不可避免产生试点地区和非试点地区的差异化政策结构。④ 韩博天还认为，政策试验主要包括"立法试验"、"试验区"、"试点"等 3 种具体形式。⑤ 周望认为，"试点"是中国政策过程中最为典型和常见的一种政策试验方式，它是指在一定时间和范围（特定的地域、政府部门或企事业单位）内所进行的一种局部性政策试验活动。⑥ 王绍光运用"解剖麻雀"方法剖析中国农村合作医疗的融资体制，认为中国体制有着非常强的学习能力和适应能力，并根据学习的推动者和学习源两个维度，将中国体制学习模式区分为 4 类，而韩博天所涉及的只是其中的第 2 类。⑦

---

① Kellee Tsai, *Capitalism without Democracy——the Private Sector in Contemporary China*, Cornell University Press, 2007.

② 韩博天：《通过试验制定政策：中国独具特色的经验》，《当代中国史研究》2010 年第 3 期。

③ 吴昊、温天力：《中国地方政策试验式改革的优势与局限性》，《社会科学战线》2012 年第 10 期。

④ 杨宏山：《双轨制政策试验：政策创新的中国经验》，《中国行政管理》2013 年第 6 期。

⑤ Heilmann Sebastian, "Policy Experimentation in China's Economic Rise," *Studies in Comparative International Development*, 2008, 43 (1): 1 – 26.

⑥ 周望：《"政策试验"解析：基本类型、理论框架与研究展望》，《中国特色社会主义研究》2011 年第 2 期。

⑦ 王绍光：《学习机制与适应能力：中国农村合作医疗体制变迁的启示》，《中国社会科学》2008 年第 6 期。

综合不同学者的研究，他们对中国的政策试验定义普遍具有以下特点。（1）政策试验主体具有权威性。无论政策试验是否成功，其行为主体必须是具备一定权威性的组织，其政策试验才具备合法性，才会被官方所允许、接受和采纳。（2）政策试验具有分权的特征。中央与地方政府通过试验可以缓解政策执行的矛盾，寻找动态平衡，为他们开辟一个缓冲的地区，一方面中国赋予地方试验政策的权力，成功的经验得到中央认可之后会进一步推广，当然中央可以根据自身需要对政策试验进行调整、校正乃至叫停从而调节集放权的程度。

（二）政策试验的发生机制

基于以上对政策试验概念的探讨，部分学者希望对政策试验的源头进行研究，即其是基于何种前提产生的。有学者认为，这种试验模式来源于中国历史上形成的中央与地方关系的制度框架，即在大一统的政治格局之下，地方政府保留一定的自主权。单一制的中央政府拥有对地方政府很强的约束与控制，而地方政府在政策执行过程中也可获得一定程度的自主性。这种特殊的央地关系使分层政策试验成为可能。① 加布里拉·蒙提诺拉（Gabriella Montinola）等人认为，与东欧国家不同，更为分权化的中国央地关系为政策试验提供了灵活的条件。② 这种分散执政风险机制，确保了中国经济增长和政治稳定的来源。③ 杨大利也研究发现政策试验来源于中国特色的分权主义和央地之间管辖权的竞争。④ 部分学者认为政策试验是制度创新和政策创新的服务工具⑤，因此政策试验的前置条件就是某一组织有着制度创新和政策创新的内在动力，即政策试验是政策变迁中的一环，在倡导联盟理论和多源流理论中对政策变迁做出了研究和解释。保罗·A.萨巴蒂尔（Paul A. Sabatier）认为，执政者的变更、公共民意的转变以及社会经济环境的变化都会影响政策系统的走向，并且通过反馈政

---

① Karin Thelen, *How Institutions Evolve*, Cambridge: Cambridge University Press, 2004.
② Gabriella Montinola, Yingyi Qian and Barry Weingast, "Federalism, Chinese Style: The Political Basis for Economic Success," *World Politics*, 1996, 48（1）: 51 – 80.
③ 曹正汉：《中国上下分治的治理体制及其稳定机制》，《社会学研究》2011 年第 1 期。
④ Dali Yang, *Beyond Beijing*: *Liberalization and the Regions in China*, London, UK: Routledge, 1997.
⑤ 黄秀兰：《论改革开放进程中的政策试验》，《探索》2000 年第 3 期。

策效果和倡导联盟互动进一步促使政策变迁的发生。^① 另外，约翰·金登（John W. Kingdon）认为，问题的显性、政治形势的变动以及政策企业家的有意识行为都会影响政策变迁。^②

但是，作为工具的政策试验并不必然被选择成为政策变迁的工具，政策变迁有更多的工具选择。例如，部分学者使用变量的马尔科夫过程模型和包含纠偏因子的随机过程模型来否定政策试验作为工具的可靠性，政策试验所代表的渐进式改革具有明显的不稳定性和发散性。王曦等认为采用政策试验导致中国付出了巨大的发展代价。一方面，政策试验缺乏明确的目标，"摸着石头过河"形象地表达出这一鲜明特征。政策变迁充满不确定性，导致任何组织和理性人都无法预知政策变迁的方向，从而无法对政策变迁做出合适且具有前景的预判。另一方面，政策试验无法像运动式治理一样，通过短时间的剧烈变化实现全方位的改革，因此留下改革不彻底的尾巴。^③

尽管如此，学界仍然试图解释在何种情况下政策试验会成为政策变迁的工具，大部分文献提到了试点的分析角度，即在曾经尝试试点工作的政策（如自主招生政策、新农合政策和计划生育政策等）中探寻共同点，并从中提取了三个共性的因素。（1）采取政策试验的公共议题具有复杂性和严重性的特征。周国熠等从环境治理的责任保险政策来分析^④，认为由于环境治理问题的复杂性、多样性，政府首先对污染大、风险高的企业进行试点。一般而言，公共议题的政策变迁牵涉广泛的利益群体，也牵涉许多其他的政策子系统，如果政策变迁走向失败将带来极为严重后果，因此更倾向于采用政策试验工具。（2）采取政策试验的公共议题具有特殊性。即这一类公共议题并不是全国的共性问题，或者受一定的特殊条件限制，只能在某些特定的地区讨论。例如城市人口容量的问题，人口超过城市容量的问题仅在北上广深这类特大型城市中存在，相应的人口政策也只

---

① 保罗·A. 萨巴蒂尔：《政策变迁与学习：一种倡议联盟途径》，北京大学出版社，2011。
② 约翰·W. 金登：《议程、备选方案与公共政策（第二版）》，中国人民大学出版社，2004。
③ 王曦、舒元：《摸着石头过河：理论反思》，《世界经济》2011年第11期。
④ 周国熠、万里虹：《我国环境污染责任保险试点及相关问题探析》，《保险研究》2009年第5期。

在这些城市讨论，而不是全国推行。（3）中国国情与政策试验采用密切相关。1978 年以来，政治体制改革历程很好地反映了政策试验对于中国变革所起到的核心作用，它确保了中国在复杂的政治环境中能够有条不紊地运行，[①] 对中国推进制度创新和经济增长起到了重要作用。[②] 同时，中央地方关系需要寻求缓冲地带的内生动力也成为采用政策试验的良好土壤。[③] 在中央"不争论"方针指引下，各领域、各地区尽快启动了具体的政策试验，这有利于将改革面临的政治阻力和政治风险降低到最低限度[④]，遏制既得利益集团的干扰、不断推进制度与政策创新，及时抓住了转瞬即逝的发展机遇。政策试验作为一种更加灵活的政策工具被广泛使用以缓解央地矛盾、化解治理困境，甚至形成中国社会经济政治发展以政策试验为主导的发展道路。[⑤]

（三）政策试验的运行过程

20 世纪 80 年代中期，试验主义的治理模式在欧盟开始兴起，并形成自身的一套运作流程，有学者将中国与欧盟有关政策试验的政策治理进行比较分析认为，中国的政策试验始于革命战争年代，比欧盟的试验主义治理早近大半个世纪。[⑥] 两者虽然有着试行政策的特点，但是高层权威在运作流程当中发挥着完全不同的作用，欧盟成员国中没能产生一个绝对权威使试验主义的治理能够贯彻于整个运作流程当中，而中国中央政府拥有的最高权威确保政策试验能够始终按照中央意志贯彻下去。[⑦] 这一差别使中国政策试验的运作流程有异于欧盟。另外，在典型的西方政策制定中，政策提议、政策分析、方案形成、法律制定和政策执行是一条完整的操作链

---

① 李振：《中欧试验式治理模式比较》，《国外社会科学》2014 年第 5 期。

② Thmos Rawski, "Implications of China's Reform Experience," *The China Quarterly*, 1995, 144: 1150 – 1173.

③ Gerard Roland, *Transition and Economics: Politics, Markets, and Firms*, Cambridge: MIT, 2000.

④ Chenggang Xu, "The fundamental institutions of China's reforms and development," *Journal of Economic Literature*, 2011, 49 (4): 1076 – 1151.

⑤ 徐勇：《精乡扩镇、乡派镇治：乡级治理体制的结构性改革》，《江西社会科学》2004 年第 1 期。

⑥ 李振：《中欧试验式治理模式比较》，《国外社会科学》2014 年第 5 期。

⑦ 宁骚：《政策试验的制度因素——中西比较的视角》，《新视野》2014 年第 2 期。

条。西方传统的政策过程需要先经政策制定阶段，通过问题识别、政策分析和立法程序上升为法律，然后才能进入政策执行环节。而中国的政策试验能在制定具有法律效力的正式文件之前进行政策的执行，即"试点先行"。① 这也成为中国政策试验的鲜明特色，也因此赋予了它极大的灵活性。韩博天认为，中国政策试验与西方国家传统的政策过程不同，是先于立法的一种"行政试验"。② 周望认为，狭义的"政策试点"是指"政策测试"，广义的"政策试点"包括"政策生成"和"政策测试"这两个方面。③ 这将有活力的基层建议和地方经验纳入国家层面的政策制定中。④

梅立润认为，政策试验是中国式政策生成与运作机制的核心承载。⑤ 黄秀兰认为政策试验主要分为制定试验方案、选择试验目标、执行试验方案和评估试验效果四个阶段。⑥ 韩博天则将"政策试验"分为九个阶段：地方首先向上级提供政策试验内容、中央政府筛选出典型成功的经验推广普及、起草具体试验方案、若干个地区同时试点、从成功经验中总结讨论出适用全国的政策内容、制定和颁布政策法规、各机构之间（包括政府、政协、人大等）审阅协商最终由最高领导批准颁布法规、对政策做出解释和执行、讨论政策执行的效果。不同阶段间还存在诸多反馈流程，诸如政策解释和执行阶段的反馈可能导致新的地方试验或重新起草"试点"方案。⑦ 何增科以基层直选为例提出政策创新需要经历媒体报道、上级肯

---

① 韩博天：《中国经济腾飞中的分级制政策试验》，《开放时代》2008 年第 5 期。
② Heilmann Sebastian, Elizabeth Perry, " Guerrilla Policy Style and Adaptive Governance in China," *In Mao's Invisible Hand: The Political Foundations of Adaptive Governance in China,* Cambrige, MA: Harvard University Asia Center, 2011.
③ 周望：《中国"政策试点"研究》，天津人民出版社，2013。
④ Heilmann Sebastian, "Policy Experimentation in China's Economic Rise," *Studies in Comparative International Development,* 2008, 43 (1): 1–26.
⑤ 梅立润：《政策试验的国家治理定位与研究述评》，《理论研究》2016 年第 2 期。
⑥ 黄秀兰：《论改革开放进程中的政策试验》，《探索》2000 年第 3 期。
⑦ 韩博天：《中国经济腾飞中的分级制政策试验》，《开放时代》2008 年第 5 期；Sebastian Heilmann, " Policy Experimentation in China's Economic Rise," *Studies in Comparative International Development,* 2008, 43 (1): 1–26.

定、树为典型、党政发文总结推广经验、制度化等五个阶段。① 刘伟以公共部门绩效管理政策为案例，相对简明地解释了政策试验存在前试点阶段、试点阶段、后试点阶段的政策制定三阶段论。② 周望进一步将政策试验运行流程简化、归纳为"两个阶段"和"十个环节"。"两个阶段"为"先行先试"和"从点扩面"，其中，"先行先试"对应"选点、组织、制定、督察、宣传"前五个环节，"从点扩面"则对应"评估、部署、扩面、交流、总结"后五个环节。③

"选点"是整个政策试验运作流程中的第一个步骤也是试验成功的关键要素。政府机构选择试点的共性主要有三点。（1）试点的代表性。④ 选择的试点必须在政策未来考虑推广的地区中具备相当的代表性和影响力，这有助于未来试点成功后的经验辐射与推广。随机选取原则并不适合于政策试验的选点。（2）试点的成本。试点选择必须考虑试点地区试验政策的政治成本和经济成本。政治成本主要考虑当地公众、当地组织机构对政策试验和具体政策的认知态度。⑤ 经济成本主要考虑具体政策设计的内容，涉及内容越多、内容越复杂，经济成本越高，同时也考虑试点地区的经济社会发展程度。⑥ （3）试点的特殊性。⑦ 为了加速政策试验的运行，政府往往会赋予试点地区特殊的权力和优惠条件，对试点地区的主要领导赋予更高级别的权力或者下放更高级的领导挂职一把手。当然这些特殊权力和优惠政策有时会导致试点代表性的消失，使试点失去参考意义和推广价值。

在政策试验的后半个阶段，"从点扩面"成为工作的中心，将试点的

---

① 何增科：《农村治理转型与制度创新——河北省武安市"一制三化"经验的调查与思考》，《经济社会体制比较》2003 年第 6 期。

② 刘伟：《政策试点：发生机制与内在逻辑——基于我国公共部门绩效管理政策的案例研究》，《中国行政管理》2015 年第 5 期。

③ 周望：《中国政策试点研究》，南开大学博士学位论文，2012。

④ 徐湘林：《"摸着石头过河"与中国渐进政治改革的政策选择》，《天津社会科学》2002 年第 45 期。

⑤ 韩博天：《中国异乎常规的政策制定过程：不确定情况下的反复试验》，《开放时代》2009 年第 7 期。

⑥ 郑文换：《地方试点与国家政策：以新农保为例》，《中国行政管理》2013 年第 2 期。

⑦ 吴昊、温天力：《中国地方政策试验式改革的优势与局限性》，《社会科学战线》2012 年第 10 期。

成功经验进一步推广到更大的区域，扩大政策的影响范围。郑文焕认为，地方试验之所以能上升为国家政策，源于制度化捷径、各层级领导小组以及正式科层制度支撑的有机结合。① 不过，因为改革政策的选择依靠在短时间内政策试验的结果，而政策试验只能提供小范围的备选方案和有限的政策信息，这就使政策试验所提供的经验具有一定程度的局限性。② 李梦莎认为推广地区容易产生政策扭曲或者异化，推广地区存在强行"复制"试点地区经验的问题。上级部门存在错误评估政策试验成效的可能，从而错误地将试点经验"复制"到推广地区。③ 同时，推广地区又可能为了顺从上级政府和领导的要求，忽略自身情况一味引进试点地区经验从而产生"水土不服"、"消化不良"的情况。特别是，一旦人们的期待和兴趣转向维护现状，或者热衷于财富的再分配时，试验就会受制于需求和供应双方，最终的结果是政策试验将受到政治和立法越来越强硬的束缚。④ 不过，朱光喜认为，在"试点"向"推广"过程中，上级领导对试点经验进行推广可行性论证对于"推广"的成功至关重要，论证能够有效防止试点经验的推广失败。⑤ 穆军全认为，中国国家治理体系之所以能长期处于稳定，一个关键的原因就在于分散执政风险的内在逻辑——中央政府在负责制定纲领性规划的同时，又能根据地方政府实践反馈回来的信息调整政策工具，中央政府始终具有主导权和干预权⑥，即中央政府握有设定"红线"、"叫停"两个最关键的最终裁决权。中央政府很多时候并不是根据政策试验表现，而是根据自己的需要来决定试验项目推广。换言之，中央政府是根据自身的其他目标，而不是政策试验的目标做出决定。只有政策试验和中央政府的主要目标一致时，中央政府才会推广它。⑦

---

① 郑文换：《地方试点与国家政策：以新农保为例》，《中国行政管理》2013 年第 2 期。

② 王辉：《渐进革命：震撼世界的中国改革之路》，中国计划出版社，1998。

③ 李梦莎：《政策试验视角下的顺德简政强镇改革》，华南理工大学硕士学位论文，2016。

④ 韩博天：《中国经济腾飞中的分级制政策试验》，《开放时代》2008 年第 5 期。

⑤ 朱光喜：《中国"政策试验"研究：议题、意义与展望——以政策过程为中心视角》，《广东行政学院学报》2013 年第 4 期。

⑥ 穆军全：《政策试验的机制障碍及对策》，《中国特色社会主义研究》2015 年第 3 期。

⑦ Ciqi Mei, Zhilin Liu, "Experiment – based Policy Making or Conscious Policy Design? The Case of Urban Housing Reform in China," *Policy Sciences*, 2014, 47 (3): 321 – 337.

（四）政策试验的过程框架

在对政策试验的概念内涵、发生机制和运行操作进行研究之外，部分学者综合上述三者的研究，试图提出模型框架以从整体层面剖析政策试验。周望提出了政策试点在不同级别组织之间的"吸纳－辐射"的过程模型。① 冯栋等提出"要件分析论"②，他们认为分析政策试验主要参考"主体、过程和客体"三个构成要件间的互动。主体构成要件是政府，并且内涵具体表现为官员的能力和素质等，这是政策试验的重要影响因子。过程构成要件主要是指试验政策的方法选择以及价值取向、试验方案的设计制定和试点地区的选择使用。客体构成要件主要是指研究试点地区的具体表现。这三个要素的互动直接影响政策试验的成败。三者统一构成决定政策试验的内在合理性。三者冲突将产生不可逾越的局限性，合理性也受到挑战，将导致试验成果的推广困境，造成"一推就死"，最终趋于"流产"，不了了之。

基于上文讨论的政策运行流程，韩博天提出了"分级制政策试验模型"。③ 他认为在该流程中存在着三种反馈机制。第一种反馈机制如 2003 年以来的农村医改，在最终环节"讨论政策执行效果"后回到了第一环节，医改政策继续在地方上试验，并继续提供新的政策选项。第二种反馈机制如 20 世纪 80 年代私营经济的发展，在倒数第二个阶段"政策解释和执行"并没有进入"讨论政策执行效果"的最后环节直接回到第一环节上。第三种反馈机制如 20 世纪 90 年代建立的现代企业制度，在倒数第二个阶段"政策解释和执行"并没有进入"讨论政策执行效果"的最后环节而是到了第三个环节，再次起草"试点"方案。这三种反馈机制构成了中国政策试验的体系，并且高度评价其为"有远见的反复试验"，为中国带来了巨大的发展优势。同时，地方政策创新和官员升迁是一个相辅相成的过程，即政策经验是随着官员的不断升迁而逐步上传，并可能最终通过政策法规的方式在全国范围推广，因而政策创新和官员的升迁之间存在

① 周望：《中国"政策试点"研究》，天津人民出版社，2013。
② 冯栋、何建佳：《政策试验的要件构成及其优化对策》，《行政论坛》2008 年第 1 期。
③ 韩博天：《中国经济腾飞中的分级制政策试验》，《开放时代》2008 年第 5 期。

互补关系。①

　　杨宏山提出"双轨制政策试验"模型②，政策在两个不同的地区同步实施、执行，在试点地区采取政策创新的方式对政策进行试验，在一般地区则按照政策规定执行，两个地区将进行绩效竞争，并形成示范效应。在政策效果明显阶段，上级政府将对政策试验执行进行评估，如果政策试验效果明显，将对一般地区推广试点地区成功经验，如果一般地区的绩效更加显著，将对政策试验调整方向或者关停，两者都起到了政策扩散的作用。

　　徐晓波认为，2005 年以来中国的政策试验开始体现顶层设计的思路。顶层设计阶段的中国改革仍然是渐进改革，顶层设计阶段政策试验的变化体现在三方面：政策与法律的关系，从法律为政策让路到法律为政策开路；试验刺激主要从政策优惠到政策创新转变；政策试验的驱动，从刺激－反应型到主动回应则是应然性的。③

　　上述的模型都试图解读中国政策试验的方程式，不过他们在模型中并没有仔细地去论证参与主体在互动机制中所扮演的角色和所发挥的作用。在韩博天的模型当中，无法得知是地方政府还是政府一把手在提供可能的政策选项，两者是否一致还是存在相当大的差别。杨宏山认为绩效竞争是试点地区和一般地区政策比较的主要考虑因素，但无法论证其他诸如领导人意志等其他政治因素的影响。④即便如李振等⑤学者所论述，政策试验能够有效缓解意识形态导致的政治冲突，淡化意识形态在政策选择中的角色作用。贝淡宁（Daniel A. Bell）认为，在省、市两级政府层面上的政策试验如果触动到权力群体的利益的话，改革的动力往往会减退。他认为，公众的压力能够平衡这种压力，比如，2003 年 SARS 的暴发引发广泛的关注，极大地推动了 20 世纪 80 年代初期开始实施的农村医疗卫生改革

①　Heilmann Sebastian, Shih Lea, Hofem Andreas, "National Planning and Local Technology Zones: Experimental Governance in China's Torch Programme," *The China Quarterly*, 2013, 216: 896 – 919.

②　杨宏山：《双轨制政策试验：政策创新的中国经验》，《中国行政管理》2013 年第 6 期。

③　梅立润：《政策试验的国家治理定位与研究述评》，《理论研究》2016 年第 2 期。

④　杨宏山：《双轨制政策试验：政策创新的中国经验》，《中国行政管理》2013 年第 6 期。

⑤　李振：《中欧试验式治理模式比较》，《国外社会科学》2014 年第 5 期。

的试点项目在全国范围的推广。① 而成功的政策试验又将不断扩大改革共识和政治收益。② 蔡洪斌等人认为政策试验并不是在中央的控制之下开展的，不是因为分权而是决策层思想观念的不同导致的，这是决策层消除分歧、控制政策风险、扩大改革共识、牢固政治基础的一种柔性手段。③ 但这样依然无法回避政策试验合法性存续的问题，即在何种程度上，政策试验将被允许，而在何种情况下，政策试验将被不正常打断。当然，学者并没有回避这一问题，杨宏山在双轨制政策试验模型内进一步细分为"综合改革试验区"、"经济改革试验区"和"专项改革试点"④，明晰了政策试验的功能分类。

三 政策试验与卫生治理：理论与能力

地方政府的政策试验能力不仅影响对中央决策层真实意图的理解，也影响着政策工具的开发应用，进而影响试验结果。中国政府在外贸等经济领域内学习和适应能力特别强，但在反腐败、公共产品提供等其他领域却长期原地踏步、没有建树。⑤ 这在公共政策和卫生领域的文献中，协调的难度被多次提及。⑥ 因为卫生领域改革的效果需要长时间才能体现出来，短期内可能只能看到医疗费用下降却看不到带给百姓长期的健康改善，这使地方官员冒的风险和能够得到的回报在短期内是不成正比的。⑦ 卫生政策试验还要与政治生态保持平衡。这主要体现在卫生政策试验的力度和限

---

① Daniel Bell, *The China Model: Political Meritocracy and the Limits of Democracy*, Princeton University Press, 2015.

② Lawrence Lauren, Yingyi Qian and Gérard Roland, "Reform Without Losers: An Interpretation of China's Dual-Track Approach to Transition," *Journal of Political Economy*, 2000, 108 (1): 120 – 143.

③ Cai, Hongbin, Daniel Treisman, "Did Government Decentralization Cause China's Economic Miracle?" *World Politics*, 2006, 58 (4): 505 – 535.

④ 杨宏山:《双轨制政策试验:政策创新的中国经验》,《中国行政管理》2013 年第 6 期。

⑤ 韩博天:《中国经济腾飞中的分级制政策试验》,《开放时代》2008 年第 5 期。

⑥ Andrew Jordan, Adriaan Schout, *The coordination of the European union: exploring the capacities of networked governance*, Oxford: Oxford University Press, 2006; Dina Berkeley, Jane Springett, "From Rhetoric to Reality: Barriers Faced by Health for All Initiatives," *Social Science & Medicine*, 2006, 63 (1): 179 – 188.

⑦ 李玲:《公立医院改革的"三明模式"》,《时事报告》2013 年第 9 期。

度上，即试验需要保持一定的力度，但同时也不能力度过小则效果不佳，力度过大而突破政治底线，甚至会导致现有体制机制的混乱。政府官员需要在政策试验还是维持现状之间做出选择。这无疑在很大程度上限制了政策试验的适用范围。① 因此，在中国医改步入"深水区"后，各方对政策试验的真实成效有了一些焦虑。李玲②、杨燕绥③、刘丽杭④等少数中国学者开始将关注点转向卫生治理。刘继同认为，中国卫生治理是"一体多中心或一元多点化"模式，卫生治理模式具有处于多重结构转型阶段等时代特征。⑤ 医改的关键点在于结合和分析各地情况、各治理主体立场等具体情境的差异及在此基础上的卫生治理方案，在实践上也体现如此。卫生治理体系是一个国家卫生治理进程中逐步形成的多层次、多因素有机结合而成的系统框架。⑥ 学者们也开始认识到，中国卫生治理能力不强是不争的事实。⑦ 卫生体系改革在很大程度上受政策和治理水平的制约，短时间内要在全国实行统一的模式可能有些难度。⑧ 这是为什么政策试验分析视角在这时候进入医改。在卫生治理的大背景下，讨论政策试验是如何被引进的、在哪些环节起了什么作用以及和政策试验的关系等开始有所涉及。这些年来，经济领域"中国模式"也渐渐被世界所认可。中国中央决策者允许地方政府进行多样化的政策试验和政策实践，正是其具有学习能力的表现⑨，善于学习是中国政治体制的活力

① 刘培伟：《基于中央选择性控制的试验——中国改革"实践"机制的一种解释》，《开放时代》2010 年第 4 期。
② 张墨宁：《医改是对国家治理能力的考验——专访北京大学国家发展研究院教授李玲》，《南风窗》2015 年第 7 期；李玲：《医改和国家治理现代化》，《中国机构改革与管理》2014 年第 12 期。
③ 杨燕绥、岳公正：《中国医疗服务治理机制的目标范式》，《中国医院管理》2006 年第 9 期；杨燕绥、关翎：《医疗服务应走治理之路》，《中国卫生》2016 年第 8 期。
④ 刘丽杭：《卫生部门治理：战略与机制》，《中国卫生政策研究》2014 年第 11 期。
⑤ 刘继同、左芙蓉：《中国卫生政策法规历史、类型、特征与卫生治理模式战略转型》，《东岳论丛》2011 年第 10 期。
⑥ 李蔚：《十三五时期中国医疗卫生领域面临的问题及其治理》，《甘肃社会科学》2015 年第 6 期。
⑦ 俞卫：《我的期待：体制与治理都要创新》，《中国卫生》2017 年第 2 期。
⑧ 俞卫：《公立医院改革：公益性、财政补偿和治理模式》，《中国卫生政策研究》2011 年第 7 期。
⑨ 王绍光：《学习机制与适应能力：中国农村合作医疗体制变迁的启示》，《中国社会科学》2008 年第 6 期。

所在。① 理论上，卫生领域应该也呈现如此的政策过程和特点。

四　现有文献和研究的评估

改革开放以来，中国的经济社会发展和政府管理实践呈现与西方世界截然不同的、独特的社会政策过程。② 不可否认，这是人类现代化发展历史上的非常有意义的政策实践，有着重要的理论意义，理所当然应该成为社会政策分析理论研究的基本支撑和实践基础。不过，从目前学界的研究成果来看，主要是运用西方公共政策理论来分析中国的政策试验生成和驱动机制，已有的研究主要聚焦于理论引介，议题比较狭窄、存在诸多不足，仍未得出广泛认同的答案，特别是对其运行机制还没有达成共识。从整体上看，中国的政策试验研究主要还处于描述阶段，即框架的探索阶段，尚未有精细的成熟理论和模型提出。③ 这就需要从研究立场的客观化、研究内容的精细化、研究方法的多元化三个方面来进一步深入解读和诠释中国政策试验机制。大多数研究思路还是相对比较传统，缺乏实地的调查研究，特别是没能深入政府"内部"全面、细致地观察政策试验的真实操作过程，缺乏结合案例进行分析以真实解构政府决策、社会行动和公众反应的深度研究。第一手的研究资料不多，不利于揭示政策试验的运行过程。④ 有些案例分析与实证性研究更多的是一种"结果研究，而非过程分析"。⑤ 关键的问题不在于一味强调政策试验的重要性、有效性，而是要厘清究竟以政策试验为基础的制度变迁与改革实践的内在机制和逻辑是怎样的。⑥

通过文献分析可发现，大多数政策试验文章主要集中在研究经济领域政策试验。在"唯 GDP 论"的实践中，中国在经济领域进行了实践探

---

① 王绍光：《国家治理与国家能力——中国的治理理念与制度选择（上）》，《经济导刊》2014 年第 6 期。

② 岳经纶、陈泽群、韩克庆：《中国社会政策》，上海人民出版社，2009。

③ 朱光喜：《中国"政策试验"研究：议题、意义与展望——以政策过程为中心视角》，《广东行政学院学报》2013 年第 4 期。

④ 周望：《中国"政策试点"研究》，天津人民出版社，2013。

⑤ 张毅强：《风险感知、社会学习和范式转移——2003 年以来突发性公共卫生事件引发的政策变迁》，复旦大学博士学位论文，2010。

⑥ 周望：《中国"政策试点"研究》，天津人民出版社，2013。

索。经济领域政策试验具有可预期、可量化、单一的经济收益目标，如果执行一项试验性经济政策能够增加财政收益或带来附加性优惠政策，地方政府才会有积极性，真正"动起来"，将政策目标转化为实际结果。也有一些学者从关注经济领域转向关注社会领域研究。韩博天认为，与经济领域取得辉煌成就不同，在提供社会产品、公共产品方面，许多政策试验无法有效实施，具有明显的局限性。[①] 卫生领域则更为复杂，具有多政策主体、多政策目标、目标不可量化等复杂性。现有文献对于卫生体系改革的研究不少，但从政策试验角度来分析中国卫生体系改革方面的专门研究还相对比较少。目前还没有一部关于卫生政策试验的专著，更没有通过政策试验来谈卫生治理的。已有的研究也比较零散，系统性、跟踪性研究的成果还比较少，特别是极为缺乏从政治学、社会政策学的视角来深入分析卫生领域政策实践的基本特点和运行过程的系统性研究。卫生体系改革的研究紧跟改革的热点、重点，进行针对性的研究，但更多的是按医学、自然学科思路来讨论改革路径，缺乏从社会科学视野来看待这场卫生体系改革模式的设计和思考。主要集中考虑某一单项运行机制，没有从更加宏观的治理体系的角度来看待体制改革过程步骤和所采取的方式方法。又或者是脱离公立医院的实际，将经济等社会科学领域的理论研究简单照搬到卫生领域。研究中国卫生治理的贡献、作用仍然很少被理论化和理解。[②] 到现今为止有关中国卫生体系改革的争论往往陷于二元化，即市场和政府主导，而极少关注政策制定者、患者、供方和医保方之间的治理关系，以及塑造它们喜好和行为的诱因机制。较少学者从医疗、医药、医保等领域对卫生治理及治理能力方面进行探索。中国如何通过政策试验来推进卫生体系改革？政策试验是否可以提高国家卫生治理？两者之间的作用机制是什么？如何通过政策试验的方法提升国家在与公众利益密切相关的卫生领域的治理能力？尽管从政策试验角度来探究卫生体系改革是当下极为重要的议题，但这一问题很少有人涉及。这使本书能获得的指导和可借鉴的成果有限。当然，本书不奢望能够全面、细致地阐述和分析中国卫生政策试

---

① 韩博天：《中国经济腾飞中的分级制政策试验》，《开放时代》2008 年第 5 期。
② Ramesh Mushke, Xun Wu, Alex Jingwei He, "Health Governance and Healthcare Reforms in China," *Health Policy and Planning*, 2013, 29 (6): 663 - 672.

验过程，而是撷取其中一角，以有很强实证性的公立医院综合改革试点为观察点，从历史和现实两方面来梳理，以期对于卫生政策试验和卫生治理有一定的贡献。

第四节　研究设计

对问题的研究，本书通过查阅文献资料、参与式观察、深度访谈等方法，调研中国公立医院改革试点现状、取得效果、运作机制及存在问题，对研究卫生政策试验过程以及效果进行分析，并推演出中国卫生政策试验运行的内在逻辑、机制以及与卫生治理能力的关系。

一　定性研究

本书采用定性研究方法，基于三明案例的实地调研和数据分析，来对问题进行研究论证。

定性研究也被称为质性研究，或者是质的研究（qualitative research），亦称"非数量分析法"。卫生事业属于人类实践的领域，既包含着客观事实，又包含有人文价值和意义，纯粹地把卫生现象等同于自然科学进行定量研究，很难揭示出其中个体的独特性和本质性。尤其 2003 年以来在新的发展范式下，中国社会领域发展迅速，卫生体系改革也在紧锣密鼓地进行中，各地的新政策、新措施、试点标杆层出不穷，仅用大范围定量研究方法来研究卫生政策过程，其局限性是显而易见的。中国卫生政策的起因、过程、影响等基本内容都还没有得到很好的描述和分析，国家卫生治理能力更是一个需要探索和研究的问题。因此，该问题适合运用定性研究方法。通过定性研究方法，有助于理解卫生政策试验过程与卫生治理能力变化以及两者之间的关系，为进一步深入研究建立基础。所以，面对中国当前多层次、复杂的全面深化改革局势，适当运用定性研究方法，一方面有利于从整体上把握卫生政策试验相关主体，有利于对各地卫生政策试验、政策创新、政策学习现象做比较全面的认识和把握；另一方面有利于了解和掌握中国卫生治理能力变化情况。在中国卫生政策制定过程中，产生了不少的试点标杆、示范单位。在某一个时期这些单位虽然具有特殊性，但是决策者都希望通过一定数量的特殊单位的先行先试，探索出更多的适合中国国情的卫生政策制定路径出来，所以此类特殊的研究对象对本书具有重大意义。为此，本书采用定性研究。

定性研究包括很多研究方式，如民族志研究、扎根理论、叙事研究、历史比较分析、现象学研究、案例研究文献研究等。[①] 具体来看，本书对三明试点，没有研究问题和理论预设，直接进入研究现场进行参与观察。但是，当有机会将其与整个历史制度变迁结合起来研究中国整个卫生政策试验过程时，已经发展出理论预设，变成一个案例研究了。中国卫生政策制定过程涉及面广，政策性，技术性强，难度大，为此，案例研究显然是个比较好的研究策略。就研究方法而言，历史分析法、实验法和案例分析法都适合研究有关"怎么样"、"为什么"的问题。[②] 不过，历史研究法适合探索历史问题，研究者不可能回到历史中进行观察和访谈，只能根据史料对问题进行描述和推断。而研究者只有在可以直接地、精确地、有效地、系统地控制事件过程的情况下，才能够采用实验研究法。[③] 虽然参与式观察可能会对卫生政策试验过程产生一些影响，但本书的研究者并不能控制这一活动。对于卫生政策试验过程，我们是不需要进行控制的，它是当前正在发生的事。因此，案例研究是最适合本书的研究方法。

本书属于案例研究中的工具性的个案研究，这种研究方法不仅有着本身的内在意义，更能"给人们提供对一个问题的认识或重新得出一个推论"[④]。为此，作者希望通过个案研究可以帮助回答研究问题。本书在广泛查阅研究中国公立医院综合改革试点的相关文献资料、书籍的基础上，采用实地调研、专家访谈等方法，分析卫生政策试验实施过程、运作机制等。搜集典型个案的资料，了解典型个案现状及发展历程，对单一研究对

① 诺曼·K. 邓津、伊冯娜·S. 林肯：《定性研究：方法论基础》，风笑天等译，重庆大学出版社，2007。
② 牛美丽：《公共行政学观照下的定性研究方法》，《中山大学学报》（社会科学版）2006 年第 3 期。
③ 诺曼·K. 邓津、伊冯娜·S. 林肯：《定性研究：经验资料收集与分析的方法》，风笑天等译，重庆大学出版社，2007。
④ Norman Denzin, Yvonna Lincoln, *Handbook of Qualitative Research*, Thousand Oaks, Calif.: Sage Publications, 2000.

象的典型特征和机制进行深入、细致、全面研究分析，探索并确定问题症结。通过案例的分析区分不同的事件类型和解决方法，从而更深入地了解卫生政策试验的运行和影响机制，以及对政策试验与卫生治理关系做深入的展示与演绎，在特殊的事件当中推演出分析或解决同类事件的一般理论和模型，且力求研究成果对实践具有参考与借鉴意义。

本书选择三明案例的原因，主要是基于案例研究的代表性以及研究的可行性与便利性。在社会科学研究中，个案样本要能够成为某一类型的典型①，而三明案例正是具备了这种典型性的个案样本，也就是具备了研究中国卫生政策试验的"类型代表性"。② 三明案例是公立医院改革试点典型案例，具有可比性、典型性、互补性、公开性等特征，并上升到国家决策层面，产生了全国性影响的政策效果。这是以一个市级政府为单位进行的试点，主要是由政府主导、上下联动的政策试验探索过程，这个试点经验已经进入国家层面政策文件推广阶段，完成了广义上的政策试验全过程，不仅仅有"政策测试"，更是导致了"政策生成"，乃至"政策扩散"③。用政策试验理论对这个典型案例进行重点分析，目的是印证、检验本书提出的政策试验与卫生治理的分析框架，并提出一些政策改进的建议。

由于政策试验往往存在太多争议，试验效果如何需要评定。案例研究归纳出的理论，三明试点是否有效解决"看病难"、"看病贵"，效果如何？对于提升于卫生治理能力有何意义？这需要搜集数据加以验证。本书的描述性数据是在研究的第二阶段收集的。资料主要来源于福建省卫生和计划生育委员会、三明市卫生和计划生育委员会、三明市统计局、"健康三明"网站、三明市深化医药卫生体制改革领导小组办公室官方网站、全国公立医院综合改革培训班内部资料，以及历年的福建统计年鉴、福建省卫生计生统计资料汇编、三明统计年鉴等。由两名人员将原始数据分别录入 Excel 软件，并进行了数据校对及逻辑检查，确保数据的有效、完整

---

① 王宁：《代表性还是典型性？个案的属性与个案研究方法的逻辑基础》，《社会学研究》2002 年第 5 期。

② 王宁：《个案研究的代表性问题与抽样逻辑》，《甘肃社会科学》2007 年第 5 期。

③ 周望：《"政策试验"解析：基本类型、理论框架与研究展望》，《中国特色社会主义研究》2011 年第 2 期。

与准确。在资料分析方面，主要采用描述性分析，运用 SPSS 22.0 软件得出构成比、折线图、柱状图等，观察不同时间段的数据变化趋势，进而评价分析政策试点效果和影响。当然，本书的主要目的不是对具体的各项卫生政策进行条分缕析，而是重点分析整个卫生政策过程，突出政策试验和卫生治理的关系。

二 资料收集方法

资料收集首先要涉及的问题是抽样，即从研究总体那里选取具有代表性的样本。案例研究没有运用样本代表总体的代表性逻辑，为此，本书采用的是便利性抽样的方式。个案研究主要有直接观察、参与式观察、访谈法、文献法、档案记录和实物证据六种资料来源。[①] 在本书中，作者主要采用以下几种方法来搜集研究资料。

1. 文件分析 (document research)

通过检索及手工查询资料系统查阅国内外相关的文献资料，并经分析来确立论文分析的线索和框架，寻求可能的理论创新与突破。以期在较为完备的研究资料的基础上，能够全面、完整、正确地了解和掌握所要探讨的主要问题。具体而言，本书通过各类学术研究刊物、报纸杂志、新闻媒体、互联网自媒体、数据库等多种渠道和方式，收集与研究主题有关的各种数据、资料，并对其进行整理、归纳和分析，以确定研究的基本内容、重点问题和分析框架等，从而为整个研究奠定一个坚实可靠的基础。收集、汇总国内外的有关政策试验的数据、资料，对相关资料进行分类、归纳和总结，为本书个案公立医院改革试点的分析研究提供基础资料。国内外已有文献的研究，有助于本书采取和借用一些已经被检验的基本概念、基本理论和基本模型来分析中国卫生政策试验，探讨在普遍性基础之上的特殊性，推动卫生治理研究。

2. 参与式观察 (participant observation)

参与式观察法是指研究者直接参加到所观察对象的群体和活动当中去，不暴露研究者的真实身份，在参与活动的过程中进行隐蔽性的研究观

---

① 罗伯特·K. 殷：《案例研究：设计与方法》，重庆大学出版社，2010。

察。观察法又可以分为参与式观察法与非参与式观察法。对于主导中国卫生政策制定的决策主体（各级政府及部门）的观察更有意义，特别是对政府活动的行为、运转、程序以及各构成要素，各利益相关群体之间以及它们与政府之间的相互关系进行实证分析、研究和阐述。

作者到试点城市、试点医院去考察、调查，并和政府官员、医院管理人员、医务人员、病人、药企代表以及相关学者等进行交谈，了解目前公立医院改革试点的现状及存在的问题。作者先后多次分别以不同角色进入现场，进行田野调查，直接观察试点过程、场景、参与者的行为、态度、谈话、医改成员部门之间的互动（协商、会谈）等内容，对政策试验参与者的行为进行观察，话语进行记录，过程进行描述，形成了较为翔实的观察笔记。以事中或事后的方式记录这些事件和观察结果，作者获取了不少第一手定性资料。

3. 深度访谈（in-depth interview）

深度访谈法是一种一对一的非结构式访谈，研究者可以根据被调查者的回答，及时反馈、调整、提出新的问题逐步深入主题，因而具有很好的灵活性与开放性。根据本书的研究目的，作者不仅对相关政府部门官员、医务人员、药企代表和公众进行深度访谈，还对本领域的最为活跃、权威的一批专家、学者进行访谈，并在此过程中收集了大量数据及实证资料。为了确保深度访谈的质量，作者事先通过文献研究、参与式观察等方式对被访对象的工作、生活环境和经历进行详细了解。在此基础上，注重与被访对象建立良好的人际关系。在问题意识的指引下，作者设计深度访谈提纲，并且通过预调研的方式修改、调整提纲的问题提出方式和内容安排，最终将深度访谈资料与前期其他方式、途径收集的信息、材料进行串联、比照，从而获得一个较为全面、深入、形象和整体的观察和理解。

半结构化的访谈有助于共同建构公立医院改革的事实，相对开放性的问题更能引导、启发政策试验参与人员的阐述和描述。笔者在访谈实施的过程中，一般是对试点医院或试点地方官员进行个体访谈。在多个官员介绍经验时，焦点群体访谈可以反映群体较为一致的观点和看法。本书除了对福建省、三明市的研究对象进行正式访谈外，其他访谈多数是非正式的，类似于在工作中的交流与询问。

本书主要采取的访谈方式有：开放式访谈和焦点式访谈。开放式访谈中，作者向被访对象提出开放性、发散性的问题，目的是让被访对象对一些事情、一些人物全面、充分发表自己的看法和观点，研究者有时可以此作为进一步分析的基础。特别是当研究者对所研究问题的可能结果了解甚少时，更需要用这种访谈方式来收集、了解被访者的看法和观点，以达到对这类问题的有效认识、掌握和把控，进而给出一些有意义的分析、解释和阐释。事实证明，在这种充分自由开放式访谈的背景下，被访对象很多观点和内容往往是非常有启发性、创造性的。焦点式访谈中，作者事先准备了要探讨、研究的焦点问题，在访谈中也保持一种开放、自由、放松的方式（不硬性规定语言表述方式和方法，也不强求提问的顺序和节奏），围绕与研究问题密切相关的问题进行提问。被访谈对象往往可以聚焦问题，介绍更多深入的细节，可能超出预设的问题和范围，却可以取得比较好的访谈效果。

三 研究的效度和信度

案例研究遵循的是归纳性逻辑，而不是样本的代表性原则，因此它的研究信度主要看它是否遵守了已有的定性研究规范。因此，需要在研究过程中严格遵循定性研究和案例研究的规范和数据分析过程。同时，采用三角互证的方式，从多个角度进行案例研究，数据来源多元化，进一步提高研究的信度和效度。

本书主要采取了以下措施来提高案例研究的信度和效度。首先，在建构效度方面，采用多源化的数据来源，这些数据来源包括参与式观察、个人访谈、集中会议和文献资料。作者不断采取参与式观察、深度访谈、文件研究，进行反复循环论证；注重被研究对象的反馈，及时调整、更改、校正研究的论证方向和思路；在访谈前充分收集被访谈对象的背景材料，尽可能扩大访谈对象和范围，增强深度访谈的效果；对同一事件、人物进行不同角度的证据材料搜集补充，通过多重证明，以求能够多角度、多方位、多层次地提高研究效度。这些数据相互补充、印证和结合，从不同的来源结合成全面、完整的证据链。其次，案例研究遵循的是归纳性逻辑，而不是样本的代表性原则，但基于本书的可及性和便利性，作者选取了具有充分的典型意义的三明公立医院综合改革试点案例，它是公立医院改革试点的明星模式，并产生了全国性、全局性的影响。此外，作者还注重与有关专家讨论。这些专家可以指导、帮助作者消除偏见，对于研究对象有一个较为全面、客观的认识。本书过程中有几位专家起着类似质量控制的作用和效果。第一位专家是作者的导师，他对本研究进行了全程全面的指导。第二位专家正在对新医改效果评估、卫生政治学等主题展开全面研究，对本研究提出了很多意见和建议。第三位专家担任 G 省卫生行政部门领导长达十余年，并曾先后具体分管医改、医政、规财等工作。同时，作者还就主要的理论观点与 G 省医改办、G 省委政策研究室、G 省委改革办、G 省政府办公厅的政策制定者们取得了一致。另外，作者还有幸与多位国务院医改决策咨询委员会专家、"市场派"和"政府派"代表学者建立了良好的师生关系，作为此轮医改的顶级智库成员，他们对本研究多次指导，并及时纠偏。

当然，每个研究难免会存在局限性，本书也不例外。比如，选取了单案例研究对于研究的信度和效度难免会有一定影响。不过，作者认为，本书的局限性并不妨碍研究的有效性。声明研究的局限性只是向读者说明本书所适用的条件和范围，表达研究的严谨性。

第五节　全书结构

本书在借鉴国内外学者研究状况的基础上，提出本书的研究思路和研究方法。运用行政管理和公共政策的相关理论，通过深刻研究和详细了解中国公立医院改革试点的历史背景，从公立医院改革政策的制定总体思路到政策执行的具体做法，从政策试验的理论依据到现实的试点情况，由表及里地展开研究，试图说明卫生政策试验的演变进程，进而考量卫生政策的学习与调整过程，并探讨各种影响因素及其作用机制，寻求有效卫生治理路径，更好地满足民众美好生活的健康需求。本书除了重视理论分析框架的重构外，还选取重点案例进行实证研究，并由此展开对中国卫生政策试验的系统评价以及与卫生治理关系的分析。具体而言，本书包括以下七个部分。

第一章"导论"。介绍本书的研究背景、研究意义，并提出全书的主要研究问题。对国内外关于政策试验、公立医院改革、卫生治理的文献进行回顾和综述，分析探讨在这些领域以往各类研究的优点以及值得继续改进和深入研究的地方，进而在此基础上形成本书的研究思路和创新点。设计贯彻全文研究路线图，介绍和阐述本书的基本研究方法，并对全文的整体框架、谋篇布局进行简单介绍。

第二章"政策试验与卫生治理：一个理论分析框架"。这是本书的理论分析框架。在前人研究的基础上，引入卫生绩效、政策试验、国家治理等理论，着重论述政策试验提升卫生治理的作用机制，并为后续的案例分析引入理论叙述与分析框架。通过理论的整合与分析框架的构建，搭建一个能够被人所接受的、简单的、合乎逻辑的分析平台。

第三章"政策试验视角下的中国卫生体系改革"。本章在历史制度主义视野下回顾和探寻 1978 年以来中国卫生政策试验的历史发展线索，阐明两个阶段的主要政策理念、总体目标、政策工具的选择、政策风格及其效果以及特点，并在这种历史的回溯中发现其中隐含的关联。卫生政策由政策理念、总体目标到具体政策内容都在经历一种根本性变化，本章在此基础上总结出卫生政策试验特点和作用机制进行理论上的归纳和总结，做一个连续性、历史性、整体性的分析，重点叙述从选择到整合的整个过程（面），从而为之后章节三明试点经验（点）的出现做好铺垫。

第四章、第五章、第六章是典型案例分析。选取三明市公立医院改革试点案例进行"麻雀剖析"。第四章重点研究三明试点的背景、主要内容、试点的推动者及得以推进的条件等，分析三明试点的形成过程。通过对公立医院改革试点案例的现状、改革内容、运作模式、作用机制和方法等问题进行调查和研究，全面归纳、提炼试点的主要经验、典型模式以及创新规律，研究卫生政策试验是如何发生的。在公立医院改革试点中，由于利益不同，以及为政策试验所承担的风险不同，各参与主体呈现出大相径庭的政治考量，政府及其官员、社会组织、个人分别以怎样的角色参与公立医院改革试点过程，又将如何影响到试点的结果，特别是政府主导下的"三医联动"改革，各自子体系、利益相关方对试点的感受性。第五章基于数据进行分析，从患者、医院和医生、政府和药企等角度分析，卫生治理中间目标和最终目标的实现情况，来论证研究三明试点的成效，是否实现地方卫生治理。第六章分析三明试点的扩散及其中的扩散逻辑和特征，以及哪些因素推动了卫生治理和卫生政策的制度变迁，探讨政策试验的作用机制。

第七章"讨论与结论"。通过对试点经验进行系统化、科学化、概念化和理论化描述、归纳，萃取和构建中国特色的卫生政策试验经验和理论，分析卫生政策试验作用机制的变迁，进而讨论政策试验与卫生治理之间的关系。最后，回顾整个研究过程和思路，提出本书未能充分研究、探讨、分析的问题，建议后续研究方向。本书的整体研究路线可参考图 1-1。

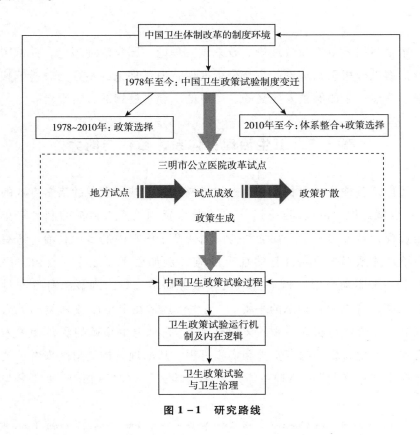

图 1-1 研究路线

第二章　政策试验与卫生治理：一个理论分析框架

本章将引入卫生绩效理论、政策试验理论、国家治理理论，并试图为后续的案例分析引入理论叙述与分析框架，通过理论的整合与分析框架的构建，搭建一个能够被人接受的、简单的、合乎逻辑的分析平台。

第一节　卫生治理：体系、目标与能力

治理是各种公共或私人的个人和机构管理其共同事务的诸多方式的总和。[①] 也就是说，治理即指利益相关者整合资源以实现目标的制度安排和实施过程，是容纳国家、社会和公民团体及个体在内的多元共治。所有的卫生治理体系都必须在自身的社会价值（例如公平、效率、自由、民主等）与各种驱动因素（例如公众医疗服务需求、集团利益、财政支付能力）之间，寻求一种动态的平衡。[②] 卫生治理指在卫生服务利益相关人之间建立长期合作与实现共赢的契约机制。[③] 它是卫生领域的利益相关人长期合作与实现共赢的制度安排和实施过程。从治理结构的角度来看，关键问题在于"谁参与"（治理主体）、"参与什么"（权责划分）和"参与多

[①] Commission on Global Governance, *Our Global Neighbourhood*, Oxford: Oxford University Press, 1995.

[②] Alan Gillies, *What Makes a Good Healthcare System?: Comparisons, Values, Drivers*, Oxon: Radcliffe Medical Press, 2003.

[③] 杨燕绥、刘懿、胡乃军等：《医疗保障与经济发展相适应的治理机制》，《国家行政学院学报》2016 年第 2 期。

少"（权力比重）等，即强调各利益相关人有效参与卫生服务重大事务的有关决策权分配。从治理过程角度来看，关键问题在于"（治理主体）如何治理"和"（治理主体）关系如何"，即强调治理的方式、方法、手段与程序。从治理能力的角度来看，关键问题在于"效果如何？是好还是坏？"即强调各利益相关人参与决策时所体现出来的整体性效能。本书认为，卫生治理包括体系、目标和能力，即利益相关者（主要是国家）干预的范围、目标和实现目标的程度。

一 卫生治理体系

萧庆伦发明了"控制旋钮"（control knobs）诊断框架。这个分析框架塑造了如何概念化卫生体系，包括卫生筹资（financing）、卫生支付（payment）、卫生组织（organization）、医患行为（behavior）以及规制（regulation），以便政策制定者用来实现卫生系统的目标。[①] 根据世界卫生组织 2000 年报告中卫生体系的功能目标框架，卫生体系包括监管体系（stewardship）、卫生筹资体系（financing）、卫生资源体系（resource development）、卫生服务体系（provision）。[②] 在吸收各方面意见的基础上，2007 年世界卫生组织"系统模块"（building blocks）框架认为，国家在卫生领域的干预范围包括领导和治理（leadership/governance）、卫生服务提供（service delivery）、卫生人力资源（health workforce）、卫生信息（information）、"医疗产品、疫苗和技术"（medical products, vaccines & technologies）、卫生筹资（financing）。[③] 在中国，我们习惯上把这些干预范围重新解构为医疗、医保、医药、"患者"，即卫生服务体系、卫生筹资与支付体系、药品供应体系、公众。其中，卫生服务提供体系的内容比较丰富，还包括健康教育与促进、预防保健、治疗、康复干预。卫生筹资

[①] William Hsaio, *What is A Health System? Why Should We Care?* Cambridge, Massachusetts: Harvard School of Public Health, 2003.

[②] WHO, UNAIDS, "The world health report 2000. Health systems: improving performance," *Geneva*, 2000.

[③] WHO, "Ererybodys Business: Strengthening Health Systems to Improving Health Outcomes: WHO's Framework for Action," *Geneva*, 2007. WHO, "The World Health Report 2007 – A Safer Future: Global Public Health Security in the 21st Century," *Geneva*, 2007.

与支付体系则包括保险费缴纳、账户管理、报销流程、不同类型医保的范围和标准、医疗服务价格标准等。医药包括医药的研发、生产、销售、定价以及监管等。这里面，公众是最容易被忽略的干预范围，中国公众的健康素养不高，亟须进行干预和提升。① 国际主流观点认为，社会和个人都对健康负有责任，② 既要改变供方的结构，也要有效引导需方形成健康习惯和行为。各个子体系之间可谓"你中有我、我中有你"，唇齿相依，谁也离不开谁，却又在改革的方向、目标、政策手段上都存在冲突。

政府行政管理体系在规模和资源上都是有限的，而卫生治理的对象却拥有海量的规模。为此，如何形成一个政府、市场、社会各司其职的卫生治理体系，让政府（财政、卫生、发改、药监、民政等部门）、医保（代表全体参保人）、医院（医生）方、药品（生产流通企业）方和患者都得到应该得到的东西，是个高难度的过程。③ 这是一个各方利益主体合作与共赢的过程，不仅仅需要政府部门间的联动，更重要的是各方利益主体形成良好的内部制约机制。卫生治理体系是实现社会公平和社会发展成果共享的重要支撑之一，对于实现人的平等发展、促进社会的公平正义和共享美好生活有重要推动作用。④ 卫生治理并不是政府包办，其精髓在于让政府充当协调者，将社会、个人整合起来，通过制度和政策安排形成合力⑤，以真正实现"病有所医"，实现满足美好生活健康需求的愿景。这需要通过民主协商，整合发力，做出正确的公共选择和社会选择。权力、责任和利益在政府、医疗、医药、医保和社会公众等各方利益主体之间的分配和相互间的钩嵌关系将最终决定卫生政策的效果。

二 卫生治理目标

卫生政策的目标就是解决资源的有限性和需求的近乎无限性之间的矛

① 世界银行集团、世界卫生组织、财政部、国家卫生和计划生育委员会、人力资源和社会保障部：《深化中国医药卫生体制改革——建设基于价值的优质服务提供体系》，北京，2016。
② 王虎峰：《解读中国医改》，中国劳动社会保障出版社，2008。
③ 杨燕绥、关翱：《医疗服务应走治理之路》，《中国卫生》2016年第8期。
④ 翟绍果、谌基东：《共建美好生活的时代蕴意、内涵特质与实现路径》，《西北大学学报》（哲学社会科学版）2017年第6期。
⑤ 王虎峰：《中国新医改：理念和政策》，中国财政经济出版社，2009。

盾。本书中，卫生政策目标与卫生治理目标是一致的。与经济领域不同，卫生治理的目标是多元并且相互冲突的，而且治理效果难以界定、测量和证实，卫生体系的影响因素也多如牛毛，每个利益相关方都为此争论不休。更严重的是，某些改革措施可能改善了部分卫生治理目标而恶化了另外一些目标。从长期看，要实现"用比较低廉的费用提供比较优质的医疗服务"目标的概率非常小；同理，"为消费者提供价廉质优的药品"治理目标实现的概率也很小，因为这要涉及卫生服务提供、基本药品制度实施和医保报销水平提升等的有效完善与融合。同时，从经济、医疗和药监部门角度，鼓励药品、器械和高新技术研究开发，又与发改（物价）部门控制医疗价格、医保部门控制卫生费用等目标相矛盾；发改（物价）部门控制医疗服务价格、财政部门减少卫生投入或补贴，与医院增加收入、改善职工福利的目标相矛盾；等等。也就是说，最优的方案应该是不存在的，但我们可以尽量选择次优或者次次优的方案。

当然，尽管存在这些困难，究竟卫生治理的实施效果如何，不少学者和组织还是试图通过一些指标来进行评估，主要是看健康、反应性、财务风险保护、效率、可及性、覆盖率、质量、安全这些目标的实现程度。[①] Baldwin 等人认为，一个国家社会与公众健康发展的基本政策目标主要表现在：公平与公正、政府责任、效率、健康与安全、健康促进、个人选择。[②] Aday 等人从医学行为的角度认为，卫生政策的目标包括有效性、公平性、效率三个中间目标和卫生与健康的最终目标。[③] 萧庆伦也将卫生治理目标分为中间目标和最终目标，中间目标包括效率、质量和可及性，最终目标则有健康状态、满意度和风险保护。[④]

世界卫生组织 2000 年报告指出，卫生治理目标有三个方面：健康

---

① Gabriel Matthew Leung, John Bacon-Shone, *Hong Kong's Health System*：*Reflections*，*Perspectives and Visions*，Hong Kong：Hong Kong University Press，2006.

② Richard Baldwin, Martin Cave, *Understanding Regulation*：*Theory*，*Strategy and Practice*，Oxford：Oxford University Press，1999.

③ Lu Ann Aday, Charles Begley, David Lairson, et al.，"A Framework for Assessing the Effectiveness，Efficiency，and Equity of Behavioral Healthcare，" *Am. J. Manag Care*，1999，5：25－44.

④ William H. Siao, *What is A Health System*? *Why Should We Care*? Cambridge，Massachusetts：Harvard School of Public Health，2003.

（improved health）、反 应 性（responsiveness）、筹 资 的 公 平 性（fair of financing），即提高健康水平和配置、增强符合人民正当健康愿望的体制的责任以及确保公平的卫生财政投入。① 良好健康状态的衡量，不能仅仅依据传统的预期寿命提高，还要衡量健康期望寿命和疾病负担的减轻程度。同时，健康状况的改善主要体现在减少群体健康状况的分布不公平，特别是改善贫困群体健康状况。反应性是卫生体系满足公众期望的程度，是根据个体的普遍、合理要求和对这一要求做出适当反应的结果（非健康的结果）。反应性的衡量包括两个部分，既包括尊重个人尊严、隐私、自主权等，也包括及时关注、基本设施的质量、服务提供者选择等以服务对象为中心的服务提供。卫生筹资的公正性包括筹资的公正性、大病风险保护两个方面。公平筹资是指在每个家庭对卫生体系的筹资贡献率相同的情况下，这个体系的筹资可视为公正；大病风险保护是指保护每一个个体不会因为卫生费用支出而带来经济上的风险。② 公正合理的筹资是根据支付能力分散每个家庭因支付卫生费用而面临的风险，不至于使一些家庭因支付卫生费用而陷入贫困。2007 年，世界卫生组织"系统模块"（building blocks）框架对卫生治理目标做出改进，除了健康、反应性、筹资的公平性三个最终目标外，又增加了效率（improved efficiency）作为最终目标，以及可及性（access）、覆盖率（coverage）、质量（quality）、安全（safety）的中间目标。③ 有中国学者参照上述指标，提出了监测和评价中国卫生体系改革的 19 项指标，包括可及性（医疗保险参保率、家庭卫生支出占收入的比例、因经济原因未住院的比例、20 分钟内可到医疗机构的住户比例）、质量（高血压患者每 3 个月随访率、孕妇产前检查≥5 次率、乙肝疫苗及时接种率、基层医疗机构静脉输液率）、费用（医院次均住院费用、基层医疗机构次均就诊费用）、健康状态改善（孕产妇死亡率、婴儿死亡率、肺结核报告发病率、高血压卒中病死率）、满意率（医疗服

---

① WHO, UNAIDS. "The World Health Report 2000. Health Systems: Improving Performance," Geneva, 2000.

② 世界卫生组织：《2000 年世界卫生报告》，人民卫生出版社，2000。

③ WHO, "The World Health Report 2007——A Safer Future: Global Public Health Security in the 21st Century," *Geneva*, 2007.

务综合满意度、不同收入人群医疗服务综合满意度）、风险保护（个人卫生支出占卫生总费用的比重、重大疾病医疗费用支出比例、因就医花费致贫率）。[1]

总体而言，世界卫生组织界定的卫生治理目标被广为接受。尤其是三个最终目标的识别，在有关卫生治理目标的理论中取得了普遍共识。短期内政策试验对于卫生治理的最终目标的影响比较有限，因此本书也将中间目标纳入理论分析框架，用以分析卫生政策试验的效果。

三　卫生治理能力

正如前文所述，卫生体系是多产出、多目标的复杂体系[2]，包括成本、质量、效率、公平、患者主观满意度等，并且这些目标之间往往存在一定的矛盾冲突。同时，卫生体系是一个开放性的系统，政治经济体制、公众健康、社会财富与卫生体系之间相互影响。[3] 卫生服务是个人的必需品，却是国家的奢侈品。医改是一个世界性的难题，各国政府都颇为头痛。治理涵盖了决策层面，甚至可以作为一种工具的政策实施。所以，新的管理模式挑战宏观层面的卫生政策和研究，并呼吁采取多层次的治理方法。[4] 通过何种途径才能扩大医疗保障范围，提高医疗服务质量，建立效率与公平相互协调且可持续性的卫生体系，如卫生服务体系、人力资源体系、卫生筹资体系、卫生信息体系、药品供应体系、公共卫生体系、监管体系等多个子体系，并且通过改革来实现改善健康、满意度、可负担性、效率、可及性、公平性、覆盖率、质量等多方面目标，是世界各国普遍追求的治理目标。与经济领域不同，卫生领域的麻烦主要是，改革目标是多元的并

---

[1]　Guo Yan, Kenji Shibuya, Genhong Chen, et. al. , "Tracking China's health reform," *The Lancet*, 2010, 375 (9720): 1056-1058.

[2]　Lars Edgren, "The Meaning of Integrated Care: A Systems Approach," *International Journal of Integrated Care*, 2008, 8 (4): 68-84.

[3]　Joan Figueras, Mary McKee, *Health Systems, Health, Wealth and Societal Well-being: Assessing the Case for Investing in Health Systems*, European Observatory on Health Systems and Policies Series, England: Open University Press, 2012.

[4]　E. Kuhlmann, H. Blank, I. L. Bourgeault, C. Wendt, *The Palgrave International Handbook of Healthcare Policy and Governance*, London: Palgrave Macmillan UK, 2015.

且相互冲突，而且改革效果难以界定、测量和证实。① 多元主体与多元目标就形成了卫生治理绩效的困惑，怎样的方式能更好地实现各方主体均能认可的目标？与世界各国一样，中国卫生筹资应该运用直接支付方案（补供方）还是间接支付方案（补需方），卫生服务应该由市场（私立医院）还是政府（公立医院）为主体来提供，才能够更好地满足公众的健康需求，一度引起巨大的争议。卫生体系为保护生命和干预生命改善与有此需要的人们之间提供了很重要的联系。卫生服务体系涉及多方责任主体和利益相关人，需要建立有效的治理结构和运行机制，才能实现政府、医、患、保险和其他利益相关方的责任落实和利益协调。② 如果缺少了国家卫生治理能力，这种联系也同样会削弱，甚至消失。那什么是卫生治理的能力呢？卫生治理的能力可以理解为，国家通过政策干预实现卫生治理中间目标和最终目标的程度。强的国家卫生治理能力不仅可以保护国民生病时不受资金风险的干扰，而且可以满足其获得充分医疗服务的愿望。而弱的国家卫生治理能力，甚至连预防和控制传染病这样必需的卫生服务都无法提供。

为什么有些国家公众卫生服务提供比较成功，而有些则失败了呢？卫生事业的发展最重要的制约因素是国家卫生治理能力。③ 一些非洲国家正是由于国家卫生治理能力不足，导致难以彻底遏制艾滋病、疟疾等重大传染病的蔓延。④ 一些国家虽然治理体系相对广泛，包括卫生筹资、卫生服务、药品供应，但不一定在治理目标方面取得良好的效果。另外一些国家的治理体系相对狭窄一些，如美国的卫生筹资、卫生服务和药品供应都是市场化的，国家承担的支出责任（干预范围）相对较小，但卫生治理能力在经济合作与发展组织国家却是公认最差的。英国及北欧国家的卫生治理体系干预范围最为广泛，国家承担了比较高的卫生费用，实行了公费医疗体制，却在卫生费用、预期寿命等最终治理指标上取得了非凡的成就。从德国、泰国和墨西哥等国家的医改经验中，可以看到：共同趋势是，政府

① Gabriel Matthew Leung, Keith Tin, Wai-Sum Chan, "Hong Kong's Health Spending Projections Through 2033," *Health Policy*, 2007, 81 (1): 93 - 101.
② 杨燕绥、罗桂连：《政府主导下的医疗卫生服务治理结构和运行机制》，《中国卫生政策研究》2009 年第 2 期。
③ 印石：《论"国家能力"与"卫生事业发展"》，《卫生经济研究》1996 年第 6 期。
④ 曲鹏飞：《非洲卫生公共产品供给不足成因探析》，《国际政治研究》2015 年第 2 期。

在卫生领域干预力度加大，并且干预主要体现在医疗服务层次。[①]

参照弗朗西斯·福山（Francis Fukuyama）的说法[②]，我们可以用国家的各种卫生职能（干预范围）作为 X 轴，国家实现卫生治理目标的程度（干预能力）作为 Y 轴，根据卫生职能范围的大小和干预的能力粗略地评估各代表性国家卫生治理状况的变化，见图 2-1。对国家卫生治理能力的大小还没有普遍公认的衡量标准，所以我们无法把一个国家准确地标在某个象限内。然而，根据时间的推移，我们可以进行自我比较，借以体现国家卫生治理范围和能力的动态变化。美国与英国这两种典型方案的代表国家，也均在进行卫生体制改革，均出现了向对方靠拢的趋势，但位置移动并不明显。主要是因为西方国家在卫生领域已有较为成熟的治理体系和较高的治理能力。非洲的一些经济上落后的国家，在西方出于全球传染病防控等自身需要而进行的卫生帮扶下，国家的卫生治理范围和能力均有所提升，但变化也不明显。[③] 相反的，中华人民共和国成立 60 多年来，中国在卫生领域的治理方面变化非常明显，国家卫生治理能力和职能范围经历了大规模的调整和变迁。

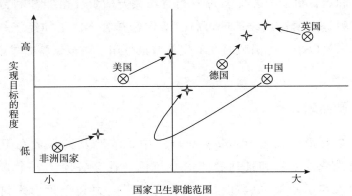

图 2-1 国家卫生治理能力和国家卫生职能的时间变化趋势

资料来源：根据文献综述分析，作者自行整理制作。

---

① 李玲：《全球视角下的中国医改——李玲教授在北京大学的演讲》，《文汇报》2007 年 12 月 23 日第 6 版。

② 弗朗西斯·福山：《国家构建：21 世纪的国家治理与世界秩序》，黄胜强等译，中国社会科学出版社，2007。

③ Zacher, Mark W., Tania J. Keefe, *The Politics of Global Health Governance*: *United by Contagion*, New York：Palgrave Macmillan, 2008.

那如何才能实现强的卫生治理能力呢？根据中国实践经验，试验应该是不错的选择方式。

第二节 卫生政策试验：利益相关者、途径、过程及形式

医改从政府或市场的二元选择逐步走向治理观，意味着条件、行动者等要素的调整，在实践和理论上有政策试验的产生的基础。卫生政策试验就是指在一定时间和卫生领域内所进行的政策试验活动。[①] 政府内部的主动诉求和政府外部的被动压力都可以触发和推动卫生政策试验。政府作为卫生政策的主要责任主体，需要运用财政资源实现卫生治理目标。在地方财政资源不足或财政困难的情况下，地方政府进行卫生政策试验以缓解财政压力的动机最为强烈。一旦财政紧张或医保基金崩溃，必然会导致政府对相关政策的调整。然而，卫生改革涉及庞大的公众群体和利益集团，以及部门利益和体制机制的调整，难免会遇到许多的利益纠葛和阻力。[②] 不管哪个环节、哪个行动者出问题都会影响试验效果。这就需要建立有效的治理体系和运行机制，才能实现各利益相关方的责任落实和利益协调。[③]因而，试验是谨慎推进改革的可行、最佳选择答案。正如经济领域的实践，改革开放以来，中国政府在卫生领域也采用了政策试验方式来实现政策目标。

一 利益相关者

在各个政策行动者（policy actor）中，政府及其官员在卫生政策试验中充当着发起者和推动者的中心角色，社会各团体、个人同样不可或缺地参与了政策试验过程。从政府的影响力和干预力来讲，医保属于政府政策直接调整范围，是受政府干预最明显的领域；医疗，公

---

① 周望：《"政策试验"解析：基本类型、理论框架与研究展望》，《中国特色社会主义研究》2011年第2期。
② 王绍光、樊鹏：《中国式共识型决策："开门"与"磨合"》，中国人民大学出版社，2013。
③ 杨燕绥、罗桂连：《政府主导下的医疗卫生服务治理结构和运行机制》，《中国卫生政策研究》2009年第2期。

立医院占主体，因而这也是政府干预较为明显的领域，而医药涉及市场经济中的各个企业，是政府干预最弱、自主性最强的领域。因此，提高医保基金的使用效率、规范医生的诊疗行为、增加医生的阳光合法收入等，都可从整治医药入手。如果可以减少药品流通环节，最大限度挤压药价虚高的水分，就可以为其他领域的改革提供更大的调整、周转空间。

（一） 中央和地方政府

从中央政府角度来看，政策试验的特点是主动性、多元性、允许试错。[①] 试验就意味着不确定性，没有统一的答案，可能有较大的风险。中央政府选择个别地方来试验就是希望把试验风险控制在局部可控范围内，以避免对整体制度产生不必要的致命性冲击和影响。[②] 不过，中央很多时候没有根据试验效果，而是根据自己的需要来推广经验。[③] 地方试点到底怎样才算成功，标准掌握在中央手上。中央有最终权力决定是否在全国推广地方经验。地方试验仅仅是一种"示范"作用。也就是说，只有地方试点和中央的主要目标一致时，地方经验才会得到推广。

从地方政府角度来看，地方政府的试验能力不仅影响到对中央政府意愿的领会，也影响着政策工具的开发使用，进而影响试验结果。[④] 一般而言，地方政府更在乎容易量化测量的经济发展指标，而不太重视包括医疗卫生、教育等公共服务模糊指标。同时，由于这是试验性的探索，容易出政绩，一些地方和部门可以打着改革、创新旗号扩张权力；一些地方的改革甚至演化成"今天一个政策、明天一个规定，上面一个发现、下面一个创新"的伪创新，试验也就变成了某些政府官员个人推动、某些部门单独热衷的事情。政策试验往往随中央偏好的变化而变化，而非受现实问

---

① Xu，C，"The Fundamental Institutions of China's Reforms and Development," *Journal of Economic Literature*，2011，49（4）：1076－1151.

② Sebastian Heilmann，"Policy Experimentation in China's Economic Rise," *Studies in Comparative International Development*，2008，43（1）：1－26.

③ Ciqi Mei，Zhilin Liu，"Experiment－based policy making or conscious policy design? The case of urban housing reform in China," *Policy Sciences*，2014，47（3）：321－337.

④ Ann Florini，H. Lai，Y. Tan，*China Experiments：From Local Innovations to National Reform*，Washington DC：Brookings Institution Press，2012.

题驱动[1]，即地方政策试验仍经常在中央的授意下开展。

（二）医院及医生

从医院角度来看，医院有其对利益的合理诉求。回归公益性首要职责在于政府而不在于公立医院自身。要实现让公立医院回归公益性，如果没有全面配套的制度支撑，改革"主力军"公立医院是没有积极性的。如果各级政府不能有效履行办医职责，医院作为社会经济活动中的"经济人"，首先必须考虑、解决自己的经济运营问题，否则只能"关门大吉"了。在逐利机制激励下，单个医院的利益和政府社会职责间可能是脱节的，导致两者在利益和目标上的冲突与对立较为明显。

从医生角度来看，医生收入缺少制度性的保障。公立医院目前实行事业单位管理，体制内的医务人员是有编制的。因此，要打破事业单位体制这一铁饭碗，必然涉及很多权责利的调整。在举国上下整个事业单位改革进展缓慢的背景下，没有全国指引性政策，卫生行业单独率先进行调整的难度及风险很大。改革如果是让他们利益受损必然会遭遇阻力。目前，医生提供医疗服务所受激励的强度则受制于价格规制的方式，定价严重低于其均衡价格。因具有"经济人"属性，医生将丧失提高自身技术水平的动力，反而过多地依赖药品、耗材和检查，基于价格规制的激励效益会产生逆向选择，来满足其自身效益最大化的目标。药品报酬（包括回扣）、奖金制度、低工资和高工作量等在医生层面刺激了开具"大处方"的冲动。[2]

（三）特殊利益集团

在正常表达意见和利益诉求之外，许多利益集团往往会因改革措施可能触犯它们的自身利益，而想方设法干扰甚至阻碍卫生政策制定。中国药品80%左右是通过医疗机构进行销售的，而公立医院在现有卫生体系中占据着绝对的主导地位。因而，药品生产流通企业及其医药代表应该是受公立医院改革影响最大的相关商业群体。药品企业要想获得更多的药品销

---

① 梅赐琪、汪笑男、廖露等：《政策试点的特征：基于〈人民日报〉1992～2003年试点报道的研究》，《公共行政评论》2015年第3期。

② Wei Yang, "How Does the Pharmaceutical Industry Influence Prescription? A Qualitative Study of Provider Payment Incentives and Drug Remunerations in Hospitals in Shanghai," *Health Economics*, *Policy & Law*, 2016, 11 (4): 379 – 395.

售，必须更多地获得公立医院的支持。对这些生产和销售药品的企业而言，市场竞争很激烈，药品促销的动力很强。医生是医疗过程的决策者、执行者，在一些条件下，还是医院的营销人员。为此，医院、医生、厂商与"多开药"和"使用高价药"之间形成的利益链条非常牢固。

（四）公众

医疗费用居高不下和医疗服务质量问题是社会公众对政府形成改革压力的源头和关键点。现代政府的重要职能之一在于提供公共服务，为公众创造整体福祉。卫生政策与公众生活息息相关，是以保护社会的弱势群体的健康基本利益为目的的。因而，卫生政策试验在主体上要求公众的广泛参与。公众参与卫生政策试验过程不仅有利于其对政策意义的理解，而且会使他们了解政策制定的缘由、考虑和具体内容。如此一来，将明显提升公众配合政策执行的自觉性、参与度，对提高政策执行效率具有良好作用。尽管共识型的决策在卫生体系逐渐显现[1]，当前中国公共政策制定模式大都是一种精英决策模式，社会力量对卫生政策的影响力较弱。[2] 这就更需要从制度设计的初衷出发，医疗保险部门充分发挥其作为公众代言人的作用。作为买方，医保必须要有选择权，且深度地介入卫生政策制定当中去。从基金收支平衡角度考虑，医保必须合理控费，但控费并不是最重要的，维护参保人基本权益应是其优先选项。医保支付方式和控费措施直接影响诊疗行为和成本，与公众利益密切相关。

另外，自然条件、社会文化环境等因素也影响着试验效果。这些年来卫生政策试验实践似乎也提示了，在受自然环境限制导致要素流动性低的地方试点成功的可能性往往高些。同时，福山也提醒，在国家构建政策层面，社会资本优于制度设计。[3] 中国有着独特的几千年儒家文化、人情习惯，比如没有健康体检习惯、过节送长辈烟酒，还有不正确的健康观、生死观及医学伦理，为此，需要更重视社会资本的塑造。

---

[1] 王绍光、樊鹏：《中国式共识型决策："开门"与"磨合"》，中国人民大学出版社，2013。

[2] 岳经纶：《社会政策与社会中国》，社会科学文献出版社，2014。

[3] 弗朗西斯·福山：《国家构建：21世纪的国家治理与世界秩序》，黄胜强等译，中国社会科学出版社，2007。

二　试验途径及过程

一直以来，中国国家治理体系是上层执掌治官权而下层握有治民权的"上下分治"模式。这种不同层级政府的定位直接决定了卫生政策的制定过程、服务方式和服务水平。卫生政策试验是一个由多个周期构成的、持续不断的发展、调整、完善的过程。前一阶段试验为后一阶段试验积累经验。而且一般都经历了一段时间的试点实践，再根据地方试点情况加以完善进而适时推广。[①] 卫生领域很多问题相互交织、盘根错节，加上国土面积之大、人口之多、地区差异，导致中央政府往往需要在不同地区选择若干地方行政区域，进行医药供给、医疗保障、医疗服务提供等相关体制、机制改革试验。在中央政府尚未制定政策的领域，不必受到约束，允许个别地方政府可以自主进行卫生政策创新。这种情况下的卫生政策试验往往各具地方特色，可为中央政府正式制定政策提供多种选择，成为中央政府进行政策学习的重要来源。历经近百年运行和调整，西方发达国家的医疗保障模式仍然在不断进行政策创新。这说明，如果没有底层的广泛参与，寄希望于顶层设计出台一个完美无缺的卫生政策体系设计，既不可能也不现实。为此，地方政府成为分析卫生政策试验的一个重要制度性变量。[②]

顶层设计可以对来自底层、地方的政策试验的做法给予合法承认、保护、完善和提升，使之上升为政策、成为正规的制度，也可以对地方政策试验的行为进行纠偏、校正、调整，甚至是否定、终止。卫生领域的"改革牵一发而动全身，涉及的范围广，利益关联群体多，改革需要支付的成本高、难度大，单项改革效果逐步弱化，沦为头疼医头、脚痛医脚的表象改革"。[③] 改革开放以来，绝大多数情况下大都是内陆向沿海、欠发达地区向发达地区学习，然而近来涌现的医改明星模式，包括高州模式、

---

① 汪大海、刘金发：《社会管理创新研究的新视角：地方试点及经验研究》，《中国行政管理》2013 年第 4 期。

② 彭宅文：《分权、地方政府竞争与中国社会保障制度改革》，《公共行政评论》2011 年第 1 期。

③ 人民论坛问卷调查中心：《当前亟待突破的改革理论问题——基于 566 位专家学者的调查分析》，《领导文萃》2013 年第 14 期。

子长模式、神木模式、安徽模式①等，却大都是发生在经济相对欠发达、要素流动性差的地区。这恐怕也是这些年涌现出来的明星模式难以有效得到推广的原因之一。在此背景环境下，相对经济政策试验，卫生政策试验更加依赖中央政府的引导。特别是当卫生体系改革进入"深水区"和"攻坚战"时，政府迫切需要解决大量财政投入却仍无法控制医疗费用飙升的诡异现象。② 卫生领域各种矛盾的关联性、集聚性、突发性在进一步增强，复杂性在加深，利益冲突在加剧。卫生体制的"碎片化"、领导权的分散和既得利益的阻拦使这种政策转型更具挑战性、危险性。在这种情况下，试点项目即使行之有效，也无法继续保持或大规模推广。③ 卫生领域涉及利益的再分配，更需要强调顶层设计。为此，只有上下互动、互为指引，将顶层制度供给和地方实际需求有效匹配，而且融入公众诉求的政策试验才能最终形成有效的卫生政策创新机制。

韩博天将政策试验过程划分为相互衔接的 8 个基本阶段，包括地方试验、国家决策者筛选"试验典型"并推广普及、起草"试点"方案、地方同时实行"试点"、"由点到面"推广和普及试验经验并讨论适用全国的政策、在相关机构审阅和协商的基础上由最高领导批准制定和颁布政策法规、政策解释和执行、讨论政策执行效果（见图 2 - 2）。④ 不同阶段间还存在诸多反馈流程，比如政策解释和执行阶段的反馈可能导致新的地方

① "安徽模式"。主要是指安徽推行以基本药物制度为核心的基层医疗机构综合配套改革。2010 年 9 月，安徽省率先尝试药品通过省级招标"双信封制度"招标模式选择质优价低者；地方财政补贴药品"零差价"后的利润损失；以"收支两条线"方式管理，并以绩效考评取代以往"与处方挂钩"的工资分配模式等政策。目标是从降药价切入建立新机制，取代"以药养医"模式。在获得国务院医改办认可后，安徽模式在全国全面推广。不过，借鉴安徽做法后，许多地方都出现了过度削弱医疗的倾向，基层医疗机构吃大锅饭，干多干少一个样，基层医生根本没有积极性看病，普遍推诿病人。基层医疗资源的配置更加扭曲，乡镇卫生院甚至只能依靠公共卫生专项的资金维持，村卫生室更是药品匮乏，许多常见病、多发病都无法医治。2015 年 2 月，安徽宣布取消基层收支两条线模式。之后，浙江、广东等省也先后取消了基层收支两条线模式。
② 王曦、陈中飞：《"新改革观"论》，《中山大学学报》（社会科学版）2014 年第 2 期。
③ 世界银行集团、世界卫生组织、财政部、国家卫生和计划生育委员会、人力资源和社会保障部：《深化中国医药卫生体制改革——建设基于价值的优质服务提供体系》，北京，2016。
④ Sebastian Heilmann，"Policy Experimentation in China's Economic Rise,"*Studies in Comparative International Development*，2008，43（1）：1 - 26。

卫生政策试点或重新修改、起草"试点"方案，也就是说卫生政策试验是周而复始的。在卫生领域，我们也可以认为，如果仅仅停留在第 1 阶段（地方试验阶段），那可以定义为"卫生政策测试"，这是个狭义上的政策试验的概念。这也是最为复杂且值得研究的阶段。它受制度环境约束、利益相关者等因素影响，有着不同的途径、过程及形式。如果卫生政策试验经历了上述所说的国家决策者筛选"试验典型"并推广普及、起草"试点"方案、地方同时实行"试点"、"由点到面"推广和普及试验经验并讨论适用全国的政策等 4 个基本阶段后，可以定义为"卫生政策扩散"。经历在相关机构审阅和协商的基础上由最高领导批准制定和颁布政策法规、政策解释和执行、讨论政策执行效果等 3 个基本阶段后，可以定义为"卫生政策生成"。当完成了 8 个基本阶段，才算真正完成一个卫生政策试验过程，也就是广义上的卫生政策试验的概念。当然，很多政策试验的各个基本阶段并不能明显区分开来，有些是交织在一起的。

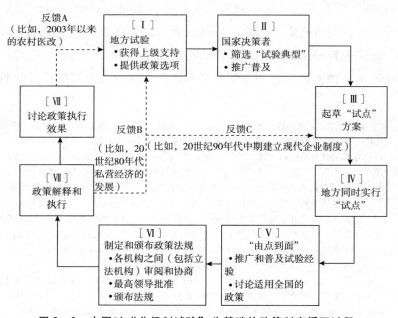

图 2 - 2　中国以"分级制试验"为基础的政策制定循环过程

资料来源：韩博天《中国经济腾飞中的分级制政策试验》，《开放时代》2008 年第 5 期。

三 试验形式

卫生政策试验主要包括"立法试验"、"试验区"、"试点"等3种具体形式。①

卫生立法试验即卫生领域试验性立法，是指对法律相对保留的事项中尚未制定法律或者制定法律的条件不成熟的，国家及省级行政机关根据全国人大或省级人大的专门授权决定，制定卫生行政法规的立法活动。卫生立法试验所制定的行政法规通常称为试行法律、暂行条例或暂行规定。即含有"试行"或"暂行"字样的各级各类法律法规。比如，《农村合作医疗章程（试行草案）》、《中华人民共和国食品卫生法（试行）》、《医疗机构基本标准（试行）》、《医师资格考试暂行办法》、《医疗事故技术鉴定暂行办法》、《医师执业注册暂行办法》、《医疗机构临床用血管理办法（试行）》、《医院感染管理规范（试行）》等。

卫生试验区是指各级政府建立的以制度创新为动力，以试点为特征，以制度体制建设的方式对卫生领域进行探索试验的区域。包括特区、新区、专门性试验区以及综合改革配套试验区等。比如，在上海自贸试验区可以试行一项重点内容就是放开医疗服务领域，反过来说，上海自贸试验区就是卫生试验区。2013年，《中国（上海）自由贸易试验区外商独资医疗机构管理暂行办法》规定了上海自贸试验区内外商独资医疗机构在设置和管理方面不同于其他地区的政策。2016年，上海浦东对"营利性医疗机构设置审批"事项实施改革试点。

卫生试点特指的是狭义试点，具体指的是各种类型的改革试点项目。比如，卫生服务标准化试点、高通量基因测序产前筛查与诊断临床应用试点、药品集中招标采购试点、远程医疗政策试点、健康医疗大数据中心与产业园建设国家试点工程、"保险＋医疗"试点。还可以细分为探索型试点、测试型试点和示范型试点等3个类型。② 比如，2012年，国家确定的北京市延庆县等第一批311个县级公立医院综合改革试点县，就是探索型

---

① 周望：《如何"先试先行"？——央地互动视角下的政策试点启动机制》，《北京行政学院学报》2013年第5期。

② 周望：《中国政策试点研究》，南开大学博士学位论文，2012。

试点。2016年，国家确定的江苏省启东市、安徽省天长市、福建省尤溪县、青海省互助土族自治县4个全国县级公立医院综合改革第一批示范县，就是示范型试点。

改革的成功与否，要看政府对各种政策工具的使用能否合理配置卫生服务中各种复杂且相互关联的激励机制。[①] 卫生政策的类公共性、成本高且量化难、收益滞后且既得利益集团力量大和路径依赖强等特点，都会成为卫生政策试验的阻碍因素。因此，卫生政策试验是一项长期任务，不仅在技术上，而且在政治上，均充满复杂性，而且改革过程中还要进行无数次调整，甚至包括失败。国家卫生治理走向成熟定型，亦是如此。

第三节　政策与治理：卫生领域的试验逻辑

中国的行政管理体制是如何灵活得出人意料？韩博天认为，一个关键因素是政策试验。中国公共政策过程就是通过分级政策试验方式确立的。[②] 也就是说，在法律颁布之前，挑战极高、难度极大的措施经常已在一些地方以试验的方式测试了好些时间了。尽管在中国政治议程中并不缺少宏伟的中央规划和技术官员们制定的现代化方案，但在制定国家政策之前，分级进行试验在很多方面起了有力的纠错、纠偏功效。"试点是重要改革任务，更是重要改革方法。试点目的是探索改革的实现路径和实现形式，为面上改革提供可复制可推广的经验做法。"[③] 正是分级政策试验这种迥异于西方的公共政策过程，使中国通过政策制定和实施能力，取得了经济的巨大发展。正是由于政策试验的实施，决策者可以有针对性地解决实际存在的政策问题和困难，通过试点探索设定怎样的政策目标、如何挖掘政策资源和配置政策工具、如何引导各利益相关者朝着某一具体方向转变，以及分析彼此之间可能存在的关联或因果关系，以便探索出来的政策

---

① 和经纬：《"医改"的政策学习与政策工具——中国公立医院改革与新加坡经验》，《东南学术》2010年第3期。
② 韩博天：《中国经济腾飞中的分级制政策试验》，《开放时代》2008年第5期。
③ 新华社：《习近平主持召开中央全面深化改革领导小组第三十五次会议强调：认真谋划深入抓好各项改革试点，积极推广成功经验带动面上改革》，《人民日报》2017年5月24日第1版。

更加符合相关事物固有的客观规律。[①]

作为个体参与公共政策的一种重要方式,政策企业家在卫生政策试验议程设置、政策创新、政策变迁以及政策评估中扮演着重要的角色,有时甚至是关键性的决定作用。改变基本的激励机制是卫生政策试验的前提。[②] 因而,如何让各类政策行动者从政策试验中取得红利是需要特别考虑的。改革开放以来,中国领导体制是稳定的,政策也是延续的。这有利于试点取得的经验顺利转化成政策,完成从点到面的推广,进而进入中央层面视野范围完成顶层设计,从而为卫生政策试验提供了前提条件。按照约翰·金登的多源流理论[③],在指标、焦点事件、现有政策反馈、个人和媒体等因素的作用下,卫生治理"问题流"沿着问题形成、问题升温和议题确立的路径前行。"备选方案流"沿着卫生政策设想产生、发展、最终形成和递交卫生政策提案的路线发展。中国有着特殊的政治体制的架构,这就决定了政府在整个国家政治生活中的核心主导地位。其中,民主集中制的组织制度和群众路线的领导制度是保障公共权力在公共决策中有效运作的制度性因素。[④] 基于这样的卫生体制的政策议程,在明确的执政路线、决策者共识以及公众情绪等因素的作用下,"政治流"容易逐渐沿着适宜卫生政策议程确立的方向演进。

产生良好治理效果的制度和规范通常是内生的,但也不排斥对历史经验和他国实践的学习。卫生治理也是如此。实现好的卫生治理,治理者一方面需要从自身的历史文化和实践中演化出新的制度和规范,另一方面需要学习其他国家的经验和实践。世界各国,尤其是发达国家的卫生治理经验非常丰富,在卫生筹资、卫生服务、药品供应等方面探索了各种可行的经验、方案,形成了理论上完备的政策方案谱系。在这些完备的、成谱系的政策方案中,究竟哪一种政策方案适用于哪一个领域?各级地方政府的试验一般会形成不同的政策方案,由于中国是现代化过程中的后发国家,

---

① 宁骚:《从"政策试验"看中国的制度优势》,《甘肃理论学刊》2014 年第 2 期。
② 韩博天:《中国经济腾飞中的分级制政策试验》,《开放时代》2008 年第 5 期;Winnie Chi Man Yip, William Hsiao, Wen Chen, et al., "Early Appraisal of China's Huge and Complex Health-care Reforms," *The Lancet*, 2012, 379 (9818): 833 – 842.
③ 约翰·W. 金登:《议程、备选方案与公共政策》(第二版),中国人民大学出版社,2004。
④ 宁骚:《政策实验与中国的制度优势》,《乡音》2014 年第 6 期。

这些政策方案多数并没有脱离发达国家的经验范围，也就是说，有现成的理论方案可循。对此，我们可以称之为政策选择，即在卫生领域各个子体系分别选择适合中国实际的政策方案，亦即某个国家的经验。如卫生筹资领域选择德国的社会医疗保险筹资方案而不是英国的税收筹资方案。这些单领域政策选择可以较好地实现中间目标。比如，在医疗领域，在新医疗技术的支撑下，并在物质刺激和经济激励下，可以较好地实现医疗质量和医疗安全的目标；基层医疗机构的基本建设完成后，卫生服务提供的获得性相应有了提升。在医保领域，在政府主导下，三项基本医保制度的建立，迅速提高了医保的覆盖率，基本实现了全民医保。在医药领域，在全民医保的建立和财政投入增加的刺激下，原本就市场化程度高的药品流通领域维持了相当长时间的高幅度增长，药品的获得性也就得到了较好的保障。不过，政策选择却一直不能有效实现最终目标。比如，健康目标虽然有所提升，但相对于投入的力度显得性价比极低，医疗费用不断飞涨，医保基金亏空压力不断增加。而效率方面，卫生服务提供大量增加可能是之前的需求释放，也可能是与大健康的目标相反；少生病对于医院来讲效率降低，却是健康的最终目标；同时个体效率的增加，并不意味着整个社会效率得到有效增加，产生了"病人越看越多"的悖论。也就是说，政策选择未必是实现卫生治理的充分条件。

同时，由于世界上尚未有一个卫生治理模式能得到完全一致的认可，也就没有可作为普遍效仿、直接借鉴的典范。即使是公认最优良国家的卫生体系，往往只是在某些领域、某些环节有其优越性、先进性，而在另一些领域、另一些环节则存在制度性的缺陷和不足。另外，中国民众对由社会和市场组织等非政府机构提供公共服务信心不足，提示了纯粹的西方治理理论无法有效解决中国的国家治理问题。[①] 因此，卫生政策决策者要特别注意从以往的经验教训和各自的国情出发，从解决一个个具体的现实问题中寻找突破口和着眼点。事实上，世界卫生组织早在 2000 年报告中便指出，卫生系统有服务供给、资源配置、卫生筹资、治理等 4 项功能，只

① 唐皇凤：《社会主要矛盾转化与新时代我国国家治理现代化的战略选择》，《新疆师范大学学报》（哲学社会科学版）2018 年第 7 期。

有治理能够统筹其他 3 项功能来完善卫生系统的结构以及改善卫生系统的绩效。[①] 也就说，我们需要有适合自己的卫生治理体系，来对各个子体系已经选择了各自认为已经"最佳"或者说"最合适"的政策方案进行有效的整合，才能形成跨领域的卫生治理全面格局。特别是，由于从理论到实践有一定距离，同时中国有自己的特殊性，包括历史、文化、人口、体制等方面的因素，任何东西都不能照抄照搬，解决中国卫生领域问题的政策方案也需要自己去探索、创新，特别是需要对各个子体系进行有效整合，各个政策行动者充分协商，需要从全局的角度出发，逐步多次协调、调整原先选择的方案，进行重新利益分配，实现跨领域融为一体，以寻求达到各方都能接受的最大公约数。这就可能产生新的理论路径。对此，我们可以称之为体系整合。也就是说，整合涉及几对基本的均衡关系：制度之间的整合，制度与非制度的整合，政府与市场、社会、个人的整合，多元主体的整合等。在形式上可分为横向整合和纵向整合。治理过程中各种利益诉求的整合，还要借助治理文化的整合机制。[②] 从灌输卫生治理理念到更新治理方式与手段，从观念层、制度层和行为层到卫生治理文化建设，来推进卫生治理体系整合。

如果说政策选择就是做选择题，体系整合则就是做主观题了。持续的互动是治理过程的显著特征，卫生治理过程同样如此。它需要各政策行动者从全局的角度出发，在整个政策执行过程中历经多次博弈后，逐步多次协调、调整原先选择的方案，进行重新利益分配，以寻求达到各方都能接受的最大公约数。也就是说，中国需要通过横向整合卫生服务体系、医疗保障体系、药品供应体系、政府管理体制和运行机制，需要纵向整合不同层级、不同分工、不同阶段的各个子体系，以便提升社会功能的一致性、公共政策的协同性和行政管理效能。为了避免卫生体系改革对冲效应和"改革洼地"现象[③]，就需要系统、全面推进。如果可以跨领域协调，寻

---

① WHO，UNAIDS，"The World Health Report 2000. Health Systems：Improving Performance," *Geneva*，2000；刘丽杭：《卫生部门治理：战略与机制》，《中国卫生政策研究》2014 年第 11 期。

② 陈金圣：《重塑大学治理体系：大学治理能力现代化的实现路径》，《教育发展研究》2014 年第 9 期。

③ 陈秋霖：《医改避免出现"改革洼地"》，《中国卫生》2017 年第 10 期。

找最终的平衡点，有利于最终目标的实现的同时，也促进了中间目标的实现。而如何寻找这个平衡点就需要综合考虑其制度环境、政策问题、政策企业家以及政策执行过程的多方面因素，通过试验的方式加以探索。因此，具有后发优势的中国进行卫生政策试验，首先的任务就是要在政策企业家的推动下，卫生体系的各个子体系选择可行的经验方案，然后再探索实现制度整合，并进一步实现各个子体系整合。卫生领域的政策试验如果能够全部或部分改善这些目标，那么它就是成功的，即提高了治理能力。如果未能改善这些目标或情况更加恶化，那么卫生治理能力就变差了。总体而言，政策试验与治理在卫生领域的理论关系即本书理论分析框架可参见图 2－3。

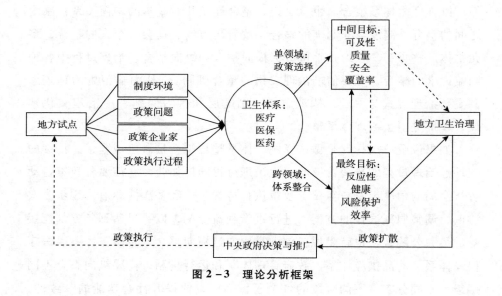

图 2－3 理论分析框架

第四节 政策试验改善卫生治理的机制：选择与整合

一 单领域：政策选择

前文已述，我们习惯上把中国卫生体系重新解构为医疗、医保、医药、患者，即卫生服务体系、卫生筹资与支付体系、药品供应体系和患者群体。在这四个子体系中，除患者群体无须方案化外，其他三个子体系的组织方式在发达国家都有相对完备的经验方案。作为现代化进程的后来者，创造出新的政策方案难度大，更明智的做法是从中选择适用的政策方案。一个国家的卫生体系的形成与发展取决于该国的文化、经济、政治背景[①]，中国需要有所选择，有所取舍，不宜完全统一和简单照搬国外模式。[②] 中国卫生政策方案应在不同的时间点、环节选择性吸收，而不是简单地混合几种方案。

（一）卫生筹资与支付

卫生筹资有税收筹资（公费医疗）、社会医疗保险、强制储蓄、商业医疗保险、个人筹资 5 种形式[③]，除缺乏互助共济功能的个人筹资外，其余筹资方式的代表性国家分别为英国、德国、新加坡和美国。但筹资方案并不是单一的，各国普遍采取公立医疗保险制度为基础、医疗救助托底、由商业健康保险满足多样化需求的多层次医疗保障制度体系。这种多元化体系发挥最大效能的前提就是各种制度之间有良好的协调。[④]

医保支付方案主要有后付制、预付制和复合式三类，见表 2 - 1。后付制，即医疗保险机构根据实际发生的卫生费用进行结算和支付，主要包括按服务项目付费。预付制，即医疗保险机构按事先核定的每项服务或每例诊疗人次的卫生费用总额向卫生服务提供机构或医务人员进行给付，主要包括总额预付、按人头付费、按床日付费、按服务单元付费以及按病种付费等付费方式。复合式，即以总额预算为基础，融合按服务单元付费、按病种付费以及按人头付费等形成混合付费方式。比如，按价值购买服务（Value-Based-Purchasing，VBP），同时建立可依赖的医疗组织（Accountable Care Organization，ACO）、捆绑付费（Bundled Payment）等

---

① 顾海、李佳佳：《国外医疗服务体系对我国医疗卫生体制改革的启示与借鉴》，《世界经济与政治论坛》2009 年第 5 期。

② 杨燕绥、罗桂连：《政府主导下的医疗卫生服务治理结构和运行机制》，《中国卫生政策研究》2009 年第 2 期。

③ 指主要的卫生筹资形式。一国通常数种筹资方式并用，此处及下文均根据主要的筹资方式来确定某个国家的模式。

④ 赵福昌、李成威：《国外医疗保险与医疗救助制度及其衔接情况与启示》，《经济研究参考》2013 年第 46 期。

复合支付方式。

表 2 - 1　主要医保支付方式及特点

类　别	支付方式	费用控制	服务质量	管理成本
后付制	总额限额付费	差	较好	较低
后付制	按服务项目付费	差	好	较低
预付制	按病种付费	好	较好	较高
预付制	按人头付费	好	较好	较低
预付制	按服务单元付费	较好	差	较低

资料来源：根据文献综述分析，作者自行整理。

中国应该建立什么样的卫生筹资体系，以便适应自己的政治经济文化体制，是美国式的商业医疗保险方案、英国式的公费医疗体系，还是德国式的社会医疗保险体制，这在中国政界和学术界一度引起争论。哥斯塔·艾斯平-安德森（Gosta Esping-Andesen）指出，福利体制受社会文化和价值观的影响，自由主义、普惠主义、社会民主主义价值观分别决定了美国的商业保险方案、德国的社会医疗保险方案和英国的公费医疗方案。[①] 在中国，很多中、低阶层民众怀念和崇尚改革开放前的公费医疗，主张建立英国那样的公费医疗体制。高收入阶层偏爱美国的繁荣，希望在市场经济条件下模仿美国的商业保险体制。还有一种观点则指出，在社会医疗保险筹资方案成为国际多数的情况下[②]，中国卫生筹资也应走这一条道路。

中国作为社会主义国家，虽然倡导市场经济，但追求普遍的福利仍是国家性质的基本要求。美国的商业医疗保险体制一方面要求中高收入群体为自己的健康状况负责，购买相应的医疗保险；另一方面将低收入和弱势群体的保障丢给了国家。这种自由主义思想不但与大多数经历过计划经济体制的民众的想法格格不入，也与中国的国家角色定位不符，受到各方面的抵制和反对。公共服务的生产和供给均由政府主导具有深厚的社会土壤和心理基础。持这种观点的人批评商业医疗保险方案背离了社会主义的宗旨，没有体现出社会主义的优越性，不顾及弱势群体。而且商业医疗保险

---

① 哥斯塔·埃斯平－安德森：《福利资本主义的三个世界》，商务印书馆，2010。
② 何文炯：《建设更加公平可持续的医疗保障制度》，《中国行政管理》2014 年第 7 期。

方案在现实中的可行性存在疑问。中国在 20 世纪 90 年代也曾努力推广过商业医疗保险，但在并不富裕的农村地区鲜有人员购买。原因，一方面是农民缺乏保险意识，另一方面则是农民缺乏支付能力。

英国公费医疗方案在计划经济时代曾经实行过，有非常好的群众基础。持相反观点的人将建立公费医疗体制等同于计划体制下的福利制度，担心低效率的僵化行政体制重生，缺医少药再现，因而极力反对公费医疗方案。同时，公费医疗体制也缺乏实施条件。正如萧庆伦、刘远立[①]等人指出的，在农村实行"包产到户"和城市实行私有化改革后，公费医疗赖以生存的公有经济基础已经被瓦解了。在市场经济基础上建立英国公费医疗体制，虽然有着广泛的民意支持，但需要国家有非常强大的经济基础和征税能力，并将数额不菲的财政资金投入到公费医疗中。显然，实行社会主义市场经济没多久的中国尚并不具备这样的财力。作为世界上最大的发展中国家，改革开放的总设计师邓小平已经为国家定了调，"基本路线要管一百年，动摇不得"。[②] 基本路线的核心就是坚持以经济建设为中心。换句话说，经济而非医疗是国家投资的重点。即使发展福利，短期内中国也是"生产型"福利而不是"保护型"福利，福利是为生产建设和国家发展服务的。[③]

政策试验的历史经验也使中国决策者认识到完全的市场化的美国方案和以税收为基础的英国方案都不适宜于当代中国。[④] 在财力分散和意见争执不下的情况下，走中间道路，建立社会医疗保险体制是更为现实可行的选择。社会医疗保险体制要求中高收入者自行负担保费，国家补贴低收入人群参保，贫困群体则由国家负担全部费用。在探索新农合的道路上，王绍光的论述恰好证明了这一点："如果说，80 年代各地的实践和实验有助

---

① Winnie Chi Man Yip, William Hsiao, "China's Health Care Reform: A Tentative Assessment," *China Economic Review*, 2009, 20（4）: 613 – 619; Yuanli Liu, William Hsiao, Karen Eggleston, "Equity in Health and Health Care: The Chinese Experience," *Social Science & Medicine*, 1999, 49（10）: 1349–1356.
② 邓小平：《邓小平文选》第 3 卷，人民出版社，1993，第 370、371 页。
③ 岳经纶：《社会政策与社会中国》，社会科学文献出版社，2014。
④ 和经纬：《"医改"的政策学习与政策工具——中国公立医院改革与新加坡经验》，《东南学术》2010 年第 3 期；赵大海：《我国医疗保障制度改革走向的论证》，《江西社会科学》2014 年第 4 期。

于政府认识到重建合作医疗的必要性的话，90 年代各地的实践与实验告诉政府，在新形势下，传统合作医疗模式存在严重的不足；除非政府财政参与，否则永远也不可能实现'到 2000 年在农村多数地区建立起各种形式的合作医疗制度'的目标。"① 在认识财政补贴重要性的过程中，王绍光强调了政策试验的作用："以上所有实验与西藏的经验都指向一个结论：要建立和维持广泛覆盖的农村合作医疗体制，就必须得到政府的财政支持。"② 实际上，城镇职工基本医疗保险也是通过政策试验的方式逐步建立起来的，即江苏镇江和江西九江的"两江试点"。③ 虽然城镇居民基本医疗保险的设计思路并非试验得来，但在推行的过程中依然是在"试验"中逐步扩大到全国的。因此，总体上看，卫生筹资方案是在争论中通过"试验"方式确立的，公费医疗方案和商业医疗保险方案在各种政策试验和地方实践中不可复制，只有社会医疗保险方案脱颖而出，具备全国可行性。

（二）卫生服务提供

卫生服务提供也可称作供方方案。科尔奈（Janos Kornai）、翁笙和（Karen Eggleston）认为卫生服务提供有两种基本形式：组织化提供方案和专业化自雇方案。④ 组织化提供方案指医生、护士和其他医学人员受雇于某种组织，卫生服务的资金通常直接支付给这些组织，而不是给单个病人以补偿其花费。根据产权归属，这些组织又可以划分为三种类型：国有

---

① 王绍光：《学习机制与适应能力：中国农村合作医疗体制变迁的启示》，《中国社会科学》2008 年第 6 期。

② 王绍光：《学习机制与适应能力：中国农村合作医疗体制变迁的启示》，《中国社会科学》2008 年第 6 期。

③ "两江试点"。1994 年，国家体改委、财政部、劳动部、卫生部共同制定了《关于职工医疗制度改革的试点意见》。经国务院批准，在江苏省镇江市和江西省九江市开展职工医疗保险制度改革试点，着力建立一个全新的、覆盖多数职工的医疗保险制度。"两江试点"初步建立了医疗保险"统账结合"（社会统筹与个人账户相结合）的城镇职工医疗保险模式。在此基础上，1996 年 4 月，国务院办公厅转发了国家体改委、财政部、劳动部、卫生部四部委《关于职工医疗保障制度改革扩大试点的意见》，进行更大范围的试点，社会反应良好。1998 年 12 月，国务院召开全国医疗保险制度改革工作会议，发布《国务院关于建立城镇职工基本医疗保险制度的决定》，在全国范围内建立覆盖全体城镇职工的基本医疗保险制度。

④ 雅诺什·科尔奈、翁笙和：《转轨中的福利、选择和一致性——东欧国家卫生部门改革》，中信出版社，2003。

组织、非政府组织/非营利性组织、私有或营利性组织。专业化自雇方案指卫生服务提供者作为独立的、自雇的专业人士或者是私人企业主提供服务。其标准并不是医生或者护士是官方注册的自雇人士、需要交税之类，而是不以组织成员身份独立地提供卫生保健服务，病人、保险商和赞助者直接付费给自雇者。在真实世界里，卫生服务提供的组织方式非常复杂。除了上述纯粹形式外，还有不少组织方式是这些理论方案的组合。

卫生服务一般又可以分为初级卫生保健服务和住院服务两个层次。进一步简化，可以把卫生服务提供简单分为公立（包括政府和非政府所有的营利性组织）组织方案和私人（包括机构和个人）组织方案。总体而言，英国、苏联、古巴、加拿大、澳大利亚以及北欧国家等主要由公立组织来提供住院服务，德国、日本、美国等国主要由私立医院来提供住院服务。据此可以判断，对于提供住院服务，采用一般税收筹资的国家一般选择公立组织方案，而运用强制缴费和自愿缴费的国家则大都选择私立组织方案，即采用社会医疗保险和商业医疗保险筹资的国家选择了私立医院。

那么，中国卫生服务提供应该采用哪种组织方案？卫生体系是一个复杂的自适应系统，卫生服务无论是采取私立还是公立组织形式，它既受制于卫生筹资体系的变化，又会对其他子体系产生影响。本质上讲，产权可能并不是问题，问题在于竞争的结构、支付方式和公立医院内部管理。在外部环境比较复杂，公立组织形式和私立组织形式各有利弊的情况下，中国政府实际上也采取了政策试验的方式，比较哪一种组织形式具有更好的社会结果。中国政府一度出台政策探索公立医院市场化试点，也鼓励社会资本办医。然而，除了小诊所遍地开花比较成功之外，私立医院的发展却一直是踯躅不前。往往只能沦为"广告医院"，业务范围就在"上三路"（美容、牙科、皮肤科）和"下三路"（性病、肝炎、不孕不育症）。[①] 同样具有逐利性，公立医院由于受到各种制度的束缚整体比较克制，私立医院就显得赤裸裸了。慢慢地，公众对私立医院口碑不佳，也不愿意到这一类医院就医，这更影响了私立医院的发展。如福建"莆田系"医院，在发展过程中就被批评"充满了各种市场经济的原罪"，时而发生的类"魏

---

① 岳经纶、王春晓：《公平与效率——广州新医改的实证研究》，社会科学文献出版社，2016。

则西事件"① 后，更是受到了社会舆论的讨伐和抵制。私立的保险公司、医药集团甚至是地产商，想凭借资本优势购买公立医院，将公立医院转制为私立医院。然而，在当前政府主导的卫生体系改革方向下，遇到了政策壁垒和相关部门的抵制，最成功的不过是形成了公私合作伙伴（PPP）模式。总体看，由于公立医院具有路径依赖的优势而私立医院发展的短板明显，公立医院在很长一段时间内仍是卫生服务提供的主流。

（三）药品供应保障

任何一个政府都必须决定资助生产何种药物以及提供何种卫生服务，以达到最佳健康效果。② 也就是说，药品可以分为基本药物和非基本药物。世界卫生组织认为，基本药物指的是能够满足基本医疗卫生服务需求，剂型适宜、保证供应、基层能够配备、公众能够公平获得的药品，主要特征有安全、必需、有效、价廉，主要内涵就是其价格应能被个人和社会所负担。③ 为此，世界卫生组织将"基本药物"视为促进卫生公平的强有力的手段。世界卫生组织在研究全球疾病发生率以及经济负担的基础上遴选出 326 种药品。20 世纪 70 年代以来，不少国家纷纷开始建立国家基本药物行动计划。至今已有 156 个世界卫生组织的成员国或地区（占全部 193 个成员国或地区的 80.8%）制订了国家基本药物目录，超过一半的成员国或地区正在实施和制订基本药物政策。④ 不过，英国、美国等发达国家并没有建立这项制度，可能原因是这些国家医疗保障水平较高，绝

---

① "魏则西事件"。2016 年 4 月 12 日，西安电子科技大学 21 岁在校大学生魏则西因滑膜肉瘤病逝。去世前，他在网站上撰写治疗经过时称，通过百度上搜索出武警北京第二医院的生物免疫疗法，随后在该医院求医导致病情耽误。这个事件在互联网上引发网民极大关注，并迅速发酵，形成了对民营医院的讨伐、围剿舆论形势。在事后的调查中发现，该技术在美已被淘汰，且该医院生物诊疗中心由福建莆田人承包。2016 年 5 月，国家网信办会同国家工商总局、国家卫计委组成联合调查组进驻百度公司，对该此事件及互联网企业经营事项进行调查，并依法进行了处理。详见张墨宁《"魏则西事件"背后》，《南风窗》2016 年第 11 期、《聚焦魏则西事件：志愿者曾递申请，盼终止网络假广告》，2016 年 5 月 3 日《法制晚报》等。

② Sarah Barber, Baobin Huang, Budiono Santoso, "Essential Medicines Reform in China: Medicines for Achieving the Best Health Outcomes," *Chinese Journal of Health Policy*, 2012, 5 (7): 6-10.

③ WHO, *Essential Medicines and Health Products Information Portal*, WHO Technical Report Series, 2003.

④ 孙静：《WHO 基本药物概念与国家实践》，《中国卫生政策研究》2009 年第 1 期。

大多数上市药品对于公众而言可获得性高。

　　包括基本药物在内的药品的价格形成方式可以有政府管制和市场形成两种。中国作为发展中国家，基本药物制度是否适应中国？如何实施这项制度？虽然药品生产配送方案主要是由市场形成，但为了增强可获得性，基本药物也可以由国家指定生产、配送。基本药物价格由政府管制，非基本药物价格由市场形成。由于世界各国药品生产大都采用市场方案，公共采购都使用谈判招标制度。药品采购方式主要有政府集中采购、集团采购组织（group purchasing organization，GPO）、自由购买、私人供应链等。西方国家主要采用集团采购组织采购为主。这种方式主要通过合同联合采购，私人供应商和集团采购组织之间并无法律附属关系，采购范围、规模由药品种类决定。① 对于以公立医院为主的中国卫生体系，招标主体应该是医院呢，还是政府呢？应该是哪一级政府、哪一政府部门主导呢？中国也在不断尝试，以寻求合适的药品供应保障体系。

二　跨领域：体系整合

　　从国际背景来看，尽管中国走向市场经济已经近 40 年了，国际上很多西方国家至今不肯承认中国"市场经济地位"。中国或许很难走上西方国家定义的"市场经济"路子，而是走自己的"市场经济 + 社会主义"模式。中国的政治经济体制也在国际上是独树一帜的。短时间内，中国作为发展中国家，中国政府暂时可能不具备免费提供医疗供给的财力。同时，中国卫生领域可能正处于"行政型市场化的制度格局"之中②，无法清晰地界定为采用"市场"或"政府"手段，这恐怕也是被两派学者广为诟病的地方。有好的方案可以事半功倍，但这种状态下，并没有完全吻合的方案可以选择。即便是完全吻合的方案，"纸上谈兵"得出来的政策，执行中效果可能南辕北辙。更不要说，连西方国家也一直在不断调整自身的方案。经过 30 多年的政策选择后，中国形成了与西方主要代表国家完全不同的卫生体系（见表 2 - 2）。

---

① 曹健：《药品采购制度如何改革》，《中国卫生》2016 年第 5 期。
② 顾昕：《行政型市场化与中国公立医院的改革》，《公共行政评论》2011 年第 3 期。

表 2-2　中国与主要代表国家卫生体系比较

代表国家	卫生筹资的主要来源	住院服务	药品供应
英　国	税收	主要由公立机构提供	主要由市场生产、采购、配送
德　国	社会医疗保险	主要由私立机构提供	主要由市场生产、采购、配送
美　国	商业保险	主要由私立机构提供	主要由市场生产、采购、配送
新加坡	个人储蓄	主要由公立机构提供	主要由市场生产、采购、配送
中　国	社会医疗保险	主要由公立机构提供	主要由市场生产（基本药物指定生产、配送）、采购

资料来源：根据文献综述分析，作者自行整理。

　　从中国的实践来看，政策试验过程一直带有"碎片化"特征，基本上停留在各子体系根据各自的职责、资源、人员和偏好在进行政策方案选择，这往往造成了制度"碎片化"。子体系合理，整体却不尽合理；即使过程合理，结果也不一定合理。① 这是因为中国政府不仅是一个不完全类似苏联的集中型行政化体制，还是一个分散型的行政化体系，所有单位的运行要受到诸多政府部门的影响和制约。② 政策试验在纵向四级政府、横向多个"条""口"管理方案下各自独立，整合性不足，跨部门决策较为困难。特别是各个政府部门试图最大化其自身利益，不仅在决策过程中谈判、讨价还价（努力为自己部门争取权利），③ 在试验过程中，部门间协调和合作不稳定且困难重重。④ 这些冲突的背后反映的是卫生治理模式的冲突。⑤ 从政府领导体制层面看，涉及医改的主要工作往往由两个或更多的政府领导分管，很容易导致政令不一，相互推诿扯皮，决策和管理效率低下。从管理机制上来看，相关政策竟然涉及20多个行政部门，职责交叉重复和多头管理现象严重，造成了"九龙治水"的乱象和人人都是"龙王爷"的怪象。在权力的"碎片化"和权力下放的背景下，更加刺激

① 景天魁：《社会福利发展路径：从制度覆盖到体系整合》，《探索与争鸣》2013年第2期。
② 顾昕：《突破去行政化的吊诡——剖析三明模式的可复制性和可持续性》，《中国医院院长》2016年第22期。
③ 余晖：《一个独立智库笔下的新医改》，中国财富出版社，2014。
④ Lieberthal, K., Oksenberg, M, *Policy Making in China: Leaders, Structures, and Processes*, Princeton, N. J.: Priceton University Press, 1992.
⑤ 王震：《"三医联动"的正确打开方式》，《大众日报》2017年1月18日第14版。

部门更多地追求自身利益，而未必按照中央的既定方针来行动。① 一项政策试验能否顺利实施，很大程度上与纵向、横向的政策网络内的频繁互动相关。当政策选择无法合理平衡各方的利益或协调各种分歧的时候，试验就很容易被拖延、搁置，甚至夭折。特别是相互冲突的利益集团大量聚集，是许多国家医改过程中无法取得突破的一道决策难题。② 这充分彰显出卫生政策过程的复杂性、广泛关联性和特殊性。每一个"碎片"（子体系政策）的形成，在当时或许都是合理、可取的，有其必要性。尤其是在纷繁复杂的试验进程中，很难设想能设计出一个万能的、各方都接受的整体方案，并且得到一贯的实施。③ 任何一个部门都缺乏能够独立提出、通过、推广一项新卫生政策的能力。要注意的是，这种整合既包括政府各个部门之间的关系，即横向关系；也包括中央与地方的关系，即纵向关系。从改革近 40 年来至今无法建立全国统一的社会保障体系这一事实可以看出，凡是涉及全国统筹的社会政策都很难推进④，因为中央与地方、地方与地方、部门与部门之间的利益很难协调。

体系整合内容十分广泛，涉及的方面也难以穷尽，要比政策选择难得多。所谓整合，当然就不是技术性的修修补补，而是把几个子体系尽可能地联动、融合为一个有机整体的过程。如何进行整合？从政策试验内容来看，不仅仅由于卫生服务的复杂性和目标的多元性，更是因为卫生领域的契约不完全（医患之间、医院和医保之间存在信息不对称），需要与之匹配的低的激励强度以及强的行政控制、少的适应性和更多官僚主义特征的治理结构。⑤ 这就是整合的出发点。从卫生费用的产生和去路分析，其主要发生在药品流通领域和医生两个环节，由医疗保险基金和患者分担。如果医保单纯采取封顶或者类似配额的总额管制措施，这是一种"堵"的方法，容易导致卫生费用从医疗保险转移到患者，也就是说，医药和医疗

---

① 杨鸣宇：《超越"碎片化威权主义"——评〈中国式共识型决策："开门"与"磨合"〉》，《山东行政学院学报》2014 年第 7 期。

② 王绍光、樊鹏：《中国式共识型决策："开门"与"磨合"》，中国人民大学出版社，2013。

③ 景天魁：《社会福利发展路径：从制度覆盖到体系整合》，《探索与争鸣》2013 年第 2 期。

④ 岳经纶、陈泽群、韩克庆：《中国社会政策》，上海人民出版社，2009。

⑤ 陈敏：《基于企业价值视角的公司治理分析框架》，《广西财经学院学报》2007 年第 4 期。

两个子体系"自觉"合谋调整了卫生费用发生的结构构成，减少医保控制范围内的卫生费用，转而增加非医保项目或者非医保患者的费用。为此，如果要真正从问题的源头进行治理，就需要对上述两个环节进行整合。解决路径就是加强两个代理机制的治理，一个是理顺医院内部治理，特别是医生和医院代理权的结构治理；另一个是药品进入医院的结构治理。[①] 从医生和医院代理权的结构治理来讲，医方的道德风险是不完全缔约带来的成本之一。在按服务项目收费的情况下，医患之间建立短期契约，供需双方都有动力扩大服务的数量和成本。对于患者而言，"钱都交了，不看白不看"；对医院而言，提供尽可能多、贵、复杂的收益高服务，可以套取更多医保基金。如果医保与医疗两个子体系可以整合成一体化的新的治理结构，就可以规避医方道德风险。[②] 健康维护是一个长周期的过程。这种体系整合是一种"疏"的方法，通过机制设计真正激发医生发挥专业知识为患者选择低成本、高收益的医疗技术，用最低成本维护健康。[③] 从药品进入医院的结构治理来讲，医保代表庞大参保人群，应直接介入药品的招标采购，解决招标主体的"缺位"问题，并对医疗行为监管，强化对"大处方"、不合理用药、过度检查治疗等监督，审视临床路径，积极"参与"制定规则。此外，公立医院应该姓"公"。公立医院的剩余控制权可以由政府掌握，从而保证政府在不确定性情况下对于卫生资源的控制，避免医院形成特殊利益集团。

虽然政策方案已被广泛选择并"本土化"和"杂交"，决策者更要关注体系外部和内部多重影响过程，并将传统方案加以整合，形成适合中国政治经济制度的卫生治理体系。整合涉及两个或更多的外部知识来源与自身的话语和政策之间的融合，而不是仅仅适应一个外部的知识来源或者自身条件的过程。从整个卫生治理体系出发考虑问题，避免"头痛医头"、"脚痛医脚"。在横向方面，突破部门利益限制，整合"碎片化"行政管

---

① 张勇、汪强：《三医联动之改革政策问题的关系研究篇》，《世界临床药物》2003 年第 2 期。

② 蔡敏：《医疗保险医方道德风险的一体化治理机制研究》，苏州大学硕士学位论文，2011。

③ 李玲：《全球视角下的中国医改——李玲教授在北京大学的演讲》，《文汇报》2007 年 12 月 23 日第 6 版。

理机构职能。就狭义而言,横向整合可以实现卫生筹资方和卫生服务提供方的内部契约化,有利于形成激励相容,降低交易成本。就广义而言,把健康融入一切政策制定过程,就是把卫生服务体系变成健康服务体系,是更大范畴的横向整合。在纵向方面,"三医"各自需要进行纵向整合。就医疗而言,组建医疗联合体,三级卫生服务网络促进分级诊疗,融合公立医院与基层医疗服务机构,提供一体化、均等化的卫生服务。融合医疗机构与公共卫生机构、养老机构,提供疾病预防、健康管理的连贯性健康服务,对供给侧服务进行纵向整合,真正做到以"健康"为中心。就医保而言,医保统筹层次由县级到市级,城乡的差距逐步缩小,逐步探索省级统筹,或许在不远的未来,可以实现国家层面的统筹①,届时也就全面实现了医保的纵向整合。在医药方面,药品集中采购层次由市级走向省级,由集中采购走向分类采购及国家药品谈判,纵向整合的层次也在不断提升。沿着这个路径,就可能最终达到整体上协同有效的卫生治理状态。

中国行政管理体系具有自己独特的政治优势,通过整个政策制定过程强化顶层设计和总体安排,建立多主体、多层面利益表达机制、利益整合机制②,这又使整合实际已经是"碎片化"的体系成为可能。在总体设计的基础上,战略性地划分为更为细化、更多层次的多个小、分散的试验项目,逐个开展重点突破,然后再重新进行整合。③ 特别是对于卫生体制改革这样重大社会领域的改革,更需要通过试验方式来促进各政策主体的民主协商,才能做出正确的公共选择和社会选择。④ 毕竟像医改这样的一个系统工程,任何政策的出台都会有各政策主体之间的利益调整。如果没有整合的思路,如果各行其是,必然政策不协调,管理低效能,改革的效果互相抵消。动一发就会牵动医改的全身,有时反而是欲速则不达。单兵突进的一方就会因孤立无助而险象迭生,不可持续;改革滞后的一方则会因瑕玷和痼疾的存在而失去良好的发展时机和动力。整合还要注意各项政策

---

① 申曙光、侯小娟:《我国社会医疗保险制度的"碎片化"与制度整合目标》,《广东社会科学》2012年第3期。

② 林闽钢:《我国医疗卫生体制改革的路径和模式探讨》,《公共管理高层论坛》2006年第2期。

③ 周望:《"政策试验"解析:基本类型、理论框架与研究展望》,《中国特色社会主义研究》2011年第2期。

④ 胡善联:《"三医联动改革"中的集团利益分析》,《卫生经济研究》2002年第11期。

行动者之间的逻辑关系。① 因而，整合是治理的基础，治理促进整合。②

整合有多种方式和状态。根据整合的形式和状态，整合又可以分为几种亚型。统一型，化归一体；结合型，有差别，但有归于一体的部分；协调型，保留差别，但共处一体，相互协调。当卫生服务市场契约不完全程度很高时，可以考虑采用统一型，政府主导下整合；当卫生服务市场契约不完全程度很低时，可以考虑采用协调型，市场主导下整合；当卫生服务市场契约不完全程度既不是很低也不是很高时，可以考虑采用结合型，社会主导下整合。到底哪一类型整合可以适合不同阶段、不同卫生体系的实际，只有再次通过试验的方式，才能寻找到充分发挥政府、社会、个人的作用的平衡点，最终组成一个主体多元化、方式多样化、内容丰富化、结构合理化的整合型体系，实现有效的卫生治理。

总之，中国政治经济运行机制、体制与西方不同，加上地域广阔、地区差异很大、经济发展水平参差不齐等，同时正处在快速发展期、急剧转型期、利益分化期、问题多发期、矛盾凸显期，新媒体的广泛使用，庞大的草根群体和言论情绪化等特殊国情，中国卫生治理体系整合更加充满了挑战。这就更有试验的需要，需要更加理性的尝试，加以借鉴并批判运用。

---

① 王虎峰：《整合推进医改是最佳选择》，《中国卫生》2015 年第 9 期。

② 杨燕绥、胡乃军、赵欣彤：《以城乡居民医保整合为起点构建综合治理机制》，《中国医疗保险》2016 年第 4 期。

第三章 政策试验视角下的中国卫生体系改革

问渠那得清如许，为有源头活水来。

——宋·朱熹《观书有感》

目前，中华人民共和国卫生政策变迁的研究主要局限在政策的梳理和事实的罗列，缺乏从政策试验角度进行历史经验分析。本章运用政策试验视角，探讨 1978 年至今中国卫生政策试验的变迁过程和运作机制。改革开放以来，中国决策者不断地采用试验的方式寻求合适的卫生治理体系和提升卫生治理能力。不可否认的是中国人均期望寿命（Life Expectancy，LE）、孕产妇死亡率（Maternal Mortality Rate，MMR）、婴儿死亡率（Infant Mortality Rate，IMR）三项公认的健康指标已经位居发展中国家前列，达到了中高收入国家的平均水平。如此巨大的成就是怎样通过试验方式取得的？是否已寻找到合适的卫生治理体系，探索提升卫生治理能力？究竟还应采取怎样的机制才能实现有效卫生治理？本章对改革开放以来中国卫生政策试验历程和内在逻辑进行研究与讨论，也为后续章节的案例分析和理论探索奠定一个的分析语境。

第一节 "三医"的各自选择

任何一个国家的医疗卫生体制都是由其政治及经济制度所决定的。我们党从成立起就把人民健康放在至关重要的位置，中共二大就把保护劳动者健康和福利写入党的纲领，创办的第一份专业报纸就是《健康报》。1949 年以后，在计划经济的大背景下，在经济发展水平较低，公众生活水准低、健康状况差的社会温饱发展阶段，卫生治理经验缺乏的情况下，中国效仿苏联模式，政府使用计划手段配置卫生资源，建立了公共筹资、公共服务、公共管理三位一体的由公费医疗、劳保医疗、合作医疗组成的福利性医疗保障制度。通过以全民所有制为主、集体所有制为辅的防治相结合的城乡卫生服务体系，为绝大部分的城市居民和85% 左右的农民提供了基本卫生服务。将卫生事业作为纯粹的社会主义福利事业来办，卫生费用几乎由政府、全民所有制企业和集体经济包揽，因而大多数公众可以支付得起，极大地实现了卫生服务可及性和公平性，较为公平地解决了"谁来办"、"谁来管"、"谁受益"的方向性问题。

改革开放以后，经济制度的大变革对各行各业的影响可谓是"天翻地覆"。为此，中国卫生体系中各个子体系（卫生服务提供体系、卫生筹资与支付体系、药品供应体系，即医疗、医保、医药）各自参照西方发达国家已有的政策方案进行了选择、借鉴，涉及多次政策方案选择与放弃，形成了现今的公立医院服务提供、社会医疗保险、药品市场化供应为主要特征的卫生体系。

一 医疗体系：公立还是私立?

1949 年以后，随着合作化运动的兴起和社会主义公有制的建立，集体和国有卫生服务机构也随之建立起来。在农村，建立了村卫生室（所）、人民公社卫生院、县医院的农村三级卫生服务体系。在城镇，企业、机关、学校等单位建立了自己的医务所和医院，大中城市为方便居民就诊，建立了街道医院、门诊部、卫生站等，大致形成了由市、区两级医院和街道门诊部（所）组成的城镇三级卫生服务体系。改革开放之后，医疗体系改革的最大特点在于市场化、产业化，试图改变以公立医院单一提供卫生服务的局面。具体又可以 20 世纪 90 年代末为分界点，细分为两个时期。第一个时期的探索主要集中在医院内部管理、承包制等方面，第二个时期的探索则主要集中在产权改革、发展私立医院方面。

（一）公立医院内部管理改革试点（20 世纪 70 年代末到 90 年代中期）

1978 年以后，随着农村实行包产到户改革，村集体经济瓦解，一部分乡村医生重操旧业从事农业生产，另一部分转变成为个体行医者。农村的县乡两级医院名义上是国家包办，但财政投入不多，基本处于自负盈亏的状态。城镇的情况要好一些，但医院也商品化了，收入严重依赖患者个人付费。伴随着各个领域经济体制改革的深入展开，卫生领域不可避免地受到举国上下解放思想的潮流影响。一般认为最早的医改始于 1979 年，卫生部时任部长钱信忠大力支持的"运用经济手段管理卫生事业"的理念开始在全国卫生行业内部"生根发芽"。[①] 就在这一年，卫生部等三部委联合下发《关于加强医院经济管理试点工作的意见》，在公立医院试行"五定一奖"政策措施[②]，政府对医院采用"全额管理、定额补助、节余留用"的经费补助方式。从黑龙江、吉林、山东、河北、浙江 5 个省份分别选择一所公立医院作为改革示范点，赋予医院"剩余索取权"（residual claimant rights）。试点一开始并没有"规定动作"，都是"自选动作"。试点医院管理者通过基础设施建设、设备设施更新和医疗技术提高等措施，不断提升医院的经济实力，提高员工的收入及福利待遇。这方面探索先是涌现了"将指标层层分解，具体细化到科室、班组和个人"的北京首钢职工医院和"定额管理、质量控制、逐级包干、计分算奖、超（额）节（约）提成"的哈尔滨医学院附属第一医院两个比较典型的试点案例。[③] 之后，又出现了转换经营机制的"协和经验"和后勤服务社会化的"昆明经验"两个新的试点典型。这时期改革的"核心思路是放权让利，扩大医院自主权，基本上是复制国企改革的模式"。[④] 与此同时，国务院批转下发了卫生部《关于允许个体开业行医问题的请示报告》，鼓励个体开业行医，公立医院一统天下的局面逐步开始瓦解。但实际上，这一时期个体行医的并不多。相反的，随着市场经济的越发活跃和承包制的

---

① 刘娜：《中国医改 30 年：运用经济手段管理卫生事业》，《中国商界》2008 年第 3X 期。
② "五定一奖"政策即"定任务、定床位、定编制、定业务技术指标、定经济补助，完成任务奖励"。
③ 曹荣桂：《中国医院改革 30 年——历史进程、主要成就与面临的挑战》，《中国医院》2008 年第 9 期。
④ 陶建群：《医改 20 年：路在何方?》，《时代潮》2005 年第 18 期。

广泛推开，一些人盯上了公立医院，以承包科室的形式开始在卫生领域的资本原始积累。这些民营资本主要利用医患信息的不对称以及患者因隐私观念不好意思去公立综合医院求医治病的心理，承包性病、五官科、妇科病等专科门诊。虽然存在争议，但在卫生领域投入不多，连公立医院"吃不饱"的背景下，无论是通过自建还是收购、转制方式建立的私立医院都没能发展起来。

随着改革深入，政府对卫生政策的目标总体上定为扭转"政府办医院"的局面，"简政放权，多方集资"。通过财政实行"分灶吃饭"，各级政府进一步退出了卫生领域，财政支持力度不断被削弱，导致整个卫生服务体系出现全行业的政策性亏损。而同时，政府却仍维持对医院医务人员数量和医疗服务价格的严格管制，这直接影响了卫生服务公平与效率。[①]为此，政府只能连续出台了多项政策，鼓励公立医院采用"使用者付费"（fee for service）方式来维持自身运转，并在医院内部实行承包责任制。各地先后涌现了承包经营责任制、技术经济责任制、租赁经营和股份合作制等多种形式的承包制，公立医院管理体制、运行机制逐步发生改变。1985 年，国务院批转下发卫生部《关于卫生工作改革若干政策问题的报告》，明确要求卫生工作参照国企改革模式，并提出"放宽政策，简政放权，多方集资，开阔发展卫生事业的路子，把卫生工作搞好"，采用卫生与经济收入相挂钩的经营模式，允许公立医院在药品实际购进价的基础上顺加不超过 15% 的加价率作为销售价。1988 年 5 月，卫生部出台了《关于部属医院试行承包责任制的意见（试行）》，正式拉开国家层面推动公立医院改革试点的序幕。以上海为例，1989 年年初，全市 544 个医疗机构中有 166 个单位试行总体承包责任制。[②] 试点经验很快表明，承包责任

---

① 戴平生在《医疗改革对我国卫生行业绩效的影响——基于三阶段 DEA 模型的实证分析》[《厦门大学学报》（哲学社会科学版）2011 年第 6 期]一文中，运用三阶段 DEA 模型实证分析认为：1985～2009 年中国实施的卫生政策改革措施与卫生服务供给公平、效率的变化具有很强的关联性，政策效应明显。单纯的市场化路径不一定有利于提高卫生服务体系的资源配置效率；另一方面卫生服务具有准公共品特点，在卫生资源分配上公平性更加重要，市场化路径无法直接解决公平性问题。该研究证明了重大医改政策出台都会对卫生服务提供公平与效率产生重大影响。也再次证明了科学决策的重要性，以及社会变革的复杂性。

② 蔡秉良、刘国卫：《加强医院管理，提高服务质量——上海部分医院实行承包责任制效果显著》，《中国卫生事业管理》1989 年第 4 期。

制可以挖掘内部潜力，提高社会效益和经济效益，改善员工待遇，各地很快纷纷借鉴、学习。同年，国务院进一步发文允许公立医院在完成与卫生行政部门达成的合同任务的前提下，可自主经营、自行管理并决定本单位集体福利和薪酬奖励等分配形式，可从事相关有偿服务，并采用多劳多得、按劳付酬等方式发放奖金和补贴。之后，公立医院的承包经营责任制和技术经济责任制大都被规范为综合目标管理责任制，并进一步加以推广。

1992 年邓小平"南方谈话"后，卫生领域的市场化进一步加速推进。1992 年 9 月国务院下发《关于深化医疗卫生体制改革的几点意见》，"支持有条件的单位办成经济实体或实行企业化管理，做到自主经营、自负盈亏"，进一步扩大公立医院自主权，调整收费结构，鼓励创收，甚至要求公立医院兴办延伸服务的副业或其他产业。1997 年中共中央、国务院下发的《关于卫生改革与发展的决定》试图在市场化路径的基础上进行卫生管理体制改革，进一步效仿国企改革，树立了以产业模式为标准，建立商业化、市场化的卫生服务制度的政策目标。其主要精神仍然是"放权让利，扩大医院自主权，放开搞活，提高医院的效率和效益"，而改革的主导做法仍是"只给政策不给钱"，允许公立医院在"以工助医、以副补主"等方面进行尝试。这些政策基本上延续并升级了 1985 年以后的改革措施，主要是在卫生服务体系引入承包责任制，采用企业化商业运作模式，并进一步开放卫生服务市场，允许社会资本进入，鼓励市场竞争。[①]为此，包括公共卫生机构在内的所有卫生服务机构很快都成为实行独立经济核算、具有独立经营意识的利益主体。在以 GDP 论英雄的年代，虽然缺乏政府财政支持，但大部分大型公立医院充分用足、用活上述政策，依靠业务创收与银行借贷等金融方式筹集资金，进入了快速壮大和膨胀扩张期，实现"跨越式发展"，进而走上"营利性"的逐利道路。

这一时期，是以扩大医院经营自主权为主的政策放开阶段。也就是说，卫生治理体系中医疗服务干预范围开始缩小了。这一阶段的改革主要限于卫生服务体系，而对医疗保障体系、药品供应体系等领域则鲜有涉及。在政府对公立医院的投入大幅度减少和公立医院"自主经营、自负

---

① 夏冕、罗五金：《我国医疗体制改革的路径分析》，《卫生经济研究》2009 年第 9 期。

盈亏"的情况下，医院被迫进入市场成为竞争主体，不得不通过一些营利性、逐利性的行为来弥补收入的不足，以维持医院正常运作。在这个过程中，公立医院将成本转嫁给患者，卫生服务公共性、公益性基本丧失，逐步演变为纯粹的私人物品。卫生服务需求能否被满足以及被满足的程度，不再依靠国家、集体，而是基本上依赖个人和家庭的力量，这种现象在边远及农村等贫困地区尤为突出。带来的后果是，在还没能很好解决"看病难"老问题的同时，又产生了"看病贵"的新问题。

（二）公立医院管办分开与民营化试点（20 世纪 90 年代末期到 2006 年）

20 世纪 90 年代开始，国际上公立医院改革主流是走向放权，主要采取了自主化（Autonomous）和法人化（Corporatised）改革形式。[①] 中国政府也在尝试着对公立医院实施权力下放，加快了卫生领域的"去公益性"和"去福利性"的改革步伐，进一步强化了产业卫生政策的范式，以求增强医院微观层次的活力、动力。不少地方提出"管办分离"的改革思路，将公立医院的所有权、经营权与监督权实行"三权分离"。先后涌现出几种模式，如：在管理体制方面，上海市成立申康医院发展中心，北京市成立医院管理局，探索"管办分开"形式；在运行机制方面，上海、厦门、镇江、马鞍山等地探索建立医院法人治理结构，北京、深圳、潍坊等地尝试公开招聘公立医院院长。这些试点分别探索如何合理界定政府与公立医院之间的责任与权利。由于试点一直围绕"三权分离"做文章，而没能建立起有效的绩效评估体系，不能正确引导公立医院管理者追求所有者的目标，导致公立医院继续在单纯追求经济收入、盲目扩张和低效率运行的发展路径上"裸奔"。这些试验措施步履维艰、效果不佳，几轮博弈下来都是以政府的管制措施乏力而告终。事实上，由于法人化改革要求政府有强的公共治理能力和高的公共治理水平[②]，中国还处于自主化改革阶段，且很不规范的政策试验，没能有效建立与自主化改革相匹配的制度规范。

这一时期，如火如荼的国有企业产权改革（股份制试点）开始延伸

---

① 李卫平：《公立医院的体制改革与治理》，《江苏社会科学》2006 年第 5 期。

② 李卫平：《公立医院的体制改革与治理》，《江苏社会科学》2006 年第 5 期。

到卫生领域。政府开始考虑在怎样的制度约束下将市场引入公立医院，从而既实现社会政策目标又可以提高运行效率。政策导向也更加侧重于市场化与经济效益，一些地方政府开始实行完全市场化的公立医院改制试点，并得到国家层面一定的认可和鼓励。2000 年国务院下发的《关于城镇医疗卫生体制改革的指导意见》明确了实行医药分开的原则，并"鼓励各类医疗机构合作、合并"，"共建医疗服务集团、营利性医疗机构"等。为此，从 20 世纪 80 年代政府"只给政策不给钱"逐步发展为"产权改革"，即民间通俗说法"卖医院"。由于大城市大医院体量大、影响范围广、改革风险大，小城市小医院就变成了先行试验对象。1999 年，辽宁省海城市拍卖了 18 家乡镇卫生院和 3 家市属公立医院，浙江省萧山更是出售了全部乡镇卫生院，山东省临沂市、四川省通江县等地也陆续开始拍卖、出售乡镇卫生院。2001 年，无锡市在市属公立医院实行卫生资产经营委托管理即托管。2002 年，上海市市级卫生事业单位开始探索投融资改革。还有不少地方开始探索"医药分家"的试点，主要是将药房从医院中剥离。① 这其中做得最彻底、最受关注且引起最大争议的是后来被称为完全市场化的"宿迁模式"。从 2000 年开始，江苏省宿迁市开始尝试以拍卖公立医院为主要内容的医院改制，并在此后的 5 年时间里，全市 135 家公立医院（含卫生院）卖了 133 家。当然，上述这些做法的主要根源还是地方政府财政投入不足。卫生费用主要来自市、县一级的地方财政，地方财政有"卸包袱"的冲动，这是医改市场化方向的主要动力之一。② 这种卖掉公立医院的做法是否有悖于基本健康权的公平正义，也引发了全国性广泛争议。

与此同时，面对卫生领域市场频吹暖风、鼓励市场化后，私立医院的诊疗人次绝对数和其在医院总体诊疗人次数中的占比均呈逐年上升的趋势。在城镇，公立医疗机构占主导地位的状态一直延续到 1998 年城镇职工基本医疗保险（简称"职工医保"）建立之后。在农村，直到 2003 年新型农村合作医疗（简称"新农合"）建立才开始打破这种状态。由于不

---

① 周梅沙、李亚青、李卫平：《我国公立医院政策演化评述》，《中国医院管理》2005 年第 8 期。

② 刘娜：《中国医改 30 年：运用经济手段管理卫生事业》，《中国商界》2005 年第 7 期。

同国家的经验，并不能证明竞争一定会给患者带来福利的改善，这项政策一直备受争议。在城乡社会医疗保险制度建立后，国家和个人都开始大规模投资于卫生领域，卫生服务提供的组织模式无论是在理论上还是在实践方面都开始躁动起来。政府提出 2015 年私立医院服务量占比 25% 的目标。私立医院抓住差异化发展，不断确立在专科连锁、高端医疗领域竞争优势。从 2008 年到 2012 年，私立医院的机构数年均增速达 18%，床位数增速达 19%。截至 2016 年底，全国有医院 29140 家，其中公立医院 12708 家（占 43.61%），私立医院 16432 家（占 56.39%）；民营医院床位 123.45 万张，占 21.0%；服务人次 4.2 亿人次，占 12.8%，住院 2777 万人次，占医院入院总数的 15.8%。[①] 虽然私立医院数量已经占据半壁江山，但服务量比重仅占到 10% 多一些，竞争力还是相对较弱。由于公立医院在体制内不仅享受政府财政补贴、税收优惠政策，还拥有私立医院所不具备的人才引进、职称评审等体制优势。一些政府部门对公立医院和私立医院又有两套标准，在医院评级、医生评职称等方面，私立医院都属于"被忽略"的角落。尽管政府希望能朝着"公立医院做综合，私立医院做专科。公立医院保基本，私立医院做高端"的政策方向引导，但资本的本性就是逐利，医疗又是一个投资大而回收慢的行业，在这样的生存环境压力下，一些私立医院难免急于求成，就出现了许多虚假宣传、套取医保基金等急功近利的行为，另外大多数私立医院在自身经营管理过程中，也普遍存在缺乏整体长期战略规划、管理不适合、忽视人才培养、技术实力薄弱等内部管理问题。

这一阶段，中国卫生服务提供体系运行体制机制呈现二元化的特点，处于行政型市场化的制度格局中。[②] 即从管理机制上看，运营受制于众多政府行政部门的干预。特别是对公立医院人事管理仍然高度集中、僵化，较多地保留了计划经济的烙印。但从收支来源看，又非常接近国外的私立医院，市场化运作娴熟。公立医院依然背靠政府占据垄断地位，享有政府保护，却让收费走向市场。以至于不少政府官员和学者认为，中国"没

---

① 国家卫生计生委：《2017 年中国卫生和计划生育统计年鉴》，中国协和医科大学出版社，2017。

② 顾昕：《行政型市场化与中国公立医院的改革》，《公共行政评论》2011 年第 3 期。

有一家真正意义上的公立医院"。简而言之，在卫生行政部门的主导下，通过不断的尝试，中国实现由以全民所有制为主体、集体所有制为辅助的防治结合的城乡卫生服务体系，到推进公立医院改制试点，适当降低公立医疗机构比重。不过，公立医院私有化受阻，私立医疗机构发展受限，公立医院仍然占据服务量垄断位置，形成了以公立医院为中心且呈现"碎片化"的卫生服务体系。也就是说，公立医院与私立医院相互促进、共同发展的格局并没有出现。

二 医保体系：如何征收与支付？

（一）卫生筹资方式：从公费医疗到社会医疗保险，再到多层次医疗保障

中华人民共和国成立以来的筹资模式演化中，中国先后选择了类似英国的公费医疗模式（1949～1977年）、缺乏医疗保险的个人筹资模式（1978～2002年）、德国的社会医疗保险模式（2003年至今），经历了巨大的转型和漫长的政策方案选择。中国卫生筹资模式由"政府大包干"式的单一融资方式，到主要由病人买单，再逐步转变为实行市场化、社会化的多元融资方式。[①]

中华人民共和国成立初期，在城镇，参照公费医疗模式，按照保障群体身份职业分为职工劳保医疗制度和公费医疗制度。针对党政行政机关、国有企业、事业单位和军警人员的公费医疗体制，财政拨专款为上述人群看病就医支付绝大部分卫生费用；针对国有和集体企业员工的劳保医疗体制，从企业的福利支出中提取卫生款项来支付企业职工卫生费用。在农村，针对广大农村居民，则建立了一种基于社区的卫生筹资机制，从村集体经济的福利费中提取一部分专门用于农民卫生支出。在城市，全国城镇职工劳保医疗制度覆盖率达90%以上[②]，还有享受公费医疗保障的3000

---

① 蔡立辉：《分层次、多元化、竞争式提供医疗卫生服务的公共管理改革及分析》，《政治学研究》2009年第6期。

② 中华人民共和国国家统计局社会统计司：《1987年中国社会统计资料》，中国统计出版社，1987。

多万人口①。在农村，农民在自愿互助基础上建立起了覆盖率达95%以上的农村合作医疗制度。

改革开放后，原有的城乡医疗保障体系已经严重地滞后，甚至阻碍了经济社会的发展。根据第二次国家卫生服务调查结果，1998年，农村87.3%的人口没有任何医疗保障，城市44.1%的人口没有医疗保障，总共76.4%的城乡人口没有医疗保障。② 疾病和医疗支出具有不确定性，即便是中高收入阶层，也可能会支付不起昂贵的卫生服务或者灾难性的卫生支出。大量人口因经济原因应就诊未就诊、该住院未住院或者病未好就匆匆出院，不少人"因病致贫"、"因病返贫"。所谓"小病拖，大病扛，扛不过去见阎王"。农村尤其严重，农民医疗负担沉重。巨大的社会压力迫使政府考虑建立全民医保体制，并逐步确立了"三纵三横"医疗保险制度的基本框架，由社会医疗保险、合作医疗保险和商业医疗保险共同构成。③

1. 社会医疗保险制度的建立

首先，城市劳动人口医疗保障体系的改革。1984年，卫生部、财政部下发的《关于进一步加强公费医疗管理的通知》规定："公费医疗制度的改革势在必行，在保证看好病、不浪费的前提下，各种改革办法都可以进行试验。"④ 随着国有企业改革的推进，20世纪90年代，各地陆续自行开展了离退休人员医疗费用社会统筹。比如，1992年，深圳市率先对公费医疗、劳保医疗进行改革，实行全市统一的医疗社会保险。同年，劳动部开始试行职工大病医疗费用社会统筹。这一时期，主要是一些地方自发进行的试点。这些探索在很大程度上是为配合国有企业改革的需要。在借鉴德国、新加坡等国家做法的基础上，1994年，国家体改委等四部委共同制定了《关于职工医疗制度改革的试点意见》，决定在江苏镇江、江西九江两地开始探索建立社会统筹与个人账户相结合的职工医疗保险制度

① 王延中：《中国的劳动与社会保障问题》，经济管理出版社，2004。
② 卫生部卫生统计中心：《1998年第二次国家卫生服务调查分析报告》，北京，1999。
③ 顾海、李佳佳：《城乡医疗保障制度的统筹模式分析——基于福利效应视角》，《南京农业大学学报》（社会科学版）2012年第1期。
④ 劳动和社会保障部、中共中央文献研究室：《新时期劳动和社会保障重要文献选编》，中国劳动社会保障出版社，2002。

（简称城镇职工医保）的试点，即著名的"两江试点"。主要探索是：寻求卫生费用由国家、用人单位和职工个人三方共同负担的有效机制。1996年4月，国务院在镇江市召开全国职工医疗保障制度改革扩大试点工作会议。当年5月，国务院办公厅转发国家体改委等四部委《关于职工医疗保障制度改革扩大试点意见》，决定由每个省（自治区、直辖市）再选择一两个中等城市进行扩大试点，并对试点的目标、基本原则、主要内容等都做了详细规定。1996年10月21日，国务院召开全国医疗保险改革扩大试点电视电话会议，进一步扩大试点城市。事实上，到1996年底，在57个试点城市（县）中，只有大连等少数城市已开始试点运行，20多个城市制定了试点方案，一半以上的城市仍在研究试点方案。[①] 尽管如此，1998年12月，国务院召开全国城镇职工医疗保险制度改革会议，并下发《关于建立城镇职工基本医疗保险制度的决定》。简而言之，全国城镇职工医保改革从试点到全面推开仅用了4年多时间，主要出发点是稳定剧变中的职工队伍，作为城市国有企业改革的配套政策。这一决定标志着在中国实施了近半个世纪的公费医疗、劳保医疗制度将被新的职工医保制度所取代。

其次，农村农民医疗保障体系的重建。随着农村集体经济的迅速瓦解，农村合作医疗制度赖以生存的基础也随之丧失。1985年全国农村实行合作医疗制度的行政村只剩下不到5%。[②] 1993年，中共中央在《关于建立社会主义市场经济若干问题的决定》文件中，重新酝酿完善和发展农村合作医疗制度的政策，试图重建农村医疗保障体系。随后，又在《关于国民经济和社会发展"九五"计划和2010年远景目标纲要》、《关于卫生改革与发展的决定》以及《关于发展和完善农村合作医疗的若干意见》等一系列政策文件中，进一步重申要发展和完善农村合作医疗。尽管这一时期从国家层面上肯定了农村合作医疗制度适合中国农村，但并没有出台具体可操作的政策措施。直至2002年10月，中共中央、国务院下发《关于进一步加强农村卫生工作的决定》，提出由中央政府出资引

---

① 余功斌：《职工医疗保险制度改革由点及面》，《经济研究参考》1998年第11期。
② 朱玲：《政府与农村基本医疗保健保障制度选择》，《中国社会科学》2000年第4期。

导，逐步建立新型农村合作医疗制度。2003 年 1 月，国务院办公厅转发了由卫生部、财政部、农业部联合制定的《关于建立新型农村合作医疗制度意见》，要求各省、自治区、直辖市至少选择 2~3 个县（市）先行试点新型农村合作医疗制度（简称新农合）。随后，确定浙江、云南、吉林、湖北四省 333 个县作为第一批试点县。从 2003 年起，中央财政每年通过专项转移支付按人均 10 元补助，地方财政资助不低于人均 10 元，农民自筹资金 10 元。之后，国家层面迅速推开这项工作。2004 年国务院办公厅转发卫生部等 11 部委《关于进一步做好新型农村合作医疗试点工作指导意见》，2006 年卫生部等七部委联合下发《关于加快推进新型农村合作医疗试点工作的通知》，明确制定推进目标："2006 年，使全国试点县（市、区）数量达到全国县（市、区）总数的 40% 左右；2007 年扩大到 60% 左右；2008 年在全国基本推行；2010 年实现新型农村合作医疗制度基本覆盖农村居民。"实际的推进速度要比目标设定来得快，详见表 3-1。

表 3-1 2003~2016 年全国新型农村合作医疗发展情况

年　份	试点县数量（个）	参合人口数（亿人）	参合率（%）	人均筹资（元）	备注
2003	304	0.64	69.0	30.0	
2004	333	0.80	75.2	50.4	
2005	678	1.80	75.7	42.1	
2006	1451	4.10	80.7	52.1	
2007	2451	7.26	86.2	58.9	
2008	2729	8.15	91.5	96.3	2008 年，新农合实现全国全覆盖。之后，部分省份新农合和城镇居民基本医保开始整合试点。
2009	2716	8.33	94.0	113.4	
2010	2678	8.36	96.0	156.6	
2011	2637	8.32	97.5	246.2	
2012	2566	8.05	98.3	308.5	
2013	—	8.02	98.7	370.6	
2014	—	7.36	98.9	410.2	
2015	—	6.70	98.8	490.3	
2016	—	2.75	99.4	559.0	

资料来源：2004~2017 年《中国卫生和计划生育统计年鉴》。

再次，城镇居民医保体系的新建。继城镇职工医保和新农合之后，国家开始着手开展城镇居民基本医疗保险制度（简称城镇居民医保）建设，以求实现制度上的"无缝隙"全民医疗保险覆盖。城镇居民医保是社会医疗保险的组成部分，主要覆盖的对象是城镇非从业居民，重点保障大病医疗需求。在政府主导下，采取以居民家庭缴费为主、政府适度补助为辅的筹资方式，按照缴费标准和待遇水平相一致的原则，为城镇居民提供医疗需求的医疗保险制度。① 由于已有先前两项基本医疗保障制度建设的经验和教训，相当一部分省市早已先行一步试点了。特别是浙江、吉林、江苏、江西、甘肃和安徽等省在国家试点之前已经在全省范围内全面启动城镇居民医保试点。比如，2006 年 7 月，黑龙江省哈尔滨市就开始实施《城镇居民参加医疗保险暂行办法》。2006 年 8 月，浙江省率先以省级政府名义下发《关于推进城镇居民医疗保障制度建设试点工作的意见》，2006 年底前各市要选择 1～2 个县（市）进行试点，从 2007 年起逐步全面推开。2006 年 12 月，吉林省下发《关于加快推进城镇居民基本医疗保险制度建设指导意见》。2007 年 1 月，成都、厦门、天津市滨海新区等纷纷实行城镇居民医疗保险试点。之后，江西省、甘肃省、海南省均以省的名义下发指导性文件。2007 年 4 月，国务院常务会议研究部署启动城镇居民基本医疗保险试点。5 月 15 日，国务院城镇居民基本医疗保险部际联席会议召开第一次会议，原则通过了城镇居民基本医疗保险试点政策文件。之后，国家先后在江苏镇江、江西南昌、甘肃兰州召开座谈会，进一步征求各地方政府的意见和建议。7 月 10 日，国务院《关于开展城镇居民基本医疗保险试点的指导意见》正式印发，要求"2007 年在有条件的省份选择 2～3 个城市启动试点，2008 年扩大试点，争取 2009 年试点城市达到 80% 以上，2010 年在全国全面推开"。这意味着全国城镇居民医疗保险试点工作的启动。当年全国 88 个城市进行试点，参保人数就达到了 4068 万。还专门成立了国务院城镇居民基本医疗保险试点评估专家组，在 79 个试点城市 2 万余份调查问卷的基础上形成了评估

---

① 《国务院关于开展城镇居民基本医疗保险试点的指导意见》（国发〔2007〕20 号），2007 年 7 月 10 日。

报告。2008 年，全国 229 个城市参加试点，试点扩大到全国一半以上城市，15 个省份的全部地市都被纳入了试点。之后，国务院办公厅又进一步扩大保障对象范围，将大学生纳入试点范围，城镇居民医保制度建设进一步完善。

最后，逐步实现三保合一。国际经验表明，医疗保险买方的整合度越高，与卫生服务体系的谈判、约束能力就越大。日本、加拿大、韩国和中国台湾地区都采用了医疗保险单一支付模式。这阶段，中国政府先改革了城镇劳动人口（机关事业单位及职工）的医疗保障体系，并在劳动保障部和卫生部的主导下，针对农村人口、城镇非就业人口分别建立了新型农村合作医疗、城镇居民基本医疗保险制度。三项制度建立后，医保覆盖率从 2003 年的 29.7% 上升到了 2016 年的 98% 以上，新农合、城镇居民医保政策范围内住院费用报销比例分别从 2008 年的 48%、54%，提高到 2016 年的 70% 以上。这三项医疗保障制度的公平性和效率远超过此前的医疗保障制度。[1] 在实际工作中，仍延续以搞活国有企业为中心环节的改革路径，作为国企改革的配套措施。正因为这项改革具有经济属性[2]，类似经济领域试点，地方政府对于这项试点特别是基金扩面方面的积极性非常大，推进迅速。早在改革初期，就有人提出"医疗保险制度改革从一开始就要求实行收支统管的微观管理体制，其结果必然是医疗保险经办机构将更多的精力、时间放在基金的征缴上面，而忽视基金的支付，忽视医疗保险的社会化服务"。[3]

尽管中国已基本实现了全民医保，但城镇与农村居民医保政策不统一，市与县、县与县政策不统一，重复参保，执行政策力度不一，资金分散管理；采取政策内外的"双轨制"，使政策外卫生费用游离于监控之外，为医院"创收"提供了空间；在医药总收入节节攀升的情况下，医保基金却仍保持收支平衡并年年有余。实际情况是：在总额限制下，医保是一次性支付的，如果医院出现亏损，医疗保险机构不再追加支付，亏损

① 赵大海：《我国医疗保障制度改革走向的论证》，《江西社会科学》2014 年第 4 期。
② 朱亚鹏、丁淑娟：《政策属性与中国社会政策创新的扩散研究》，《社会学研究》2016 年第 5 期。
③ 余功斌：《职工医疗保险制度改革由点及面》，《经济研究参考》1998 年第 11 期。

部分由医院自己承担。为什么医保基金报销比例不断提高，而公众就医负担却不断加重？主要原因是在医保部门的默许或者无力管控下，任由医院过多地使用目录外的药品和诊疗措施，或者让患者外购药品等。这就导致了制度"碎片化"运行绩效不高①，不公平、不经济、不可持续。从管理体制看，人社部门与卫计部门的职责和权益不同，使制度与方案设计和实施处于"划地而治、部门割据"中。② 城乡医疗保障需求的趋同催生了医保制度的整合。③ 在具备了政治与政策条件、经济社会条件和制度基础后④，中国政府开始在城乡居民医疗保险方面加紧实现制度统一和管理整合。⑤ 中共十八大明确提出"统筹推进城乡社会保障体系建设，整合城乡居民基本医疗保险制度"。2013 年，《国务院机构改革和职能转变方案》中就曾提出由中央编办牵头在当年 6 月底前完成城镇职工医保、城镇居民医保、新农合的职责整合。然而，部门归属问题一直是三大医保整合迟迟未能如期实现的一个主要因素。大部分省份则呈现胶着状态，只好再次选择试点方式，天津、上海、浙江、山东、广东、重庆、青海、宁夏 8 个省份和新疆生产建设兵团以及 30 多个地市以及 150 多个县先行试点城乡居民基本医保制度的整合，均设置在人社部门。这些试点的整合也正在尝试探索解决制度一体化与理念一体化、"一制多档"与"一制一档"以及城乡公共服务均等化等问题。在制度整合中重点尝试解决筹资模式与筹资水平问题。⑥ 直至 2015 年底，第 18 届中央深改组第 19 次会议做出整合城乡居民医保的决策。2016 年 1 月，国务院出台《关于整合城乡居民基本医疗保险制度的意见》，提出整合两项基本医保制度，建立统一的城乡居民基本医疗保险制度。文件规定的"六统一"⑦ 实质就是制度整合，是一个

---

① 何文炯：《建设更加公平可持续的医疗保障制度》，《中国行政管理》2014 年第 7 期。
② 王保真：《医保整合缘何难？》，《中国社会保障》2016 年第 4 期。
③ 仅从浪费财政资源角度看：以 10 亿城乡居民为基数（不含职工），以重复参保率 4% 为比例（实际上应超过 4%），以 2017 年每人每年财政补助 450 元为标准，在城乡居民医保分割的状态下，重复参保人数为 4000 万，这将导致财政一年重复补助为 180 亿元。
④ 申曙光、侯小娟：《我国社会医疗保险制度整合的内涵与条件》，《湖湘论坛》2012 年第 4 期。
⑤ 金维刚：《城乡居民医保整合及其发展趋势》，《中国医疗保险》2016 年第 3 期。
⑥ 申曙光：《全民基本医疗保险制度整合的理论思考与路径构想》，《学海》2014 年第 1 期。
⑦ "六统一"即统一覆盖范围、统一筹资政策、统一保障待遇、统一医保目录、统一定点管理、统一基金管理。

缩小差别的渐进过程，但并未从国家层面予以确定管理权限归属，博弈将继续，考验着地方政府卫生治理能力。不少学者持这样的观点："在相关部门存在立场和原则分歧的情况下，应当由国务院出面协调并从制度统一、基金安全、便捷高效出发做出决策，对统筹城乡医保以及管理体制问题尽快做出重大决策和统一部署。"① 不难看出，上上下下对整合都是认可的，但如何整合，这背后的利益博弈是何等的激烈。但不管这一步多么难，这仍将是中国医保制度走向公平化、合理化的重要一步，在最高决策层的决心没有下之前，还需要继续大胆地尝试。

2. 医疗救助制度的新建

中国政府主导的城乡医疗救助体系建设是采取农村先行、城市跟进的形式，然后融合一体的模式。逐步由"大病救助"过渡到"综合救助"模式。

在实施之初，政府并没有将医疗救助作为独立的制度进行设计、安排，而是包含在综合性的社会保障内容之中，政府干预作用也比较弱。② 20 世纪 80 年代，医疗救助主要用于农村扶贫或农村初级卫生保健。之后，一些地方开始尝试通过政府文件或立法形式开展医疗救助，医疗救助才逐渐成为政府的一项职责。③ 1990 年，上海市出台《城市贫困市民急病医疗困难补助办法》，率先探索建立医疗救助制度。与此同时，一些国际组织和国外研究机构也在中国开展了大量有益的探索，其中影响最大的就是世界银行贷款综合性妇幼卫生项目（卫生Ⅵ项目，Health Ⅵ Project）、秦巴卫生子项目（卫生Ⅷ项目 B 部分）和中国基本卫生服务项目（卫生Ⅷ项目，Health Ⅷ Project）。④ 1997 年，在卫生Ⅷ项目的资助下，卫生部在 28 个县开展"农村特困人口医疗救助"（Medical Financial Assistant，MFA）项目试点。2001 年，在英国海外发展署（Overseas Development Association，ODA）的资助下，沈阳、西宁、成都和银川陆续开展城市社区

① 金维刚：《医保管理职能整合应依法决策》，《中国社会保障》2013 年第 4 期。
② 王保真、李琦：《医疗救助在医疗保障体系中的地位和作用》，《中国卫生经济》2006 年第 1 期；林毓铭：《社会保障管理体制》，社会科学文献出版社，2006。
③ 时正新：《中国的医疗救助及其发展对策》，《国际医疗卫生导报》2002 年第 11 期。
④ 李新伟、吴华章：《医疗救助制度的历史发展与现状》，《中国卫生经济》2009 年第 12 期。

卫生服务与贫困救助项目（Urban Health and Poverty Project，UHPP）试点。

2003 年，民政部等三部委联合下发《关于实施农村医疗救助的意见》，正式提出建立农村医疗救助制度。至 2006 年底，中国所有涉农县（市、区）建立了农村医疗救助制度。2005 年，国务院办公厅转发民政部等部门《关于建立城市医疗救助制度试点工作的意见》，开始在城市启动医疗救助试点。至 2008 年底，在民政部门的主导下，全国所有地市均建立了城市医疗救助制度。在此过程中，经历了从"保险化"设计并倾向"大病"（2003～2007 年），到以住院救助为主、与基本医疗保险紧密衔接（2008～2011 年），再到住院救助、门诊救助（包括慢性病）、重特大疾病医疗救助等综合救助（2012 年至今）的三个阶段。[①] 2009 年 6 月，民政部等四部委印发《关于进一步完善城乡医疗救助制度的意见》，将上述农村和城市两项医疗救助制度整合成为城乡医疗救助制度，并将覆盖对象由城乡低保家庭、五保供养对象扩展到其他经济困难家庭。这就意味着医疗救助制度从探索阶段进入规范发展阶段。之后，国务院办公厅转发民政部等五部委《关于开展重特大疾病医疗救助试点工作的意见》、国务院办公厅《关于建立疾病应急救助制度的指导意见》等，进一步完善医疗救助制度设计。2012 年，全国共有 273 个地区启动了重特大疾病医疗救助试点工作。不过，现有的制度设计还仅限于民政系统，没能将医疗救助制度和社会慈善救助等多样化的救助模式结合起来，没有从基本医疗制度或整个社会角度研究针对贫困人口的医疗救助。[②]

3. 商业医疗保险的有益补充

虽然基本医保制度建设没有借鉴美国模式，但是在通过市场运作的商业医疗保险中的美国印记则较为明显。商业医疗保险的发展历经萌芽、发展、壮大等阶段。不过，至今仍仅仅是整个医疗保障制度的有益补充，所起的作用非常有限。

萌芽阶段。20 世纪 80 年代底之前，中国保险业基本都是中国人民保

---

① 向国春、顾雪非、李婷婷等：《我国医疗救助制度的发展及面临的挑战》，《卫生经济研究》2014 年第 3 期。

② 梁鸿、赵德余、曲大维：《中国贫困医疗救助模式的制度缺陷及其改进思路》，《中国卫生资源》2008 年第 1 期。

险公司一家独占时期。因此，保险业务基本都是这家公司的事情。1982年，中国人民保险公司（简称中国人保）上海分公司率先试点经办了上海市合作社职工医疗保险，这是第一个商业医疗保险业务。[①] 1982年，中国人保恢复人身保险业务，并开始开展意外伤害附加医疗保险。1985年，中国人保又开始在部分地区试办附加医疗保险和设计母婴安康保险。1986年，中国人保广东分公司开办团体人身意外伤害附加住院医疗保险。1988年，中国人保上海分公司推出合资企业中国职工健康保险。1990年，中国人保上海分公司推出分娩节育保险、母婴安康保险等险种，形成了计划生育系列保险。

发展阶段。随着平安保险公司、太平洋保险公司等的成立和国外先进的医疗保险理念的引进，商业保险提供主体逐渐增加，险种也相应逐渐丰富起来，但大多数是作为寿险的附加险，仅有少部分是独立险种。1997年，中共中央、国务院《关于卫生改革与发展的决定》中指出，要积极发展多种形式的补充医疗保险。1998年，国务院《关于建立城镇职工基本医疗保险制度的决定》进一步将医疗保险体系细分为社会医疗保险、商业医疗保险。这是国家层面第一次提出大力发展商业医疗保险，鼓励企业和个人在参加基本医疗保险的基础上投保商业医疗保险。2002年12月，中国保监会下发了《关于加快医疗保险发展的指导意见》，试图规范、推动商业医疗保险的发展。

壮大阶段。2009年以后，湛江、镇江等地开始开展引入商业保险机构承办城乡居民大病保险试点。2012年，国家发改委等七部委《关于开展城乡居民大病保险工作的指导意见》要求，利用商业保险机构的专业优势，支持其承办大病保险。之后，全国绝大部分地区的大病保险交由商保经办。2014年11月，国务院办公厅《关于加快发展商业健康保险的若干意见》明确指出，稳步推进商业保险机构参与各类医疗保险经办服务，加大政府购买服务力度，鼓励有资质的商业保险机构参与各类医疗保险经办服务。各地在此政策推动下积极探索试点。2015年，安徽省政府出台

---

① 陆铭、冷明祥：《我国商业医疗保险发展探析》，《南京医科大学学报》（社会科学版）2012年第1期。

《关于推进商业保险机构经办城乡居民基本医疗保险业务试点的指导意见》，率先将 5 个市、21 个县的城乡居民基本医疗保险交由商业保险机构经办。2016 年 7 月，青海省也开始在全省范围内由商业保险机构经办城乡居民医保。将基本医疗保险转交商业保险公司经办的主要目的是试图借助市场化运作方式降低运营成本，提高服务效率。

（二）医保支付方式：从后付制向预付制方向转变，由单一支付方式向多元付费方式转变

中华人民共和国成立以后，卫生服务执行单一的按服务项目付费方式。由于医保是第三方付费，存在信息不对称的问题。按服务项目付费容易滋生"大处方"、"滥检查"等现象，扭曲的激励机制不利于医疗保险基金的合理使用和卫生绩效的改善。[①]

2001 年，上海率先在城镇职工医保探索总额预付制付费制度改革，并于 2011 年在所有三级医院开展试点。2004 年，卫生部下发《关于开展按病种收费管理试点工作的通知》，在天津等 7 个省市开展按病种付费试点。江苏镇江更是较早探索了总额预算、按服务单元付费和按单病种付费等多种支付方式改革。不过，在实际操作过程中，预付制往往变成了"按总额限费"，变成了对医院支出的总额限制。这实际上是简单粗暴的管理手段，而非支付方式，具有防止医保基金"穿底"的优势，却只是将风险转嫁给医院，并无法克服医保基金浪费和流失，以及医院进一步将风险转嫁给患者、推诿病人的弊端。

不同支付方式各有利弊，没有一个支付方式可以解决所有问题。2009 年以来，国家层面开始试点预付制。新医改方案再次明确了探索实行按人头付费、按病种付费、总额预付等支付方式。2011 年 4 月，国家发改委、卫生部联合下发了《关于开展按病种收费方式改革试点有关问题的通知》，明确要求积极推进按病种收费方式改革的试点工作。2011 年 5 月，主管部门人社部也发布了《关于进一步推进医疗保险付费方式改革的意见》，开始探索总额预付制改革，在此基础上结合门诊统筹，探索实行按

---

① Winnie Chi Man Yip, William Hsiao, Wen Chen, et al., "Early Appraisal of China's Huge and Complex Health-care Reforms," *The Lancet*, 2012, 379 (9818): 833 - 842.

人头付费；结合住院、门诊大病的保障，探索实行按病种付费。当年 8 月，北京市在 8 家医院进行按疾病诊断相关组（Diagnosis Related Group, DRG）[①] 试点。但由于按疾病诊断相关组的实行对信息化要求高且研发成本高等原因，这项试点在实施一年后被搁置。2015 年出台的《关于印发控制公立医院医疗费用不合理增长的若干意见》再次要求采取以按病种付费为主，按人头、按服务单元等复合型付费方式，逐步减少按项目付费方式。

在医疗保险没有覆盖全体公众的背景下，尽管个体患者人数众多，采取按项目付费的方式向医疗机构支付其医疗费用是不错的选择。但新医改以来，中国已基本实现全民医保，特别是基本医保基金蛋糕越来越大，基金管理方的话语权越来越强，已为预付制的实施提供了不错的制度基础，全面实施医保支付改革的条件已成熟。[②] 迫切需要引入多方协商谈判机制，共同参与卫生价格政策制定过程。当前，中国医保费用支付方式仍然是以按服务项目付费为主，但是正逐渐向门诊服务按人头付费，住院服务以按病种付费为主、总额预付制和按服务单元付费为辅的方向发展。不管怎样，在人社部（劳动保障部）的主导下，中国医保支付方式正在从单一的支付模式向多层次复合支付模式转变。

三　医药体系：如何供应与采购

（一）药品价格：从政府管制到医保价格形成

20 世纪 90 年代以前，中国对药品实施全面的价格管制。药品零售价格基本采用固定加成率的定价机制定价。[③] 药品采取固定渠道销售模式，

---

① 按疾病诊断相关分组是当今世界公认的比较先进的支付方式之一，是一种病人分类方案，是专门用于医疗保险预付款制度的分类编码标准。它根据病人的年龄、性别、住院天数、临床诊断、病症、手术、疾病严重程度、合并症与并发症及转归等因素把病人分入 500～600 个诊断相关组，在分级上进行科学测算，给予定额预付款。按疾病诊断相关分组是指：医疗保险机构就病种付费标准与医院达成协议，医院在收治参加医疗保险的病人时，医疗保险机构就该病种的预付费标准向医院支付费用，超出部分由医院承担的一种付费制度。

② 顾昕、袁国栋：《从价格管制改革到支付制度改革——美国的经验及其对中国医改的启示》，《国家行政学院学报》2014 年第 4 期。

③ 西药和中成药在购进价的基础上增加不超过 15% 的加成率作为医院的零售价，中草药加成率为 30%。

政府只对药品的批发价进行控制。药品的基本定价方法是采用成本加成定价，药品的零售价格由药品的生产成本加上药品流通过程的加价组成。

1990～1995年，药品价格管制随着整个价格体系逐步放开而放松。中国政府开始允许部分合资制药企业进入国内市场。为了扶持民族制药业并部分与国际市场接轨，政府有限度地放开了部分药品的出厂价格，大多数药品的批发价格也随之上涨。药品批发企业纷纷被承包给个人，药品的固定渠道销售模式基本上名存实亡，药品价格开始出现失控的局面。开始在"药厂—代理商—医院"或"零售药店—消费者"一般流通框架内形成了两套复杂的内部系统，涉及的利益主体包括药厂、代理商、医药代表、医院院长、医务人员等医院公关体系，和多级代理商、地方政府、医院等多级代理体系。[①] 药品价格"虚高"、医药行业的"恶性竞争"逐步引起政府的担忧。

1996～2000年，政府恢复对药品管制。1996年9月，国家计委颁布了《药品价格管理暂行办法》，对药品价格管制的对象、范围和主体等进行了具体规范。21世纪初《中华人民共和国药品管理法》修订后，药品批发企业更是不再受原有的固定渠道限制，药品生产企业也纷纷开始进行股份制改革，药品价格进一步失控。这时候，政府决策者认为通过招标采购可以发现药品的真实价格，制定最高零售价格是一个可行、有效的方法。[②] 2000年，政府对医保目录内药品和目录外特殊药品实行最高零售限价。2005年，《国家计委定价药品目录》、《药品差价比价规则》两个规范文件发布，成立了药品价格评审中心，这些都标志着政府对药品价格管制越来越严格和系统化。1997～2013年，先后31次对常用药品进行降价。然而，实际操作中发现，限价的效果并不明显，却产生了众多副作用。

2015年6月，国家发改委等七部委联合出台《推进药品价格改革的意见》，取消了麻醉、第一类精神药品外的其他药品政府定价，药品实际交易价格开始主要由市场竞争形成，推动建立医保药品支付标准。2016年3月，国务院办公厅《关于促进医药产业健康发展的指导意见》中提

---

① 国家发改委经济研究所课题组：《深化中国药品流通体制改革的对策与建议》，《经济研究参考》2014年第31期。
② 胡善联：《我国基本药物制度改革的进展与挑战》，《中国卫生政策研究》2012年第7期。

出"充分发挥市场机制作用，药品实际交易价格主要由市场竞争形成"。在物价部门逐步弱化价格管制后，由人力资源社会保障部门主导的医保支付价格开始逐步显现。

与此同时，"药房托管"、"阳光集中配送"、"医院药库社会化管理"等多样化商业模式创新不断出现。这其中最为典型的是药房托管。2001年6月，三九集团首先与柳州中医院合作尝试药房托管。至2003年底，该集团先后托管柳州、扬州等地7家医院药房，并与广州、大连等地10多家医院签署合作意向书。① 四川、河南、湖北、云南等地继续跟进，掀起了药房托管的第一次高潮。2006年，南京成立了由市委副书记牵头的药房托管协调小组，对所有二级及以下医疗机构全面推行药房托管，形成了第二轮高潮。2012年，取消药品加成政策实施后，药品成为医院的经营负担，医院又有动力将药房托管出去。以康美药业股份有限公司为例，仅2014年1~2月，便取得了广东、辽宁和吉林等81家医院药房的托管权，掀起第三轮高潮。② 药房托管主要做法包括：医院将药房承包给企业、医院引进社会化药店与自身药房共存、企业与医院合作将药房变为社会化的药店，以及政府主导下的社区医疗卫生机构药房成立社会化连锁药店。不过，由于托管药企自身管理问题、医院管理体制与人事分配体制改革滞后、医院与医生没有内在的动力等原因，这些试点并未形成可全国复制推广的经验。简而言之，药房托管要么对于医院可以减少药房经营的负担，但对政府没有好处；要么对于政府可以减少财政补贴，但对于医院没有好处。对于药企而言，可以垄断医院的药品采购。但对于医保、患者而言，则没有好处而言。甚至由于垄断的产生，对于患者用药产生了一定影响。

（二）药品采购的选择：从自由采购到集中采购，再到药品分类采购

这些年来，在卫生计生部门的主导下，中国药品采购大概经历了以下几个阶段。

自由采购阶段。20世纪80年代开始，主要是执行医院自由采购政

---

① 王如歌：《张乐：药房托管艰难推进》，《浙江人大》2008年第12期。
② 张宇晴、管晓东、史录文：《我国医院药房托管工作回顾性研究》，《中国药事》2016年第5期。

策，由每家医院与药品生产或经销企业单独决定采购价格。一些中小企业为了能够进入医院采购名单，往往给予医院较低折扣或执行返点政策，出现药品购销秩序混乱、药价虚高、滋生腐败等现象。

集中采购试点阶段。为解决药品市场价格虚高，卫生部门开始试点药品集中招标采购。1993 年 2 月，河南省卫生厅成立了药品器材采购咨询服务中心，在全国率先开展了医药器材集中采购试点。随后，上海市浦东新区社会发展局要求所有区属医疗机构必须通过"浦东新区医疗机构药品采购信息中心"来公开采购信息、集中交易、"货比三家"，以自主洽谈的方式采购药品，严禁场外私下交易。1998 年，江苏省镇江市 230 余家厂矿医务所（室）开始按市医保局规定的品牌报送药品需求计划，由市医保局统一通过镇江药业集团采购并结算。此后，辽宁、浙江、福建等多个省份也相继开展了药品集中采购、联合采购试点，药品的集中采购形式在全国各地迅速自发扩散开来。

2000 年，国务院办公厅下发的《关于城镇医药卫生体制改革的指导意见》明确提出，改革药品流通体制，开展药品集中招标采购工作试点等。2000 年 4 月，卫生部下发了《关于加强医疗机构药品集中招标采购试点管理工作的通知》，要求公立医院只能采购招标中标的药品。随后，国家层面又相继出台了《关于医疗机构药品集中招标采购试点工作的若干规定》、《医疗机构药品集中招标采购试点工作计划》、《药品招标代理机构资格认定及监督管理办法》等一系列政策文件，以国家文件形式正式推动河南、海南、辽宁和厦门三省一市开展试点。同年，卫生部会同监察部、国家计委等部门组成了药品集中招标采购试点领导小组。

集中采购推广阶段。2001 年，卫生部、国家计委等部委《关于进一步做好医疗机构药品集中招标采购工作的通知》，明确提出："到 2001 年底，争取在地级以上城市普遍开展药品集中招标采购工作。"2001 年 11 月，国家层面相继出台了《医疗机构药品集中招标采购工作规范（试行）》、《医疗机构药品集中招标采购和药品集中议价采购文件范本（试行）》、《医疗机构药品集中招标采购监督管理暂行办法》等规范性文件，较为系统、全面地就药品集中招标采购中的运作模式和法律责任进行全面规范，初步构建了药品集中采购制度的完整架构。各地纷纷成立招标办，以公开招标为主要形式，以地（市）为单位在全国范围内全面推广。2004年9月，卫生部、国家发改委等部委《关于进一步规范医疗机构药品集中招标采购的若干规定》、《集中招标采购药品价格及收费管理暂行规定》等文件进一步将更多的药品纳入集中招标采购范围，鼓励将招标的组织单位提升到省级层次。为此，四川省在全国率先实现了全省统一集中招标采购。之后，上海、广东和江西等多个省市陆续跟进。随后，国务院纠风办、卫生部等部门联合召开药品集中采购工作座谈会，推广四川省的经验，大力推行这种以省为单位的药品集中采购形式，药品招标采购方式主要有竞价、议价和谈判等。2006年《纠正医药购销和医疗服务中不正之风专项治理工作实施意见》中明确要求"以政府为主导，以省（区、市）为单位进行网上集中招标采购，鼓励大型制药企业直接参与竞标"，从而建立了当前的由政府全面主导、以省为单位的集中采购体系。基本药物、非基本药物采购，分别实行集中招标采购、挂网限价采购。基本药物采取"双信封"制度，非基本药物采用综合评分办法。非营利性医疗机构应参加集中招标采购。由于文件规定各公立医院不得进行"二次招标"，不得随意降低省级招标价格采购，严格执行省级招标结果，这个政策使公立医院即便有心降低药价也会由于担心违反规定而无法自主降低价格。

全面实施集中采购阶段。2009年1月，卫生部等六部委联合下发了《关于进一步规范医疗机构药品集中采购工作的意见》，再次强调实行以政府主导、以省份为单位、以集中采购为模式的制度设计。药品集中采购制度基本完成从地方摸索到统一规则，再到全国统一规则的过程。其间，药品集中采购的各种模式不断涌现，其中重庆和广东两地药交所是利用市场机制的较为特别的变相的集中招标采购模式。

分类采购阶段。由于药价仍然无法有效降低，业界和学界不少声音认为，政府主导的省级药品集中招标机制，违背了市场供需调节规律，导致市场和政府"双向失灵"。2015年2月，国务院办公厅印发《关于完善公立医院药品集中采购工作的指导意见》，首次允许不同类型的药品可分别采取招标采购、谈判采购、医院直接采购、定点生产和特殊药品采购五种方式，集中采购政策开始有所松动。除了集中采购方式的多样化外，还引入了价格谈判机制。一改过去"一刀切"式的药品集中采购。

（三）药品生产供应的选择：基本药物制度从虚到实，从实到虚

中国政府从 20 世纪 70 年代末开始研究、制定和颁布国家基本药物目录，并为此成立了国家基本药物遴选小组。坚持每间隔 2 ~ 3 年更新一次目录，先后于 1981 年、1996 年、1998 年、2000 年、2002 年、2004 年、2009 年及 2012 年共 8 次研究、制定了基本药物目录。基本药物目录的每一次变动，都会给政府部门、药品生产配送企业和医疗卫生机构带来不小的影响。由于缺乏系统的制度体系，在以市场为导向的卫生政策指导下，前 6 版国家基本药目录缺乏具有强制性的推行办法，主要停留在目录的制定、颁布与调整层面上，被认为"有目录，没制度"。

2009 年 8 月 18 日，卫生部等九部委发布了《关于建立国家基本药物制度的实施意见》、《国家基本药物目录管理办法（暂行）》、《国家基本药物目录·基层医疗卫生机构配备使用部分》（2009 版），开始正式启动国家基本药物制度。这些文件为基本药物目录的实施提供平台和制度保障，具体从药品的招标采购、配送、配备使用到药品的价格控制和监督评价等方面给予政策保障，并建立基本药物在医疗卫生机构的强制使用制度，真正开始"既有目录，又有制度"。2013 年，全国卫生工作会议开始对不同级别的医疗卫生机构使用基本药物目录药品占比提出不同的具体要求，并纳入政府考核范围。其中，所有基层医疗卫生机构必须全部配备基本药物，二级、三级医院也必须按一定比例配备基本药物。

不过，由于没能很好依据最高质量的科学证据、循症临床诊疗指南以及公众的健康需求选取基本药物；采购、配送、使用、监管基本药物等流程不规范，缺乏联动性；药品招标采购主体不统一，存在地方保护主义现象等问题导致了基层医疗卫生机构的用药缺乏。这直接导致基层医疗卫生机构就诊量减少，病人更多地流向上级的二级、三级医院的现象。由于各地社会经济条件和药物利用程度的差异，特别是东部沿海经济发达地区反应较为强烈，随后国家层面不得不放开口子，允许各省可以自主增补基本药物目录，但仍需实行零差率销售。有一项针对 5812 家基层医疗机构基本药物使用情况的调查发现，在各地增补目录后，国家与省级基本药物目录中，实际上只有49%的品种是一致的。[①] 之后，各地进一步扩大目录，广东等部分发达地区甚至与基本医保目录一致。某种程度上讲，在基本药物的数量大幅度地增加的情况下，其原始制度设计也就形同虚设。

第二节　"三医"的整合探索

当一个国家的经济社会发展水平、政策环境差异较大时，作为后发国家，通过自下而上的模式借鉴其他经验做法，探索形成自己的政策，不失为一条可行路径，可以达到事半功倍的效果。但当各地问题趋同时，政策试验中的选择作用机制就显得价值寥寥。[②] 历经30多年政策方案选择后的中国卫生体系正属于后者。比如，仅仅试图通过单纯地大幅降低药品价格来降低医保支出，不可能解决"看病难"、"看病贵"问题。

面对"看病难"、"看病贵"一直没能有效解决的局面，新医改以来，决策者开始了新的试验。当然，这项卫生政策的设计与执行也是一个渐进的过程，即"走一步，看一步"地"摸着石头过河"。此阶段卫生政策试验现象在公立医院综合改革中尤为明显。在这些年相继出台的一系列公立医院改革政策文件中，"试点"也就成为一个被高频率使用的词。公立医院改革是一项复杂、浩大的系统工程，通过改革卫生服务体系的管理、服务提供、筹资和资源配置等，可以改善卫生服务的效率、公平、质量和可持续性。公立医院改革仅仅形成统一的价值标准还远远不够，必须由各方参与者、服务对象和间接相关者等不同利益群体共同在价值标准和现实标准中实现平衡统一才可能被最大范围地接受，提升最大范围的不同群体的利益。正因为公立医院承担着重要的"社会功能"（Social Functions），即为了实现某些特定的公益性目标[③]，公立医院改革中多方利益相关者围绕改革展开着纷繁复杂的博弈，不同部门、范畴、类型、领域、隶属、级

---

① 蒋虹丽、陈鸣声、陈文等：《国家基本药物制度实施的阶段性效果和问题分析》，《中国卫生信息管理杂志》2011年第1期。

② 庄一强：《公立医院改革顶层突围》，《中国医院院长》2013年第1期。

③ Alexander Preker, *Innovations in Health Service Delivery：The Corporatization of Public Hospitals*, Washington：The World Bank, 2003.

别、层次、地区的公立医院改革都涉及公共政策过程的利益竞争、协调与整合等问题，也牵涉到其他领域深层次的制度变革。国务院医改办专职副主任、国家卫计委体改司司长梁万年曾表示："对看得准的东西全力推进。对有的改革，一时顶层上还看的不准，具体路径上还没有形成共识的情况下，基本的做法是试点先行。"① 做试点的最重要目标是希望它在最关键的领域和体制机制上要探索一条路子，形成一个具有可复制、可推广的试点经验。

一　横向整合的探索

为了克服中国政治体制的最大弊端——行政管理体系"碎片化"和协调问题，2006 年 6 月 30 日，国务院第 141 次常务会议决定，成立由国家发改委和卫生部牵头，财政部、人事部等 16 个政府部门参加的深化医药卫生体制改革部际协调工作小组。当年 9 月，进一步扩大到由 20 个部委组成，国家发改委主任和卫生部部长共同出任组长。在此基础上，2008 年 12 月，在国家层面成立由政治局常委、国务院时任副总理李克强任组长的国务院深化医药卫生体制改革领导小组，下设领导小组办公室（以下简称国务院医改办），具体工作由国家发改委承担，国家发改委负责人兼任国务院医改办主任，卫生部、财政部、人社部负责人任副主任。2010 年 7 月，中央编办批复国务院医改办的机构设置，明确了编制和职责。2013 年 4 月，国务院重新调整了医改领导小组成员，由政治局委员、国务院时任副总理刘延东任组长，由国家卫计委、财政部、发改委、人社部 4 个部门负责人任副组长，民政部、食药监管总局等 16 个部门负责人参加。根据中央深化改革领导小组中长期改革实施规划，公立医院改革工作由国家卫计委、财政部牵头负责。各成员部门按照各自职责，密切配合，共同做好改革试点组织推动工作。国家卫计委新设立了体制改革司承办国务院医改办的具体工作，除了研究提出深化医改重大方针、政策、措施的建议，督促落实领导小组会议议定事项的职责外，还特别明确"承担组

---

① 《国家卫计委就 2015 年深化医改工作进展和 2016 年深化医改重点工作任务举行发布会》，中国网，2016 年 4 月 28 日，http：//www.china.com.cn/zhibo/2016 - 04/28/content_38335620.htm，最后访问时间：2017 年 11 月 9 日。

織推进公立医院改革工作"。国务院医改办下设 4 个小组，分别是综合组、政策组、公立医院改革组、督导组。从专门机构设置上，也可以从侧面看出来，公立医院改革的重要性与艰难程度。正因为如此，此轮公立医院改革试点是在中央强力驱动下推进的。

2006 年 10 月 23 日，中央政治局举行集体学习，主题是学习国外医药卫生体制和我国医疗卫生事业发展经验与教训，由"政府派"代表学者李玲、刘俊主讲。2007 年年初，国家医改协调工作小组委托 6 家研究机构（后来增加到 9 家）对医改进行独立、平行研究，并提出方案和建议。2007 年 9 月 22 日，"中国社会保障论坛"第二届年会上，卫生部时任党组书记、副部长高强首度公开阐述了"三医联动"的改革思路，即医疗、医保、医药的联动改革。不过，当时的"三医联动"模式被批评为"行政化医院＋管制式医药＋分担制医保"的制度组合。[1] 在经历 3 年多的全民争吵、广泛讨论后，2009 年 3 月，中共中央、国务院印发《关于深化医药卫生体制改革的意见》，这是此轮医改的纲领性文件。在这份方案中明确提出要推进公立医院改革试点。这个"把国家带回来"（bringing the state back in）的新医改方案，强调政府责任和基本卫生服务公益性，凸显卫生政策正在向"去商品化"的社会政策回归。[2] 同时，明确政府只做好擅长的事情，而不是无限扩大政府掌控的范围。新医改方案提出了四大体系（公共卫生服务体系、医疗服务体系、医疗保障体系和药品供应体系）的改革。公共卫生服务实际上也属于服务供给体系，因此实际上包含了医疗、医保、医药这三个方面的联动，从理论上明晰三者改革之间以及与医改全局的关联性。国务院医改办某工作人员认为："'看病难'原因就是优质资源配置不合理不公平。'看病贵'原因实际是要解决公立医院的逐利机制。解决这两个问题的出路关键在政府。体制改革主要体现在领导体制改革，要落在强化'三医联动'和配套改革上。"[3]可以认为，国家层面已经认识到这种体系整合的重要性，这也是此轮改革试点与之前的不同之处。至于，怎么动？动的顺序如何？各动各的怎么

① 赵云：《老三医联动模式向新三医联动模式的转型》，《医学与社会》2015 年第 11 期。
② 岳经纶：《新医改方案：把国家带回来》，《南方都市报》2013 年 2 月 18 日。
③ 来源于访谈资料。

106

办？要动到什么程度、什么标准？如何做到协同一致？谁想动？不想动怎么办？动了之后利益格局如何变化？应该如何分门别类地应对？这些都是决策者需要慎重考虑的重要问题。

　　然而，上述这些问题在国家方案中均没有详细说明、指引。究竟该如何有效实施各方联动的改革，如何进行有效整合，中央决策者再次选择了政策试验的方式，期待地方可以寻找出解决答案。

二　纵向整合的探索

　　从试点路径上看，中国政府采取先易后难、先外围再攻坚的"层层剥笋"的方法，从一县、一市、一省，分级分层试点，一城一池，逐个突破。按照"试点"和"推广"这两个核心步骤，以"县级"和"城市"两路并进的形式推进此轮中国公立医院综合改革试点。历经选点、组织、设计、宣传、督导、评估六个环节，它们共同构成了实施一个周期的试点工作完整且依次递进的基本步骤。[①] 2009 年 3 月，中共中央、国务院《关于深化医药卫生体制改革的意见》明确提出要推进公立医院改革试点。2010 年 2 月 12 日，根据卫生部等五部委联合印发的《关于公立医院改革试点的指导意见》要求，各省、自治区、直辖市分别选择 1～2 个城市（城区）作为公立医院改革试点城市。2010 年 2 月 23 日，按照地方党委政府重视程度、部门协同配合、工作基础较好、有一定的代表性等原则，卫生部、国务院医改办联合确定辽宁省鞍山市等 16 个城市为首批公立医院改革国家联系试点城市。分别是：东部 6 个，包括辽宁鞍山、上海、江苏镇江、福建厦门、山东潍坊、广东深圳；中部 6 个，包括黑龙江七台河、安徽芜湖和马鞍山、河南洛阳、湖北鄂州、湖南株洲；西部 4 个，贵州遵义、云南昆明、陕西宝鸡、青海西宁。[②] 2011 年，增补北京市为国家联系试点城市，试点城市总数达到 17 个。在国家层面，2010～2012 年先后两次出台试点政策文件，但真正动起来是在确定 311 个试点县后才真正开始公立医院改革政策试验。县级公立医院改

---

① 周望：《中国"政策试点"研究》，天津人民出版社，2013。

② 《卫生部、国务院医改办关于确定公立医院改革国家联系试点城市及有关工作的通知》（卫医管发〔2010〕23 号），2010 年 2 月 23 日。

革试点县从 2012 年的 311 个，增加到 2014 年的 1048 个，到 2015 年，则全面推开到所有县。城市公立医院改革试点市数量不断增加：2010 年 17 个，2014 年 34 个，2015 年 100 个，2016 年 200 个，到 2017 年则全面推开。① 试点省份从 2015 年的 4 个，增加到 2016 年的 11 个，再到 2017 年的原先预设增加到 18 个左右。② 公立医院改革按照从试点县到试点市，再从试点市到试点省份的程序、步骤运作，纵向整合路径思路明显。

从试点内容上来看，在医疗方面，强化卫生发展规划的作用，对部分公立医院有计划、按步骤地迁建、合并、转型和改制等，推动公立医院结构布局的优化调整。在"十二五"规划纲要中提出"医疗联合体"概念。③ 推进卫生资源整合，鼓励县市级政府整合公立卫生资源，控制医院单体规模扩张。优化公立医院结构布局、资源共享，着力推动医疗联合体建设，完善组织管理模式、运行机制和激励机制，推动资源合理配置和纵向流动，逐步建立不同级别、不同类别医疗机构间目标明确、权责清晰的分工协作模式，建立协同化、集约化、一体化的公立医院体系，发挥好公立卫生资源的综合效益。上海、广州等卫生资源相对集中的大城市陆续试点。其中，上海在 2011 年初就开始建立"医疗联合体"，并逐步从"软签约"到"硬签约"，引导市民改变无序的"自由"就医的习惯。在医保方面，在整合城乡基本医疗保险后，大多由县级统筹提升到市级统筹，个别地方开始探索省级统筹。公立医院财政补助仍按照行政隶属关系投入，但大多数地区逐步强化了省一级政府财政对经济欠发达地区的转移支付。在医药方面，药品集中采购层次由市级走向省级，国家层面开始进行药品谈判，纵向整合的层次也在不断提升。

---

① 2017 年 4 月 19 日，国家卫计委、财政部等六部委下发《关于全面推开公立医院综合改革工作的通知》。文件要求，2017 年 9 月 30 日前，所有地市全面推开公立医院综合改革，所有公立医院全部取消药品加成（中药饮片除外）。
② 从 2016 年下半年开始，国务院医改办开始新的一批试点省培育工作，原计划 2017 年推出第三批 7 个试点省，后因为全国改革进程、速度加快等原因而暂缓。
③ 《国务院关于印发卫生事业发展"十二五"规划的通知》（国发〔2012〕57 号），2012 年 10 月 8 日。

第三节 新医改的"新困境"

新一轮医改实施以来，国家政策文件对公立医院改革进行了全面的部署，一些地方特别是公立医院综合改革试点城市，在卫生体系整合方面也进行了一些大胆探索。[①] 不过，很多政策的执行效果往往与初衷"大相径庭"。改革措施缺乏系统性和协调性，往往只是单兵突进，"按下葫芦浮起瓢"，效果不佳。在实践探索中发现，此轮公立医院综合改革试点一开始，就与经济政策试点主动申报不同，"地方政府申报试点的积极性并不高，大都是中央主动与我们省沟通后，地方政府在我们省里的要求下被动申请，甚至是上升到'政治任务'高度以'派工'的方式才将试点工作任务完成"。[②] 2012 年 2 月 10 日至 3 月 10 日，卫生部组织北京大学、卫生部卫生发展研究中心等 7 家科研机构对 17 个试点城市进行评估。有参与评估专家认为："各试点城市除了仍然在一些小的修修补补之外，几乎没有动作，被誉为最难啃骨头的公立医院改革，仍然方向不明。"[③] 基层综改、全民医保的成果有可能被改革滞后的公立医院形形色色的过度医疗和浪费所吞噬、浪费，改革的前期成效危在旦夕。[④] 2014 年县级公立医院改革评估报告[⑤]也显示，试点了近 3 年，却尚有三分之一的试点县连第一步的取消药品加成政策都没有落实。即便是取消了 15% 的药品加成，也没有呈现较好的效果。药品零差率政策设计者的逻辑在于一个"堵"字，即期望通过药品零差率来解决医院和医生在药品上的趋利问题，进而实现

---

① 代涛、陈瑶、韦潇：《医疗卫生服务体系整合：国际视角与中国实践》，《中国卫生政策研究》2012 年第 9 期。

② 来源于访谈资料。

③ 来源于访谈资料。

④ Winnie, C. Y., William Hsiao, Wen Chen, et al., "Early Appraisal of China's Huge and Complex Health-care Reforms," *The Lancet*, 2012, 379 (9818): 833 – 842; Shaolong Wu, Chunxiao Wang and Guoying Zhang, "Has China's New Health Care Reform Improved Efficiency at the Provincial Level? Evidence from a Panel Data of 31 Chinese Provinces," *Journal of Asian Public Policy*, 2015, 8 (1): 46 – 66.

⑤ 《县级公立医院综合改革督查报告》，载《国务院深化医药卫生体制改革领导小组简报》第 90 期，2015。

降低患者医疗费用的目标。不少研究发现，患者医疗费用并没有因为药品零差率政策而下降。[①] 有对药品流通领域的摸底调查发现，药品企业通过省外企业转票，药品低开出厂价模式下，省级中标价是企业出厂价的 3～4 倍，患者支付的价格是药品出厂价的 4～5 倍。这中间存在着巨大的价差，除了改革前医院加成 15%，配送企业获得 6% 左右配送费，医药代表获得 20% 推销费、医生获得 30% 左右处方回扣费，省外过票公司获得 10% 左右手续费（过票费）。[②] 如图 3-1 所示，如果仅仅是简单地取消医院药品加成，其他环节的利益链实际上并未切断，医生仍然能够获得原有的处方回扣，其医疗行为仍然是扭曲的，仍然存在多开药、开高回扣高价药的利益驱动。零差率这种"堵"的方式，虽然具有权威性强、效率高等优势，在支付制度、分配制度、激励机制等配套政策没有落地的情况下，没有从机制上完全改变医生逐利的用药方式，这场改革恐怕也只能是"按下葫芦浮起瓢"。特别是医药价格调整和医疗服务监管以及医保制度发展之间未建立有效联系，导致医药价格改革措施未与配套措施充分耦合，产生合力。基本医保所采取的以机构为单位的总额定额支付，一定程度上弱化了新一轮价格调整对于医疗供方的激励作用。虽然取消了药品加成，但造成药价虚高的机制没有改变，医院内部按照科室收入情况进行薪酬分配的管理机制难以破除，医务人员多开药以获取医药代表回扣以及开大处方、多做检查以增加科室收入的情况仍普遍存在，医疗费用上涨没有得到有效控制，人均门诊、住院费用居高不下，蚕食了改革的红利。因此，要从根本上解决以药养医现象，就必须针对这些利益环节进行阻断，

---

① 岳经纶、王春晓：《堵还是疏：公立医院逐利机制之破除——基于广东省县级公立医院实施药品零差率效果分析》，《武汉大学学报》（哲学社会科学版）2016 年第 2 期。

② 来源于 2016 年 5 月方正证券研究所发布的《三明医改实地调研深度报告：三明模式开始向全国推广，看好零售药店、血制品和创新药 CMO》报告。"过票"指的是，医药代表利用一系列虚开的发票冲抵其巨大的回扣支出，达到偷税的目的，并在财务上掩盖与医生的非法交易"回扣"。通过虚开药品进销发票，让药品看起来是从一个价格较高的卖家手里转手购进的。开一次发票常常不能把药品抬高到足够高的价位，那么就需要多次开票，伪造出了一个多次转手的购销链条，让其中每一环的加价率都维持在合理范围内，这就造成人们印象中的药品"流通环节过多"的假象。无证经营者使用有证企业的票据进行的经营行为，涉嫌偷税漏税，凭借此举医药代表可避税近 30%。

必须切断医生收入与其处方量之间的关系。[1] 如何发掘新的政策工具以改变大型公立医院院长和医生的观念和行为，这是中国公立医院改革最关键的问题。[2] 另外，试点医院与非试点医院之间在政策执行的时间进度方面也不尽一致，一定时期内新旧政策可以在不同地区和不同医院之间同时并行，政策呈现出"双轨"或"多轨"运行的状态，甚至出现了技术力量差的县级公立医院住院费用可能高于技术力量更强的城市公立医院的情况，从而导致相关服务价格调整政策成为"空调"。

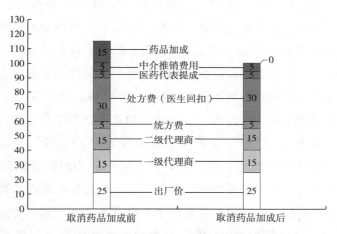

图 3 - 1　取消药品加成前后，医院药品出售价格构成变化

资料来源：方正证券研究所《三明医改实地调研深度报告：三明模式开始向全国推广，看好零售药店、血制品和创新药 CMO》，2016 年 5 月。

G 省 S 市医改办某负责人认为："取消医院药品加成，在于扭转医院运营导向机制，促进医院药学服务专注于指导临床，而不是专注于服务市场。为什么这么多人依然执着于医院要收取药品加成费用，其原因在于改革后，财政补助跟不上，医院人事分配制度、价格调整和医保政策等运行机制改革跟不上，造成医院的惶恐"，[3] 也就形成了"先行先试，先试先

---

[1]　Emilio Perucca, "Overtreatment in Epilepsy: Adverse Consequences and Mechanisms," *Epilepsy Research*, 2002, 52: 25 - 33.

[2]　Winnie Chi Man Yip, William Hsiao, "Harnessing the Privatization of China's Fragmented Health Care Delivery," *The Lancet*, 2014, 384 (9945): 805 - 808.

[3]　来源于访谈资料。

死"的结局。

改革仍继续呈现单项一直独秀，全面综合性改革亮点稀疏的局面。比如，广东湛江率先开始新农合和城镇居民医保并轨运行，并把商业健康险与社保结合起来，出现了医保改革的"湛江模式"；江苏镇江以医疗集团为载体，依托医联体的建设，推进医疗资源布局调整和分级诊疗、双向转诊制度实施，形成了医疗改革的"镇江模式"；重庆探索建立了药品全流程电子交易模式，采取类似网络交易平台"淘宝"的经营方式，凡是经过审批、资质合格的药品生产企业都可以直接挂牌发布待售药品资料信息，经营企业承担物流配送任务，医院根据需求在网络交易平台上与企业进行价格自主谈判、采购，形成了医药改革的"重庆模式"等。然而，卫生体系改革，特别是公立医院改革，需要外部条件和配套措施保障，单项改革或局部改革很难取得实效。[1] "试点要取得成功，就必须抓住关键环节和重点问题实施综合改革。单打独斗的单项改革没有出路，很容易形成改革的'孤岛'、'洼地'，甚至会'按下葫芦浮起瓢'。"[2] 以药品为例，出厂价归发改（物价）部门管，进入医院前的药品招标归卫计部门管，在药品支付中涉及医保的归人社部门管，药品生产及质量管理又属于食品药品监管部门，药品流通管理职责又由商务、经贸部门等承担。"三医"的"三"字仅仅是泛指，实际上加起来涉及的部门就更是众多，正如"铁路警察各管一段"。正如 G 省医改办原负责人所说的，"医保负责出钱买单，却不出面谈判；卫计负责药价谈判，却不用管经谈判确定价格的药品能不能卖得出去，反正又不是自己买单；早已熟知此中门道的药企，自然会在谈判前把价格抬高；医院院长最清楚应该什么样价格进药品才卖得出去，但却无权参与谈判。其结果就是：卫计委瞎忙乎的事儿，医保不接茬，医院事不关己，把药企搞得团团转，新闻里天天说药品又降了多少多少，老百姓却一点感觉也没有"。[3]

要努力构建多层次的医疗保障体系，如果没有基本医保、大病保险、医疗救助、商业健康保险、社会慈善等多部门的衔接和配合也是不会成功

---

① 王虎峰：《解读中国医改》，中国劳动社会保障出版社，2008。
② 韩璐：《王国强：单打独斗的单项改革没有出路》，《健康报》2015 年 5 月 25 日。
③ 来源于访谈资料。

的。特别是在中国的"三医"中，医疗供给侧占有垄断地位更为明显，在很大程度上已经有些"积重难返"，要"在自己身上动刀子"难上加难。社会保险的性质是社会成员之间的互助互济。医保作为社会保险的一种，代表的是参保成员的利益，与医院之间是第三方付费的关系，二者是平等的交易关系。作为卫生服务需求大户，医保具有较强的谈判能力和威慑力，可以起到规范和约束医院、药品供应商行为的作用。从组织行为学的角度，医保作为基金管理方天然具有较大的惰性，考虑得最多的是总额控费，主要目标设定为确保基金的承受能力和可持续性，即"确保基金不崩盘"。"社会医疗保险"很大程度上有名无实，蜕化为一个拥有专项筹资，专项给公立医院划拨运营经费的第二财政。为此，在实践中，医保并不是一个拥有自主选择权的购买者，其谈判功能未能发挥作用，仍以"保疾病"而不是"保健康"为中心，以按项目付费为主的支付手段也难以发挥规范医疗行为、合理配置资源、控制医疗费用增长的调控作用，无法激发医院产生规范行为、合理收治、分级诊疗、健康导向的内生动力。与此同时，2013年，中国三项基本医保基金支出超过1万亿元，支出占同期医疗卫生机构的业务收入的50%以上，医保基金已经成为卫生服务提供的最大付费方，形成了强大的购买力。

以往中国政府没有适时地对新社会保障政策和项目的执行效果进行定期的评估[①]，但此次医改则连续多次进行评估，甚至不再仅仅关注事后评估，开始考虑事前评估。国家卫计委专门出台文件要求出台重大医疗卫生政策措施的风险评估是卫生计生系统重大决策社会稳定风险评估的重点。[②] 这也从侧面说明，与其他领域的改革不同，政府对此项改革设计的信心不太足。新医改以来，政府特别注重智库的专家学者建议和意见。早在2011年6月23日，国务院就召集医改专家咨询委员会专家举行第一次全体会议，30多位与会专家建言公立医院改革顶层设计。并在2015年调整形成了新一届医改专家咨询委员会。特别是，当此轮改革进入深水区

---

① 岳经纶：《社会政策学视野下的中国社会保障制度建设——从社会身份本位到人类需要本位》，《公共行政评论》2008年第4期。
② 《国家卫生计生委办公厅关于建立健全卫生计生系统重大决策社会稳定风险评估机制的指导意见》（国卫办发〔2014〕26号），2014。

后，由于在构建新的治理体系和筹资机制上没能彻底改革到位，有将改革做成"夹生饭"的危险。① 而且由于卫生资源是稀缺资源，且地方政府缺乏提升居民福利与服务的动力和能力②，面对卫生治理困境，中央层面不断组织专家学者分析，寻找原因，以求校正试点政策中存在的问题。在鼓励地方积极探索实践的同时，中央紧跟着试点的进程，通过驻点联络员、联络专家等形式直接密切地指导、关注、总结、提炼试点经验。从 2013 年开始，国务院医改办定期梳理需要研究的医改相关政策研究课题，每年委托相关机构开展若干项政策研究，为进一步完善医改政策决策，提供循证基础和决策依据。由专门的联络员与委托研究机构定期沟通联系，并提交研究简报和报告，确保研究报告具有理论高度，政策建议具有可操作性，从而为政策制定提供依据。

不过，从历次评估报告③可见，这种卫生治理体系整合的难度之大超过预期。不少政策评估报告不断提醒决策者要重视整合的重要性，但如何整合？面对各方利益交织，各级政府是否具有破除利益格局的政治勇气？是否具有整合的能力？新医改以来，谈整合的时候，更多的是谈医疗、医保、医药各自的纵向整合，而忽略他们三者之间的横向整合，即便是考虑到了横向整合却仍忽略了横向、纵向整合的同步、次序问题。医疗、医保、医药的横整合不能单兵突进，需要统筹推进。比如，如果医保支付制度改革推进缓慢，医疗服务供给侧就没有改革的动力。而在医药产业发展中又将如何处理政府和市场的关系，一味地通过行政手段去压低药价，势必影响到整个产业正常发展。相应的问题还有，如何定位医院性质和医务人员的收入分配机制；公共政策和政府治理的重点是管好医疗保障还是直接管医院，等等。真正的医改必然涉及利益格局的重大调整，如何让尽可能多的各利益相关方满意，如何协调部门目标服从服务于医改大目标。这

---

① 王虎峰：《解读中国医改》，中国劳动社会保障出版社，2008。
② 岳经纶：《建构"社会中国"：中国社会政策的发展与挑战》，《探索与争鸣》2010 年第 5 期。
③ 2015 年，国务院医改办分别于"深化医药卫生体制改革领导小组简报"第 90 期、第 91 期上刊发《县级公立医院综合改革督查报告》与《城市公立医院改革试点评估报告》。详见国家卫生计生委网站 http://www.nhfpc.gov.cn/tigs/ygjb/201507/7a73fe3715d94959a99cab2ce864b893.shtml； http://www.nhfpc.gov.cn/tigs/ygjb/201507/bd39f973732849dea9e0a1ede3a10577.shtml，最后访问时间：2018 年 4 月 10 日。

些意味着方案选择已经远远不能满足需要了，要由整体上的推进、实质上的整合，重新凝聚改革共识。

又如，国家要求省级药品招标平台进行集中采购。但在三明限价采购联盟、集团采购组织等形式出现后，省级招标似乎逐步瓦解，退回市级招标、医院采购的形式，似乎与整合的大趋势不相符。其实不然，正是由于医保和医药的整合出现了问题，不能同步推进。目前中国的医保大都还停留在市级统筹，还未达到省级统筹，如此一来，药品招标不能单兵突进，市级招标比省级招标更能达到一致的目标。不难预测，如果哪天中国医保实现了全国统筹，药品采购出现全国层面集中采购也就相应具备条件了。当然，这种招标是否应该还是由政府来具体操作值得商榷，转交给市场行为是否更为合适？但集中采购的方向应该还是要坚持的。如何才是"三医"有效的统筹协调，卫生领域的改革目标是多元的并且相互冲突的，并且改革效果难以界定、测量和证实。卫生领域的政策试验如果能够有效整合各方利益和目标，解决这些问题，那么它就是成功的，也就提高了卫生治理能力。

随着中国经济增长速度放缓，且地方政府债务进入偿还高峰期，公共财政对医保的投入力度能否保持之前的增速值得商榷，如不及时控制医疗费用、消除冲突，最终必将影响医保基金安全，无法保障卫生服务的公益性、可及性，也就无法实现此轮新医改预设的 2020 年目标。随着期限越来越近，中央最高决策层面不能不急于推动政策创新，但在各部委暂时又无法达成一致意见时，非常需要来自地方的创新主动性；而国家确定的政策试点城市又拿不出像样的试点经验。在此情况下，中央政府有强烈的先吸纳再辐射的扩散冲动。[1] 正所谓"山重水复疑无路，柳暗花明又一村"。"横空出世"的福建三明的尝试引起了高层关注。随后，全国城市公立医院综合改革试点座谈会有选择性、有目的性地在三明举行，国家卫计委主任、财政部副部长分别出席并发表讲话。2015 年，充分借鉴三明试点经验的城市公立医院综合改革和县级公立医院综合改革文件以国务院办公厅

---

① 岳经纶、王春晓：《三明医改经验何以得到全国性推广？基于政策创新扩散的研究》，《广东社会科学》2017 年第 5 期。

名义下发。① 究竟三明试点与之前的改革试点有何不同，是怎样通过政策试验来实现地方卫生治理的？而好的地方试验如何克服弱点并将"成功"的信息传递给中央政策制定者，并且得到了认可和推广？接下来的章节，本书将以三明市公立医院综合改革试点为研究对象，剖析这一典型案例的背景、实施过程、效果、扩散、内在运行机制和逻辑。

---

① 财政部社会保障司：《三明医改可复制可推广》，《情况反映》第 14 期，2015 年 9 月 29 日。

第四章　卫生体系改革的三明试点经验

> 昨夜江边春水生，艨艟巨舰一毛轻。
> 向来枉费推移力，此日中流自在行。
>
> ——宋·朱熹《观书有感其二》

众所周知，公立医院改革的难度之大、复杂性之高，使其成为医改这一世界性难题的桥头堡。如果不能找到合适有效的方式、方法和手段，无论花费多少人力、物力和财力可能都难以撼动这艘搁浅沙滩上的巨轮一尺一寸。如何控制虚高的药价，避免卫生资源的浪费？如何更好地满足公众美好生活的健康需求？中国政府认为，试点是认识国情的最有效途径。通过试点找到合适的路径，可以事半功倍地推进卫生体系改革。如果试点可以寻找到这"一江春水"的路径，就可以使这巨轮重新漂浮在水面上，如同一根羽毛那样轻，乘风破浪，直挂云帆济沧海。然而，在历经30多年公立医院改革不断试点之后，公立医院仍牢牢占据着卫生服务提供的主导地位，起着"主力军"的作用，也集医患矛盾、过度医疗、医药费用上涨等问题于一身，被广为诟病。2012年开始，不少专家和社会舆论均开始认为，公立医院改革滞后或不到位，正在抵消或侵蚀此轮改革的基层综改和全民医保的效果。

2013年底，国务院医改办、财政部、国家卫计委等部委及有关智库专家开始密集到福建一个叫三明的山城调研。特别是2014年年初刘延东副总理考察三明、召开全国公立医院综合改革座谈会后，三明试点不断进入公众视线，引起全国关注。三明不在国家第一批公立医院综合改革试点城市名单之列，也不是首批 311 个县级公立医院改革试点地区，自发试点后不久就迅速成为一匹黑马。以 2016 年为例，第 18 届中央深改组两次讨论涉及三明试点内容，三明市在全国卫生与健康大会上介绍经验，中央电视台 9 次重点宣传推荐其成功经验。不过，所谓"枪打出头鸟"，在成为样板的同时，质疑和非议也随即而来，讨论异常激烈。"叫好"和"唱衰"的争论一直没有停止过。

2015 年以来，业界流行这样一句话："全国医改看福建，福建医改看三明。"到底三明市是怎样改革的呢？建于 20 世纪 70 年代工字形风格的 6 层小楼里的三明市政府没有围墙、没有大门，没有武警（门卫）把守。普通民众可以随时自由出入政府大院，不管是办事还是散步，都不会受到阻拦。这是否暗示着这是一个开放的、敢为人先的政府？这匹黑马究竟又有什么"成功"秘笈呢？这秘笈是否真的有效呢？为寻找答案，让我们一起走进三明医改。

第一节　试点的背景、过程与措施

一　背景

福建省位于中国东南沿海，下辖福州、厦门、三明等 9 个地级以上市。三明市地处该省腹地的西北部，境域以中低山地及丘陵为主，是红军长征前中央苏区所在地。1930 年初，毛泽东率部途经三明市宁化、清流、明溪等地时，曾写下了《如梦令·元旦》："宁化、清流、归化，路隘林深苔滑。今日向何方，直指武夷山下。山下山下，风展红旗如画。"三明市下辖 12 县（市、区）都是革命老区县，其中建宁、泰宁、宁化、清流、明溪、将乐、沙县是中央苏区县。由于台海关系，中华人民共和国成立后为配合国家开发三线及小三线地区，三明被建设为福建省的工业基地，曾为该省经济的发展做出过巨大贡献。这个老工业城市移民人口比较多，当年来自 20 多个省份的人融合在一起，没有排外的情绪。改革开放后，三明却逐渐衰落，企业效益差，经济社会发展十分缓慢，以致有人甚至把它比喻成福建省的一个"死角"。时至今日，这个城市财政供养的压力巨大，有 10 个所辖县是省级困难转移支付县。

三明市全市总面积 22959 平方公里，其中市区 1178 平方公里。2016 年末，全市常住人口 255.0 万人，其中城镇常住人口 146.6 万人，占总人口比重为 57.5%。该市经济总量和地方财政收入，排名均处于福建省中等靠后。2016 年，地区生产总值 1860.8 亿元（居全省第 6 位）。公共财政总收入 134.4 亿元，比上年增长 2.8%，其中，地方公共财政收入 94.7 亿元，增长 1.1%；公共财政支出 253.2 亿元，增长 5.2%。居民人均可支配收入为 22173 元〔低于全省居民人均可支配收入（27608 元）〕，比上年增长 8.5%；扣除价格因素，实际增长 7.3%。其中，农村居民人均可支配收入 13918 元〔低于全省农村居民人均可支配收入（14999 元），居全省第 7 位〕，比上年增长 8.7%，扣除价格因素，实际增长 7.3%；城镇居民人均可支配收入为 29677 元〔低于全省城镇居民人均可支配收入（36014 元），居全省第 7 位〕，比上年增长 8.3%，扣除价格因素，实际增长 7.2%。全市共有各级各类医疗卫生机构 2646 个，其中医院 42 个（其中，三级甲等综合医院 1 个：三明市第一医院。三级乙等综合医院 2 个：三明市第二医院、三明市中西医结合医院。其他为二级及以下医院），卫生院 123 个，疾病预防控制中心 13 个，妇幼保健院（所、站）11 个。拥有医疗卫生机构床位 13691 张，卫生技术人员 15584 人。① 截至 2015 年底，按常住人口计算，全市每千人均医疗机构床位 5.34 张（居全省第 3 位，全省该项为 4.51 张）、执业（助理）医师 2.01 人（居全省第 4 位，全省该项为 2.04 人）、注册护士 2.56 人（居全省第 3 位，全省该项为 2.36 人）；居民人均期望寿命为 78.89 岁（高于全省和全国水平）；孕产妇死亡率为 15.15 例/10 万人，婴儿死亡率为 4.59‰，5 岁以下儿童死亡率为 5.78‰；甲乙类传染病报告发病率 281.12 例/10 万人，麻疹发病率 8.37 例/100 万人，继续保持在较低水平；未发生重大传染病流行和重大突发公共卫生事件。②

---

① 三明市统计局、国家统计局三明调查队：《2016 年三明市国民经济和社会发展统计公报》，三明市统计局网站，http：//tjj. sm. gov. cn/xxgk/tjgb/ndgb/201703/t20170307_649096. htm，最后访问时间：2017 年 11 月 9 日。

② 《三明市人民政府办公室关于印发三明市"十三五"卫生计生事业发展专项规划的通知》（明政办〔2016〕136 号），2016 年 11 月 16 日。

"先有厂，后有市"形象地形容了这座城市的由来。1958 年，根据国家建设需要，来自全国各地的建设者们在这里建立大批生产重工业基础设施的工厂企业，直至 1960 年才正式建立三明市。作为老工业城市，三明市未富先老的特征特别明显。退休职工多、企业效益差、财政包袱重，且青壮年人口外流情况日益突出等，这些给三明市带来了沉重的职工赡养负担。城镇职工医保赡养比由 2010 年的 2.06：1 下降到 2016 年的 1.64：1，并保持继续下降的趋势。远远低于福建省确定的赡养比风险线 2.5：1。同期，省内发达地区福州市职工医保赡养比为 9.17：1，厦门市为 13.89：1。新医改以来，在全民医保等政策刺激下，卫生服务需求进一步被放大，医疗费用增长飞快①，民众看病费用每隔 4～5 年就翻一番。2009 年，这个"未富先老"山城的职工医保基金开始收不抵支。2011 年，职工医保统筹基金收不抵支额已达 20835 万元，占当年市本级地方公共财政收入的 14.42%。② 2011 年，基金欠付全市 22 家公立医院医药费 1748.64 万元。2011 年，全市 22 家县级以上公立医院医药总收入为 16.9 亿元，与 2000 年相比，10 年间增长了 4.4 倍，其中药品、耗材费用占比更是高达 61%③，也就是说医院主要靠"卖药为生"。前后数年间，先后共有 8 位公立医院院长因涉及严重的医疗腐败入狱。一边是"寅吃卯粮"的财政无力兜底，一边是医疗腐败频发所引起的民怨，政府困难重重。市委市政府可谓束手无策，没人愿意接手分管医改这个"烂摊子"。正在这种复杂的背景下，原本不是公立医院改革试点城市的三明却拿出了"红军不怕远征难"、"万水千山只等闲"的勇气与魄力，开始"自带干粮搞改革"，"动真格"，"不走过场"。

二 实施过程

从 2012 年开始，在坚持"政府主导"的前提下，三明市确立了医药、医保、医疗"三医联动"的改革路径，并按照"政府→医药→医

---

① 刘军强、刘凯、曾益：《医疗费用持续增长机制——基于历史数据和田野资料的分析》，《中国社会科学》2015 年第 8 期。

② 詹积富：《三明市公立医院综合改革》（第 1 版），海峡出版发行集团、福建人民出版社，2014。

③ 根据三明市医改办提供资料整理。

保→医疗"的顺序依次系统性推进。

1. 统一领导

制度改革就必须由政府部门牵头[1]，三明市也是首先从改革领导体制入手。2011 年底，刚调回三明任副市长的省食品药品监督管理局原副局长、医改办原副主任、药招办原副主任詹积富接受分工主抓医改。这让市里主要领导感到十分欣慰，除了表示全力支持与放权，更是按詹积富的要求，将原来由四个副市长分管的，涉及医疗、医保、医药等有关职能的政府行政部门，集中调整给其一人分管。市委市政府充分授权，由其全权负责，医改实际上成为"一把手"工程，改革效率得到极大提升。这在当时国内其他地方政府机构配置和领导分工机制中是不曾见过的。一般而言，绝大多数地方政府，往往由两个或更多的政府领导分管上述涉及医改的政府部门。为了便于组织协调，统筹推进，在市政府已成立"市深化医药卫生体制改革领导小组"的基础上，由市委书记亲自挂帅，在市委下面专门成立了"市医改工作协调小组"和"市医药卫生体制改革专项工作小组"。从而，形成高效有力的决策和推进机制，统筹推进现代医院管理、薪酬分配机制、补偿机制、考核机制、药品供应保障、医保基金管理等方面的改革，并在机构设置、人员编制、干部配备及工作经费等方面给予全力保障，排除工作干扰，解决了政府部门间扯皮推诿、争过诿过等现象，减少利益掣肘，提升改革的统筹协调性。

2. 统一方向

2012 年 2 月 26 日，三明市召开关于努力降低医疗成本、提高"三险"资金运行使用效率的专题会议。这次会议一般被视为三明试点的起点，会议提出了"三险合一"管理模式、考核机制、药品集中采购监管等 13 个方向性的政策意见[2]，明确了"三医联动"的改革路径。[3] 之后，三明在全市 22 家县级以上公立医院开始推行"公立医院硬件投入依靠政

---

[1] 詹积富：《因为"一把手"到位，三明医改才能到位》，健康界网站，2016 年 3 月 23 日，http://www.cn-healthcare.com/article/20160322/content-482062.html，最后访问时间：2017 年 11 月 9 日。

[2] 《三明市人民政府关于努力降低医疗成本提高"三保"资金运行使用效益的专题会议纪要》（〔2012〕11 号），2012 年 3 月。

[3] 詹积富：《三明市公立医院综合改革》（第 1 版），海峡出版发行集团、福建人民出版社，2014。

府，软件和日常管理依靠医院，降低医疗成本和提高运行效率依靠体制机制创新"的新模式，试图实现"公立医院回归公益性质，医生回归看病角色，药品回归治病功能"等三个"回归"。① 在三明试点的方案设计中，公益性和政府主导一直是被强调的主题和着力点。他们率先把医改工作纳入各级政府绩效考核。这是一个相对更偏重政府主导但又充分利用市场机制的制度设计。通过医药、医保领域先行的改革为医疗领域改革提供制度和政策环境支撑。也就是说，先调整医药、医保等外部制度环境，再改革医疗内部制度建设。这整体解决了路线、方向、顺序问题，一场精心设计的医改大戏渐次铺开。

3. 统一决策

市委市政府主要领导充分授权。在 4 年多时间里，全市涉及医改 100 多项政策文件均由詹积富签发。这些文件能够出台既是建立在拥有广泛权力的领导小组的基础上②，又是因为拥有一支具备社会责任感、讲究奉献和精明强干的改革团队才能完成的。作为"操盘手"，如果詹积富不敢于、不善于担当，可能一份真正改革的文件也出台不了。如果没有这些经常放弃周末休息时间的团队成员，那么多"接地气"的政策措施不可能都具有较强针对性、可操作性和问题导向性。为了便于医改工作统筹协调的顺利开展，市政府专门给予医改领导小组增配了 4 个科级编制。也就是说与其他地方不一样，这个领导小组并不是虚设的，不像其他地方的领导小组，议而不决、协而不调，它有着其他同行都望尘莫及的权力，具有高效的决策力与执行力。

4. 统一抓手

三明决策者认为，医保是基本医疗卫生制度的基础，既连着"需方"，又牵着"供方"，是卫生治理的重要"引擎"，也是"三医联动"的核心关键。③ 医保作为医疗服务需求方的代理人，应该具有较强的谈判

---

① 詹积富：《三明市公立医院综合改革》（第 1 版），海峡出版发行集团、福建人民出版社，2014。

② 世界银行集团、世界卫生组织、财政部、国家卫生和计划生育委员会、人力资源和社会保障部：《深化中国医药卫生体制改革——建设基于价值的优质服务提供体系》，北京，2016。

③ 詹积富：《医改首先改医保》，《中国卫生》2016 年第 11 期。

能力和限制权力，可以起到有效规范和约束医疗、医药行为的作用。2013年 5 月，三明市城乡居民医保实现市级统筹，在医保纵向整合上实现了一定程度的突破。并于当年 6 月将城镇职工医保、城镇居民医保、新农合三类医保经办机构进行整合，成立了独立设置的市医疗保障基金管理中心（以下简称市医保中心）。市政府破例给予市医保中心副处级的待遇配置（正常配置本应为正科级）。这个中心实行市、县垂直管理，具体承担药品限价采购与结算、基金管理、医疗服务价格调整、医疗行为监管等职能。市医保中心内设 9 个业务科室，下设 10 个县（市）管理部。该中心作为市政府直属事业单位，暂由市财政局负责管理。该中心专门下设药品配送科，对全市 22 家县级以上公立医院药品实行统一配送和结算，并明确了药品配送结算的具体程序、时间节点。① 医保管理实行"两专一精"，即由相对独立的专门机构、专业化的队伍来精细化管理医保基金。从而形成了改革试点高效决策和强力推进的工作机制，成为政策执行的重要抓手和平台，奠定了治理体系整合的制度基础和组织条件。

三 改革措施

在医药领域，三明市把"药价"作为突破口，通过"两票制"、限价联盟、重点监控辅助用药、试行进口药品限价结算制度等政策措施，切断医院与药品器械商的利益链条；在医保领域，实行"三保合一"、基金市级统筹、医保谈判、改革医保支付制度等政策措施，控制医疗费用不合理增长；在医疗领域，加强医疗行为监管、实行药品零差率、分级诊疗、目标年薪制等政策措施，促进医生回归"治病救人"的职业本质。笔者根据资料，整理三明卫生体系改革试点运行机制，详见图 4 - 1。

（一）医药领域改革措施

1. 取消药品、耗材加成政策

三明市全部 22 家二级以上公立医院实行药品、耗材零差率销售，由此减少的收入主要通过市、县级财政和调整医疗服务价格来补偿。事实

① 《三明市深化医药卫生体制改革领导小组关于做好全市县级以上公立医院药品统一配送结算工作的通知》（明医改组〔2014〕11 号），2014 年 5 月 28 日。

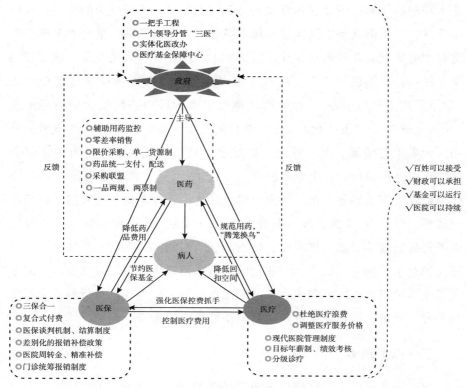

图 4 - 1　三明试点运作机制

上，当市医保中心成立后，药品耗材费用由医保中心直接支付，切断了医院与药品耗材供应商之间的资金往来关系，分别建立了医保中心与医院、医保中心与药品耗材供应商双向结算的新机制。某种意义上讲，已经成为医保谈判价格，"取消加成"这一被"市场派"广为诟病的政府管制政策已是仅仅停留在纸面上的政策了。这就打破了此轮公立医院改革药品零加成的原有的顶层设计思路：以取消药品加成作为改革"以药养医机制"的主要政策。[1] 还将"疗效不确切、价格很确切"的 129 种辅助性、营养性且历史上疑似产生过高额回扣的药品品规，列为重点跟踪监控对象。[2]

---

[1]　应亚珍：《三医联动及三明模式创新经验》，2016 年（第八届）中国医药战略峰会，成都，2016 年 12 月 18 日。

[2]　詹积富：《三明市公立医院综合改革》（第 1 版），海峡出版发行集团、福建人民出版社，2014。

2. 挤压流通领域水分

通过改革规范药品、耗材采购机制，采取联合限价采购，挤出流通领域的虚高价格水分。联合限价采购的具体流程是，由医院按药品通用名提出采购计划报给市医保中心审核汇总，按低价中标，实行单一货源，一个品规录取一个厂家。个别病种临时需要的药品超出采购目录的，实行备案采购，当发生多次采购时，纳入联合限价采购目录。实行"一品两规"、"两票制"和"药品采购院长负责制"等措施，将过票程序加价等利益斩断[①]，对医药代表通过第三方洗钱的行为进行限制。同时，鼓励医院开展药品和耗材议价，对于厂家不肯按实际价格开票，采用返利形式降价的，医院可以将返利直接冲减药品耗材支出。为了解决用量小，无法与药企形成谈判机制的问题，牵头与乌海、宁波、珠海、玉溪等城市达成合作协议，组建了"药品耗材跨区域联合限价采购三明联盟"[②]。通过联盟，各城市间建立采购信息共享机制，可优先采购对方城市谈判下来的同质价低的药品、耗材和试剂。通过这种左右联姻，跨省份、跨区域"结对攀亲"，着力于突破利益集团对三明的封锁、围堵，将药品"价格洼地"逐步变为"低价平原"。

（二）医保领域改革措施

1. 实行"三保合一"

三明市将城镇居民医保和新农合整合为"城乡居民医保"，进行了制度整合。实行市级统筹，在参保范围、缴费标准、待遇水平、基金管理、

---

① "一品两规"指的是，按照同一通用名药品注射、口服各采购一个品规，如果有进口药的，每个剂型再增加一个进口品规。招标过程取低价者中标。"两票制"指的是，药品从生产企业到医疗机构过程中只允许开两次增值税发票：一次为生产企业到配送企业，一次为配送企业到医院，防止"过票、洗钱"等税收流失和医生拿回扣。"药品采购院长负责制"指的是，院长负责对采购药品的质量和价格把关。

② 简称为"三明联盟"。改革初期，出现一些机构和企业在集中采购、药品供应、耗材采购等过程中抵制三明试点，放弃三明市场。2015年12月1日，三明首先和内蒙古自治区乌海市拟签订协议，进行限价采购；2015年12月19日，宁波市决定与三明联动，实行药品耗材跨地区联合限价采购；2016年3月30日，三明市已与宁波市、乌海市、玉溪市、珠海市等城市建立药品采购联盟；之后一些其他城市也陆续加入。2016年9月13日，在三明召开了药品耗材联合限价采购三明联盟第一次联席圆桌会议。截至2017年10月，三明市与全国13省的19个地市、4个国家医改试点县（市）建立了药品（耗材）联合限价采购"三明联盟"，覆盖区域人口1亿多人。

经办服务、信息管理方面实现了"六统一"；职工医保和居民医保在用药目录、诊疗目录、服务标准方面实现了"三统一"。充分考虑公众就医需求、医疗技术发展水平和物价变动等"市情"因素，要求公立医院医药总收入年增长率控制在8%以内，并列入政府对公立医院院长的考核评价指标。[①]

2. 实行复合式付费方式

由原来的定额结算转变为住院医疗费用"次均定额预付、单病种付费、差额后付、指标考核、稽核管理"。结合住院率、平均出院医疗费用、平均住院日等指标进行量化考核结算。并在医保扭亏为盈后，2015年开始尝试为贫困大病患者实行第三次精准补助。根据基本医疗保险统筹基金当年度收支结余情况，以大病患者个人负担不超过30%为原则，确定补助标准。以2016年为例，共补助1233人3366.16万元，最高一次补助达18.74万元，防止因病而产生灾难性家庭支出。同时大力推行按病种付费，把改革的红利分享给医生和患者。

3. 建立医保谈判机制

三明市建立市医保中心与医院、药品耗材供应商的双向谈判机制，发挥医保基金对医疗服务价格和药品耗材费用的制衡作用。[②] 通过三明联盟的群体效应，大幅提高对药品耗材价格的谈判议价能力，降低采购价格。市医保中心就《医疗服务协议》、《医疗结算协议书》的内容及控费指标与医院进行沟通、协商，达成共识。[③] 这种状态下，医保既代替医院与药企进行价格谈判，又代表患者对医院的诊疗行为进行监管。这种做法，试图切断医院与药品耗材商之间的资金来往，解决医院、药品耗材供应商、医保机构之间长期解决不了的"三角债"问题。还实行医保基准价格制度。[④] 逐步取消治疗性药品的自付比例，已取消153种药品个人自付比

---

① 詹积富：《三明市公立医院综合改革》（第1版），海峡出版发行集团、福建人民出版社，2014。
② 财政部社会保障司：《"三医"联动，向综合改革要红利——福建省三明市公立医院改革调研报告》，《中国财政》2014年第6期。
③ 詹积富：《三明市公立医院综合改革》（第1版），海峡出版发行集团、福建人民出版社，2014。
④ 医保基准价格制度：只有进口原研药品，才能按进口价作为医保结算价；既有进口原研药又有国产仿制药的，以国产仿制药作为基准价结算；同是国产仿制药，但不同生产厂家，选取中间价作为基准价结算。

例，提高 22 种营养性、辅助用药的自付比例。

4. 实行差别化的医保报销补偿政策

三明市拉开不同级别定点医疗机构之间的起付线和住院报销比例差距，实行阶梯式、差别化报销政策，引导公众理性就医。实行单病种付费改革。试行单病种付费（中医、西医同病同价）改革，筛选了 30 个病种，建立动态调整机制。之后，扩大到县级及以上公立医院全部实施按病种付费，共设 609 个疾病分组及支付标准。在此基础上，全面启动 C-DRG 试点。[①] 制定了向中医倾斜的医保政策，医保目录内的中药（不含中成药）实行全额报销，鼓励患者就诊时选择中医治疗方案。建立医院周转金制度，即从医保基金中预拨一个季度资金给医院作为周转金，以减少参保患者预交金额，降低经济困难患者的就医"门槛"。患者在二级、三级公立医院住院预缴金额分别为 500 元、1000 元，而且实行出院即时结算，减轻患者就医费用压力。除了 3 家三级医院的城乡居民全病种个人自付比例被限定在 ≤50%，其他医疗机构的医保自付比例均统一限定在 ≤30%。[②]

（三）医疗领域改革措施

1. 人事薪酬制度改革

首先，实行院长目标年薪制。由院长代表政府对公立医院履行管理责任。全市县级以上 22 家医院院长年薪全部由财政全额负担。其目的在于

---

① 疾病诊断相关分类（Diagnosis Related Group，DRG），根据病人的年龄、性别、住院天数、临床诊断、病症、手术、疾病严重程度，合并症与并发症及转归等因素把病人分入 500～600 个诊断相关组，然后决定应该给医院多少补偿。DRG 的全称是全国按疾病诊断相关分组收付费规范，是当今世界公认的比较先进的支付方式之一。与传统意义上的 DRG 有所不同，C-DRG 是在借鉴国际经验和我国部分省市推行 DRG 的经验基础上，结合我国具体国情和医疗保障体系以及公立医院补偿机制的实际情况，中国卫生经济学会等牵头创建的公益性支付、收费规范体系，也可称为"中国版 DRG"。2017 年 6 月，国务院医改办在广东省深圳市、新疆维吾尔自治区克拉玛依市、福建省三明市，以及福建省医科大学附属协和医院、福州市第一医院和厦门市第一医院，同步开展新的 DRG 试点。2017 年，三明市成为第一个全面启动 C-DRG 的试点城市。采用 C-DRG 收付费，将有一个固定的价格，打包付费，不会因多服用药、多使用耗材，就增加收费，力图实现明明白白看病。

② 詹积富：《三明市公立医院综合改革》（第 1 版），海峡出版发行集团、福建人民出版社，2014。

为公立医院管理引进"职业经理人"，推动公立医院去行政化。[①] 从二级乙等到三级甲等医院院长基本年薪分别核定为 20 万元、25 万元、30 万元、35 万元，大概是当地岗位平均工资的 6~7 倍。建立详细的医院和院长绩效考核制度，并和院长收入挂钩。由市医改领导小组每年根据院长履职情况进行综合考核，考核结果作为院长年薪、选拔任用、管理监督和激励约束的主要依据。主要考核次均费用、药占比、住院率、费用增长率等体现办院方向的指标。以 2016 年为例，全市 22 位院长年薪从 26.11 万元到 42.42 万元不等。

其次，实行全员目标年薪制。将原来医生收入主要与科室收入（包括药品、检查、耗材等收入）挂钩改变为与岗位工作量（数量和质量）、医德医风、社会评议等挂钩，不得与药品、检查、耗材等收入挂钩。在职的临床类、技师类和临床药师类医务人员分别根据职称和岗位，实行不同等级年薪。从住院医师到主任医师封顶年薪分别核定为 10 万元、15 万元、20 万元和 25 万元，大概是当地岗位平均工资的 2~6 倍。2015 年，在实行医生年薪制的基础上，进一步扩大到全体医务人员，实行"全员目标年薪制、年薪计算工分制"。规范工资总额分配比例，医生、护士和行政后勤团队比例为 5:4:1，并规范三者最高年薪之间比例；实行年薪发放在医院内公示制度。以 2016 年为例，医务人员人均年工资（9.4 万元）比 2011 年增长 117.13%。

另外，实行总会计师制度。在县级以上医院设立总会计师岗位，承担医院财务、成本、预算管理和会计核算、监督等职责。总会计师由同级财政部门选聘或委派，不定行政级别，年薪由当地财政支付。实行全面预算和全成本核算，明确各项收入、支出和结余，加强基本建设、设备购置、运行经费监管。

2. 内部管理

三明市建立了 6 大类 40 项的院长考核评价体系，包括办医方向、医院管理、服务评价等方面，每项都有具体的量化标准。[②] 实行医保医师代

① 应亚珍：《三医联动，多方共赢——三明市公立医院改革调研报告》，《卫生经济研究》2014 年第 10 期。

② 詹积富：《三明市公立医院综合改革》（第 1 版），海峡出版发行集团、福建人民出版社，2014。

码制管理。将具有医保处方权的医师纳入备案登记和编号管理，实行严格的用药限制，明确普通门诊一次处方的限量，对医师处方权实行严格控制。建立信息公开透明机制。每个月定期分析，并在"健康三明"网站上详细公布全市 22 家县级以上公立医院的医药总费用、药品收入、医疗服务量、医保基金使用、药品耗材价格、药占比、住院率、平均住院日，以及每家医院和医生个人用药排行、住院次均费用、门诊次均费用等可量化指标，并与考核结果和院长年薪挂钩。定期开展处方点评分析、用药量排名分析等措施，规范医务人员的诊疗行为，加强对医疗质量和医疗安全的监管。规范公立医院设备采购、专项资金、结余资金的使用管理。特别是加强对医院结余结转资金的分配与管理，将其分成三类：90% 用于医院事业基金，5% 用于职工福利基金，5% 用于奖励基金，并明确规定了各项资金的支出范围和目的。根据医院等级、同等级医院开设科室和医疗技术水平的差异，每年分别核定 22 家医院的住院次均费用、门诊次均费用定额标准，并纳入医院年度考核评价指标。在剔除不可控因素（如突发重症病人等）后，低于规定的定额标准的部分按 60% 奖励，奖励部分直接计入医院的工资总额；超过规定的定额标准费用的部分医保基金不予支付，并相应扣减工资总额中的医务性收入。特别注重对"分解住院"① 等人为降低次均费用和"挂床住院"② 等违规行为的查处。严禁公立医院举债筹资建设，超过 20 万元的设备购置需由医院提出采购计划报经主管部门审批。调查、核实并锁定改革前的债务，对符合规划要求、经同级政府确认的 4.51 亿元债务统一纳入政府性债务管理，本息由各级政府承担。

---

① "分解住院"。这是指医院在住院患者尚未痊愈的前提下，为病人办理多次出院、住院手续的行为。对参保患者来讲，多交一次或几次住院起付钱，加重了患者的经济负担。如果是隐性"分解住院"，患者还要承担自费住院期间的全部费用。"分解住院"不仅严重违反了医疗保险政策的规定，还侵犯了患者和医保基金的利益，是政策明令禁止的做法。

② "挂床住院"俗称"假住院"。由于门诊费用一般不纳入医保报销范围，一些患者为报销费用、医院为了拉低每个病人的平均医保额度、增加"创收"，双方有合谋办理假的住院手续意愿。一般而言，不在医院里住或连续三天以上没有诊疗费用就可称为"挂床"。一些医院对于参加医保的"小病"患者，建议多做些预防性健康体检及"住院"。但这些患者实际上并不是真的住院，可能在家休养或者仍然上班。由于医保对住院可报销大部分费用，门诊"病人"既享受医疗服务又得到医保报销，医院则可从中"套取"医保基金而实现"创收"。

严格控制"大检查"，规定二级以上公立医院大型设备检查阳性率不低于70%，三级医院不低于75%；三级医院大型医疗设备检查费用占医疗总费用控制在5.5%以内，二级医院控制在3.5%以内。[①] 加强医疗机构抗生素与输液管理，明确规定了53种无须输液治疗的常见病、多发病。

3. 调整医疗服务价格

通过医保核算，调整床位费、护理费、治疗费、手术费、诊察费等劳务性收费水平。2013～2015年三明市先后5次调整医疗服务价格，总共调整了4000多项服务价格。通过提高医疗服务收费，增加医院可支配收入。

第二节　整合机制之一：调整"三医"利益格局

在一个地区的局部实施一项关系大众的社会政策改革措施难度非常大，因为社会政策的协同性、关联性、系统性非常强。不管是"药品洼地"还是"服务高地"，如果不能处理好各利益集团关系，必然会大费周折。一些地方公立医院取消药品加成后，增加财政投入成为弥补医院"亏损"的主要来源之一。与此形成鲜明对比的三明试点走的却是"一条不靠增加财政投入的改革路径"。[②] 做的主要是存量改革，而不是增量改革。它有一个复杂的系统性整体解决方案，改革涉及的范围和领域非常多，每一个领域又涉及数十项具体改革内容。这就涉及了政府、医疗、医保、医药和患者各个政策行动者之间的互动。政府基本上不增加投入，那试点的红利又在哪里？三明的答案是主要来自遏制价格虚高、堵住药品和耗材的浪费。具体的路径就是"腾空间、调结构、保衔接"。其中核心内容就在于国务院医改办后来归纳的"腾笼换鸟"。

所谓的"腾笼换鸟"，即基于收入总水平基本不变、收入结构优化的原则，把物耗（药品、卫生材料）降低的部分，替换为医务性收入[③]，以

---

① 詹积富：《三明市公立医院综合改革》（第1版），海峡出版发行集团、福建人民出版社，2014。

② 孔令敏、林世才、张清涌：《福建三明医改背后的加减法》，《健康报》2013年8月27日。

③ 医务性收入即在医药总收入中剔除药品和卫生材料等物耗收入后的部分。

此测算技术劳务性项目收费可提升的空间,从而实现医务性收入占比和物耗占比倒置。"腾空间":挤出流通领域中虚高药价耗材中的水分,挤出医务人员不合理诊疗行为中的水分。降低药品耗材费用,切断医生与药品耗材间的回扣利益链,减少药品耗材支出。"调结构":用挤出的空间调医疗服务价格。也就是说,用降低药品、耗材费用节省下来的开支来提升医疗服务费,从而让医生从拿回扣等灰色收入回归到通过提供医疗服务来赚取阳光收入。"保衔接":由于药价下降和规范行医,节约了的医保基金,相应对提高了的医疗服务价格给予报销。通俗点解释,通过降低虚高药价的水分,也就等于给医保基金省了钱,同时,调高医生的医疗服务价格,并用之前医保基金省下的钱,再把调高的医疗服务价格报销了。如此整体平移的做法,患者原来付多少还是付多少,似乎没有太多直观感受。但实际上,患者为此享受了两个利好:一是药品价格便宜了,自付费用相应减少;二是在医生只用通过正常的劳务诊察就可以得到合理报酬的情况下,诊疗行为就趋于正常。也就是说患者可以"少吃很多本不该吃的药","少做很多本不该做的检查"。后者是最核心的,其收益也更加深远。由此,药品耗材等物耗占比大幅下降,医务性收入大幅提升。这"一升一降"使医药总收入"含金量"大幅提升,使医院有更多的可支配财力,也为提升医务人员收入提供了来源。

这是一组连环动作,涉及多个子体系,中间缺少任何一个环节或任何一个环节做不到位,整合链条就可能断裂了,改革效果就难以显现。而这个核心机制的有效推动实施,依靠的是一把手负责和医保中心两个抓手。一把手负责是在领导体制层面推动"三医联动",市医保中心则是从机构职能整合上实现"三医联动",特别是注重医保改革与价格改革的联动。[①]

一 医药:压药价、降药量

三明试点所依赖的资金主要依靠挤兑利益集团,而不是通常意义上的依赖财政资源即靠国家财政汲取能力来保证。开展药品耗材上中下游全流

---

① 顾昕:《突破去行政化的吊诡——剖析三明模式的可复制性和可持续性》,《中国医院院长》2016 年第 22 期。

程全领域改革，挤压价格的虚高水分，降低药品和耗材费用。同时，开展医保支付方式改革，全面激发医院和医生合理用药、控制费用的内生动力，规范诊疗行为，减少药品耗材不合理使用量。如此一来，给医保基金省了钱，也给患者省了钱。三明试点首先试图打乱"全国总代理→省级代理→市级代理→县级代理→医院代理→医生→患者"这一当前市场上药品经销的基本形式。这是一条层层代理、层层加价的流通利益链条，是稳固而繁杂的网格化垄断式高回扣的利益链条，上面依附着庞大的招投标人员、医保管理人员、医院院长、科室主任、医生、药剂科人员、信息统方人员和"医药代表后面的代表"等灰色甚至是黑色利益群体。"三明医改触及要害，挤压药品价格水分，由此带来的改革的红利，让整个综合改革滚动了起来。"①

为此，三明市的第一个动作就是将福建省第七、第八批药品集中采购中标药品目录中的 129 种辅助性、营养性且历史上疑似产生过高额回扣的药品品规，列为重点跟踪监控对象。之后，又进一步实行药品"限价采购"。用通俗的话讲，"限价采购"就是"砍价"，实际上就是在某种程度上突破了国家不得"二次议价"②的禁令。其主要做法就是在不受省级中标目录和中标价格的限制下，让药品流通企业按照三明市医改办自行筛选、确定的药品采购目录分品种报价。在确保药品质量的前提下，价格低者被采用。其产生的结果就是药品采购价格大幅下降，有些采购价甚至不到省级中标价的 1/10，虚高的药价大量水分被挤出。"两票制"又挤出了流通环节的水分。同时，由于采购价格的下降意味着回扣空间的大幅减少，缺少了回扣的刺激，"大处方"也就减少了。如此一来，"价量齐跌"也就导致药品费用的大幅降低。三明市第一医院一位医生说："药品价格确实降低了，对药品品种的选择及使用有了不同的限制。不过，一般性治疗用药及特殊用药都能满足临床需求，主要是减少了辅助用药比例。"③

---

① 应亚珍：《三医联动多方共赢——三明市公立医院改革调研报告》，《卫生经济研究》2014年第10期。

② 由卫生部、国务院纠风办等部委联合印发的《医疗机构药品集中采购工作规范》第36条规定："医疗机构按照合同购销药品，不得进行'二次议价'。严格对药品采购发票进行审核，防止标外采购、违价采购或从非规定渠道采购药品。"

③ 来源于访谈资料。

三明试点实际上在很大程度上改变了医药领域以权力寻租为核心的竞争机制，刺破了"药品越贵越好卖"的诡异泡沫。詹积富说，"医保中心全权负责三明所有定点医疗机构的药品采购和费用结算，医院只管'点菜'，不需'买单'，从而把医疗机构与药品、耗材供应商之间的资金往来彻底切断"①，有效遏制加价、过票、洗钱、回扣、"带金开药"② 等不良行为，减少流通环节的灰色地带。

　　三明市在二级及以上公立医院开展全部按病种付费工作的同时，严控个人自付比例，授权并鼓励医院开展药品耗材议价并明确降低的收益归医院③，形成了一个长效激励机制。这是促进实施按病种付费最为关键的两个方面：一方面保障患者负担不加重；另一方面给公立医院一定的药品耗材议价权，切实让医患双方都受益。也就是说，三明实际上允许"三次议价"：福建省级招标为第一次议价；市医保中心统一限价采购，其本质是一轮"二次议价"；允许医院自行选择其他厂家采购低于统一采购价格10%的药品，降价所获得的利润归医院所有，产生了第三次议价。也在某种程度上建立了医保支付价的雏形。高州市医改办某负责人认为："其本质就是医院二次议价，差额回扣医院拿了，作为绩效发给医生。群众药价降低，医生有尊严，因为医生不是拿药商回扣，是医院绩效。医院有额外收入，可以发展。政府不用补贴太多。药商以价换量，也有赚。从而达到了四赢。这与当年高州模式是一致的。"④ 也就是说，这是前一轮一些地方改革经验"二次议价"的升级版，并有着密切关系。比如，高州模式曾经与福建省公立医院有良好的互动关系。2012 年 7 月，高州市人民医

----

① 沙琼：《詹积富回应三明医改 4 大质疑》，环球网，2016 年 4 月 29 日，http：// health. huanqiu. com/yigai/news/2016 - 04/8838664. html，最后访问时间：2017 年 11 月 9 日。

② "带金开药"是指药品生产厂家为刺激药品零售终端人员销售该企业产品所采用的一种销售促进方式（通俗的说法就是销售提成），也指给客户非法的现金利益作为其给予生意的回报。其在零售终端的采用来源于生产厂家针对医生促销的手段，医生在开处方药时基本都会从药品生产厂家得到好处，多开多得，而医药生产厂家和医药代表的收入也取决于此。具体带金数额与操作方式依据药品生产企业、医院特点、零售药店、药品特点甚至竞争策略的不同而不同。

③ 詹积富：《三明市公立医院综合改革》（第 1 版），海峡出版发行集团、福建人民出版社，2014。

④ 来源于访谈资料。

院院长就曾受邀在"福建省县级综合医院院长管理培训班"作了县级医院综合改革经验"高州模式"专题报告。培训班的举办方原福建省卫生厅有关人士认为："把高州模式带到福建，为福建省县级医院改革提供了一种科学管理的意识和思路，值得借鉴。"①

三明市仅压缩一项虚高的药价，就挤出了 1 个多亿的钱②，为医疗服务价格调整、薪酬制度改革腾出了很大空间。2016 年初 5.7 亿元山东特大假疫苗事件暴发后，国务院总理李克强在国务院常务会议上明确表示，要把"药价"作为新医改的"突破口"。③ 这次会议决定全面推进公立医院药品集中采购，并建立药品出厂价格信息可追溯机制，推行"两票制"，尽可能减少附着在药品审批、定价、招标、采购、代理、配送、开方等链条上的不正当利益。随后的 2016 年 4 月 28 日国家卫计委医改专题新闻发布会上，国务院医改办专职副主任、国家卫计委体改司司长梁万年表示："三明市已经做的两票制……一个医院进的药最多两票，把流通环节大幅度地压缩，这个经验今年提出来所有综合医改试点省全面推开，并鼓励试点城市积极采用两票制，这是非常重要的一个经验。"④ 甚至有分析者认为，进一步过渡到一票制也并非不可能。

从医保支付价制度设计的一般原理来看，在药品零差率前提下，"二次议价"的存在是医院获得利益的一个重要动力源泉。"限价采购"政策的精髓实际上是"低价"，它很快扭转了药品费用长期逐年快速增长的局面，也为压缩医药支出总费用和提高医务人员收入发挥了基础性支撑作用。由此，一些地方受三明启发纷纷采取了一系列降低药品价格的狠招，比如"二次议价"常态化，或者更为厉害的联合限价采购联盟，或者从医保支付标准上想办法，又或者按照仿制药全国最低价确定某些贵药的支

① 邓义深：《"高州模式"入闽交流》，《茂名日报》2012 年 8 月 2 日。
② 詹积富：《三明市公立医院综合改革》（第 1 版），海峡出版发行集团、福建人民出版社，2014。
③ 付聪：《李克强：把降低药价作为深化医改的"突破口"》，中国政府网，2016 年 4 月 9 日，http://www.gov.cn/xinwen/2016-04/09/content_5062725.htm，最后访问时间：2017 年 11 月 9 日。
④ 《国家卫计委就 2015 年深化医改工作进展和 2016 年深化医改重点工作任务举行发布会》，国家卫生和计划生育委员会网站，2016 年 4 月 28 日，http://www.china.com.cn/zhibo/2016-04/28/content_38335620.htm，最后访问时间：2017 年 11 月 9 日。

付标准。不过，包括部分三明医生在内的一些医疗界人士看来，"二次议价"不仅给腐败创造了机会，更将导致药品质量下降乃至牺牲医疗服务质量的危险困境。以国产仿制药为例，知名大企业生产的药品质量往往比较容易得到医生们信赖。"价低者得"势必将对科技含量高的创新型药企是一种打击，还有诱导个别药企为了达到较低的销售价格，偷工减料降低成本生产出劣质药品的风险。为此，药品质量和疗效便成为很多反对者攻击三明的匕首。但在詹积富看来，不应该拿这个事情来质疑三明改革："药品价格和药品质量成正比的想法是荒谬的。谁能证明同一品规的药品，价低的质量就一定比价高的差呢？它们可都是经国家食药监局批准才生产流通的，有 GMP 认证的。"① 从"少花钱办好事"的角度出发，政府举办的公共医疗保障当然是优先选择仿制药、国产药，这是世界各国流行的做法，有更高需求的患者可以自付。江宇认为："说'低价导致质量下降'是一种强盗逻辑，实质上是替药品质量监管部门逃避了责任。"② 朱恒鹏则表达了另一种观点："假设全国都推行三明医改，那么可以想象的是，哀鸿遍野将是医药企业的一片惨象。要死掉 80% 的医药企业，会导致多少人失业？这对社会稳定的压力是极大的。因此，在制订医改政策的同时，绝不能将医药企业的需求排除在外。"③ 除了部门利益作祟之外，这可能也是部分医药产业发达的省份，乃至国家层面不允许"二次议价"的顾忌之一。可以说，三明试点的确很大程度打击了医疗流通领域的企业，也伤及了上游的医药生产企业。这对于没有多大医药产业的三明市，甚至是福建省来讲，不会对政府的国内生产总值产生多大影响。但对于医药产业发达的省份，就不是这个概念了。也有学者指出："高药价可以激励药商积极开发新药，与增进人类健康的最终目的并不相悖，但在自研药比例极低的中国，这个逻辑并不适用。"④ 不过，三明的改革者并不认同朱恒鹏的观点。三明市医改办时任副主任、财政局时任副局长张煊华认

---

① 来源于访谈资料。

② 江宇：《客观、理性地看待三明医改》，求是网，2015 年 12 月 18 日，http：//www. qstheory. cn/laigao/2015 – 12/18/c_1117501480. htm，最后访问时间：2017 年 11 月 9 日。

③ 参见沈念祖、赵燕红《三明医改孤岛：改革好榜样，模式难复制》，《经济观察报》2015 年 4 月 19 日。

④ 叶竹盛：《谁在反对"三明医改模式"》，《新京报》2015 年 12 月 17 日。

为："从医药代表中分流出来的人员正好可以缓解目前医疗卫生行业人才不足的难题，弥补医学生毕业后不从医的浪费现象。"① 至于"限价采购"是否违法的问题，国务院医改办公立医院改革处一位工作人员给出了这样的答案："国内很多人抨击三明的限价采购实质上就是'二次议价'。我个人也觉得这个观点有其合理性。需要说明的，国家政策文件的表述非常清晰，是指医疗机构不得进行'二次议价'。然而，要注意的是：三明采取的是以医保中心进行限价采购。这里的医保中心不是医疗机构，而且名称是'限价采购'而不是'二次议价'，所以詹积富非常聪明地打了擦边球。"②

詹积富认为，过度医疗、收回扣不是普通的权钱交易的腐败，而是伤害人身体健康的腐败，那才是"顶级腐败"，是严重践踏道德底线的腐败③，为医学伦理所不齿的。"是药三分毒"，吃了那么多没有必要的药，势必危害公众的身体健康。十八大以来，中国公众认为政府反腐"很给力"。也有些人认为，反腐败不解决制度问题，只是求一时之功。但是中纪委时任书记王岐山说得清楚：通过"治标"为"治本"争取时间和空间。④ 既然医改被公认是世界性难题，恐怕没有人有把握能够迅速解决"以药养医"、药品价格虚高和"大处方"、"大检查"的顽疾。三明市这场政府主导的试验，即使可能是"治标"，但因为迅速有效，也可为未来后续试验争取时间和空间。两者似乎有异曲同工的感觉。

二 医疗：调价格、提薪酬

在腾出了空间后，三明充分把握窗口期，及时进行了"换鸟"。补偿机制改革是此轮公立医院改革的核心，核心里面的核心是医疗服务价格的调整。从医药领域挤出了水分，实现了医保扭亏为盈，这就有钱可以补贴医疗。这就是把降低药品耗材价格、规范诊疗行为腾出来的空间用于调整医疗服务价格。利用医保基金的结余而陆续提高能体现医护人员劳动价值

---

① 来源于访谈资料。

② 来源于访谈资料。

③ 姜天一：《三明："腾笼换鸟"的艺术》，《中国卫生》2015年第7期。

④ 高波：《治标如何为治本赢得时间——从"贺卡禁令"和中医治道说开去》，中央纪委监察部网站，2013年12月27日，http://www.ccdi.gov.cn/lt/bk/gb/201312/t20131220_46107.html，最后访问时间：2017年11月9日。

的项目收费，从而优化医院的收入结构。"腾空间调结构"就是在调整、平衡各利益相关方的关系，这就是建立在利益基础上的各方联动、制度整合，而不是行政管制。这隐含的一层意思就是医疗服务价格的调整不可能是一步到位的，它只能是一个渐进的过程，因为需要控制在各方所能承担的范围之内。如果医疗服务价格能够逐步调整到位，真实体现医务人员的人力价值、促使医生回归到原本的治病救人角色的话，那么它必将有利于卫生体系的可持续发展。这也是三明市4年多时间里先后调整了5次价格的主要原因。一是降低药品、耗材、大型医用设备检查治疗和检验价格；二是提高诊疗、手术、护理、康复和中医等医疗服务项目价格，从而逐步提高医疗服务收入在医院总收入中的占比。"小步快跑"，寻找各方可接受的平衡点。以三级医院普通门诊诊查费为例，主任医师、副主任医师、主治医师、住院医师的标准分别提高到48元、38元、28元、18元，医保基金统一报销18元（详见表4-1）。如此一来，公众看住院医师的挂号和诊察费为零，某种程度上意味着政府保障基本医疗服务的内涵。

表4-1 三级医院诊察费用改革前后对比

单位：元

项目职称	改革前	改革后			
	挂号+诊察费	诊察费	医保报销额	个人自付额	个人自付变化额
住院医师	2.8	18.0	-18.0	0	-2.8
主治医师	3.3	28.0	-18.0	10.0	+6.7
副主任医师	5.8	38.0	-18.0	20.0	+14.2
主任医师	8.3	48.0	-18.0	30.0	+21.7

资料来源："健康三明"网站。

　　在一个接一个的明星试点模式中，医保、药品、医院管理等多方面改革均有样本，唯独没有出现让医务人员为之兴奋的薪酬改革样板。国内医药市场经济中，个人价值实现的不公平可见一斑。而对"人"的改革，新医改以来即有提及，但依旧没有真正"动刀"的迹象。医生是各项卫生政策、卫生制度安排的最终执行者，是整个卫生体系之中知识最专业、占据信息优势的一方，他们的行为将直接关乎卫生体制运行的健康与否。[①]

---

　　① 李玲：《公立医院改革的"三明模式"》，《时事报告》2013年第9期。

中国人事科学研究院工资福利研究室主任何凤秋甚至认为，保障医生薪酬待遇是公立医院改革的关键。① 从理论上讲，收支结余分配权是公共部门管理的核心机制之一，理应由政府管理。完全让渡收支结余分配权将不可避免地导致公共部门的趋利现象，丧失公共部门本应具有的非营利性。但如果不能适度让渡分配权于管理者，将不利于激励管理者的工作积极性。这在基层医疗机构全面推行"零差率"的一些省份还出现大量的医生、院长收受药品回扣的丑闻中已经得到了印证。毕竟，以往大约30%的药价回扣以多种"合法"的方式流入医院，流向医生。② 三明医生账面上的待遇明显提高，是在药品回扣被大量挤掉的基础上实现的。试点初期，一些医生的部分收入由暗转明，但其整体收入可能没有提高，不少医生们满意度不高。随着时间的推移，正本清源回归医疗本质后，医生们开始接受、期待这种合理、阳光的"体面收入"。③ G省S市医改办某负责人也认为，这些年"药品流通环节的乱象，医院运营机制起了很坏的助推作用。如果能真刀实干改革医院收支结构，落实政府保障责任，合理调整医疗价格，健全医保机制，让医院不再为医药利益链条打工，把医生暗的收入拿到明面上来，普遍提高医务人员待遇，把医院运营的话语权交还给医院、医院职工，真正遏制损公肥私，没有高价药、多开药的需求，也会倒逼医药市场规范运营"，"单纯的药改解决不了药品费用高的问题，人事制度改革是关键，让医生阳光、体面、专心看病是王道，只有遏制了高价药的需求动力，才能改变临床用药结构"。④ 目前，公立医院执行国家统一规定的"岗位绩效工资制度"。医务人员的工资收入由岗位工资、薪级工资、绩效工资和国家规定的津贴补贴四部分组成。⑤ 决策者应该很清

① 王梅、李雯：《保障医生薪酬待遇是公立医院改革的关键》，《中国卫生人才》2014年第10期。
② 冯禹丁：《北京大学政府管理学院教授顾昕谈医改"医改最重要的是供给侧去行政化"》，《南方周末》2017年1月5日；方正证券研究所：《三明医改实地调研深度报告：三明模式开始向全国推广，看好零售药店、血制品和创新药CMO》，2016年5月。
③ 根据访谈资料整理。
④ 来源于访谈资料。
⑤ 岗位工资和薪级工资为基本工资，根据个人职称和工作年限等由国家统一规定，津贴补贴由国家统一规定的津贴补贴和工作性津贴、生活性补贴、离退休人员补贴、改革性补贴等组成，绩效工资在人社部门和卫计部门核定总量的基础上由医院进行自主分配。

楚：假如没有改变医院通过"卖药创收"、医生通过开药收回扣、工资收入与药品耗材收入挂钩的做法，在医院逐利心态的驱使下，药价仍然可能反弹，灰色通道的利益输送还是无法根除。在没有人事分配机制的配套下，补偿机制缺位，却要求医生及医院自负盈亏，结局势必会加剧医院、医生对改革的抵触情绪。如何设计合理有效的激励机制，建立恰当的医生薪酬分配制度和医疗服务价格体系，引导医生注重提升医疗质量和控制医疗费用，直接关系到医院的行为方式以及卫生体系的效率与公平。[1]《中共中央关于全面深化改革若干重大问题的决定》就明确提出"加快公立医院改革，落实政府责任，建立科学的医疗绩效评价机制和适应行业特点的人才培养、人事薪酬制度"。因此，在没有现成经验可借鉴的情况下，中国政府再次选择试点来寻求答案。尽管国家层面一早就布置加快研究制定符合医疗卫生行业特点的薪酬改革方案，并要求 2015～2016 年选择部分地区或医院开展试点。[2] 事实上，直至 2017 年 2 月国家层面才出台《关于开展公立医院薪酬制度改革试点工作的指导意见》，在 11 个综合医改试点省份各选择 3 个市，除西藏外的其他省份各选择 1 个公立医院综合改革试点城市进行为期 1 年的试点，成效不明显。

管理学认为，对于多产出、多目标、难考核的体系，正确的激励办法是弱激励，而不是强激励，即不强调特定指标和绩效挂钩。追求利益是否定信任关系的信号[3]，由于信息不对称，医务人员有很大的相机决策权，靠成文的契约难以完全规范和引导其行为。为此，在政府对公立医院的各项投入中，最重要的应该是基本建设和人员费用。如果不能设计合理的机制，就会像其他地方的改革一样，短时间内降低了药品及卫生费用，但时间一长，医院和医生就会因为"灰色收入"太多而不愿继续改革，甚至会利用信息不对称等优势，对于改革所造成的损失进行补偿。三明市推出了年薪制，触及了院长和医生的激励约束机制问题，在分配制度改革方面

① 李玲、傅虹桥、杨春雨：《三明医改点中公立医院改革痛点》，《健康报》2016 年 2 月 29 日。
② 《国务院办公厅关于全面推开县级公立医院综合改革的实施意见》（国办发〔2015〕33 号），2015 年 5 月 8 日。
③ Arrow K. , "Uncertainty and the Welfare of Economics of Medical Care," *The American Economic Review*, 1963, 53 (5): 941 – 973.

139

迈出了关键性的一步。"对医生采取正确的激励，是卫生体系改革中最重要的问题。"[①] 医生年薪由基本年薪和绩效年薪两部分构成，绩效年薪主要与岗位工作量、医德医风和社会评议等挂钩。在制度设计时，专门设定院长和医生收入的"天花板"，重点建立控制医疗费用、规范诊疗行为的考核体系等措施，避免"吃大锅饭"和过度医疗的问题。由财政支付的院长年薪制，促使院长身份转换为政府代理人，使医院内部管理目标与改革方向更为契合。有药商也表示："院长对哪个药品有回扣、哪个医生拿回扣是最清楚、最明白的。院长很清楚哪个环节可以控费、哪个环节可以减轻患者负担"，"院长年薪由财政全额发放，同时通过一系列考评指标机制，就相当于将院长从医院这个利益群体中分离出来，代表政府来对医院、医生进行精细化管理，专业管理专业，这是切实可行的。"[②]

充分利用市场机制，医生薪酬实行工分制，不同岗位工分数不一样，缩小各科室的薪酬差距。由于医生的收入阳光化，多数医护人员对三明试点政策是拥护的，没有带来像基层医疗机构综合改革中出现的医务人员积极性下降问题。[③] 这种薪金制是一种较为接近中性化的激励机制，可以减少医务人员临床决策免受经济利益的干扰与影响，是适应医学目的与医学规范执业的重要制度安排，符合职业道德和专业精神。事实上，国际上也有不少很好的案例。比如，美国梅奥医疗集团（Mayo Clinic）就是从营利性医疗机构改制为非营利性医疗机构，同时将医务人员的薪酬制度从收入分成制改成了纯粹的薪金制。

三 医保：保平衡、降负担

在医疗服务价格调整后，医保支付和财政补助政策需要同步跟进、无缝对接，才能确保公众负担总体不增加。从改革的 2012 年开始，三明市医保基金扭转为改革后的盈余。在城镇职工医保赡养比逐年下降的情况下，三明市没有采取其他城市的做法，尽可能维持一定结余，而是充分发

[①] 《李玲教授在广州市城市公立医院综合改革专题讲座上的演讲》，广州，2017 年 1 月 3 日。

[②] 来源于访谈资料。

[③] 余红星、陈晶晶、陈彬等：《对三明医改问题的认识与思考》，《中国医院管理》2016 年第 5 期。

挥基本医疗保险基金的最大使用效益，多措施减负，提高公众医疗保险待遇水平，让更多普通公众享受到医改红利。比如，建立住院周转金制度、第三次精准补偿、便民门诊等为患者减负，建立预付配送企业结算款制度为企业减负。三明市城乡居民医保对象医保目录内的中药费用（中成药除外）实行全额报销，城镇职工门诊中药费用按 30% 报销。① 2015 年，考虑基本医疗保险基金运行良好（当年统筹基金结余达到了改革后最高水平 1.3 亿元，结余率 20.31%），开始试行基本医疗保险大病患者第三次精准补助计划。2016 年连续实施多次第三次精准补助后，统筹基金结余下降到 0.86 亿元（结余率 12.45%）。2016 年 8 月，三明职工医保参保人员在一级医疗机构（社区服务中心，含医养结合服务站）普通门诊就医的报销比例由 40% 提高至 90%，二级及以上医疗机构由 30% 提高至 70%。还调整统筹区内住院医保报销比例，按不同级别医院比例报销，扣除起付线金额后，一级医院报销 95%、二级医院报销 90%、三级医院报销 85%。② 同时，还取消城镇职工住院费用分段报销，并将大病患者报销比例提高 5 个百分点。通过实施上述政策措施，三明市医保报销比例高于全国和福建平均水平，次均费用远低于全国和福建平均水平。

2011 年，全国各级财政向新农合、城镇居民医保和城乡居民医保基金共投入 2197 亿元，占三项"体制外基本医保"收入的 82%。③ 中国改革大都是采取"危机—压力—刺激—反应"路径，由危机倒逼改革，只有危机产生的压力达到政府不能承受的限度时，才会给行政管理体系产生足够大的刺激，被迫对这种刺激做出反应，然后才有相关政策的出台。如果没有医保基金"穿底"的危机，或危机不能对三明市政府产生强刺激，三明市政府是否也会像其他地方政府一样，按照原有的制度、规则、程序去运行，忽视这个危机的存在。三明改革的前提在于有强烈的改革动力，必须解决医保基金透支的巨大风险，而下定决心推进政策试验。而当

---

① 詹积富：《三明市公立医院综合改革》（第 1 版），海峡出版发行集团、福建人民出版社，2014。

② 《三明市深化医药卫生体制改革领导小组关于调整三明市城镇职工基本医疗保险待遇的通知》（明医改组〔2016〕2 号），2016 年 2 月 25 日。

③ 唐钧：《评论：大病医疗保险带来的民生保障新利好》，《南方都市报》2014 年 9 月 1 日。

"穿底"危机解决后，政府是否还有改革的动力呢？当然，如果三明市仅仅是为了控制医保基金"穿底"，防范政府财政风险，只需像全国其他许多城市一样，采用所谓的"总额控制"支付方式就可以轻松解决这个问题，无须如此"大动干戈"地搞改革。事实上，如果没有卫生治理的思路，"动一发"就会牵动医改的"全身"，有时反而是"欲速则不达"，甚至有另一场更大的危机上演。不少地方的改革正是由于没有做好"三医联动"导致改革以失败告终。如"重庆医改七日维新"①，当地物价部门调整了医疗服务价格，医保却没有在补偿机制上同步跟上，造成群体事件的发生，最终不得不紧急叫停改革。为此，此轮公立医院改革补偿机制原则之一的"保衔接"就包括与医保支付的衔接、与分级诊疗的衔接以及与费用控制的衔接三个方面。医保可以利用信息化等手段对所有医疗机构门诊、住院诊疗行为和费用进行全程监控和智能审核，规范医疗诊疗行为，做到"事前提醒、事中控制、事后审核"。

---

① 2015年3月18日，重庆市公布了医疗改革方案，并于3月25日所有公立医院取消药品加成，同时开始实施由市物价局、卫计委等部门联合制定的《重庆市医疗服务项目价格（2014年版）》。对7886个医疗服务项目实施新的收费价格，其中，大型设备检查、检验类项目价格降低25%，诊查、护理、治疗、手术类项目价格分别提高30%、30%、13%和13%。一般市民对于降价的高收费项目感受度不大，涨价的门诊项目却是和市民关系密切的项目，原本要解决"看病难、看病贵"的政策措施，反倒更加让民众形成"看病更难、看病更贵"的感觉。事实上，因为上调医疗服务费，医保政策没有跟上导致患者负担增加，还引发了患者上街的群体性事件。3月31日下午，重庆市的一些尿毒症病人开始在渝中区靠近重庆市委大院的上清寺交通圈不断聚集，控诉无力负担"飙涨"的血液透析费用。尿毒症病人大都丧失了劳动能力，基本上都是处于社会最底层。对于血液透析费用从调价前的每月1000多元涨到调价后的每月4000多元，无疑是雪上加霜。当时社会舆论开始批评重庆市政府缺乏细致的考虑，急于推行新价格方案，不符合此轮医改的本义。4月1日，重庆市时任市长黄奇帆就病人"维权"事件召开了紧急会议专题研究。当天深夜，重庆市卫计委和重庆市物价局两个部门联合通过官方媒体宣布全市所有公立医疗机构暂缓执行新版医疗服务项目价格，并即日起恢复旧的收费结算系统。市政府还要求各医疗机构退还病人此前已经多支付的费用，少收取的费用则记账处理。此次重庆医改严重受挫，凸显了中国医改的艰难与风险。实际上，实施药品零差率后，在一定程度上节约医保基金的药品费用支出。基金本应对在政策实施过程中受到损害的患者进行补偿，却因为部门之间配合问题没有执行。在此后的报告中，重庆市政府承认在政策制定过程中存在"调查研究不够深入，听取公众意见不够广泛，对需长期治疗、经济负担重的特殊患者考虑不周"的问题。详见《重庆"短命医改"何以成一场闹剧》（载于2015年4月8日《钱江晚报》）、《重庆医改持续7天便宣告结束，曾引市民上街抵制》（载于2015年4月7日《新京报》）等新闻媒体报道。

为了避免以往按项目付费诱导医院"大处方"、"大检查",三明市率先在全市实行住院费用全部按疾病诊断相关组付费（DRG）工作。由于DRG打包确定价格、收费、医保支付标准,三明市住院统筹基金费用出现负增长,控费效果明显。DRG基本上是将一个病种进行整体打包,医保只支付固定的费用,其余超支部分患者或医院自行承担。这可能导致出现高额的自付费用,包括自费药和莫名其妙的检查,从而加剧了患者"看病贵"。为此,这也被业内私下戏称为"假DRG"。这源于医保对自费项目没有约束。推行中国版的C-DRG后,患者在医院发生的费用按C-DRG分组收费标准结算,不设起付线。与此同时,患者住院所发生的医疗费用,按住院实际医疗总费用进行结算,不设起付线。医疗费用由个人和医保按比例分担。也就是说,医保对医疗行为进一步强化了监控,对自费项目不再没有约束了,避免过度诊疗、"大检查"、"大处方",患者不会轻易花费过多额外费用。在这种打包收付费方式下病人使用的药品、医用耗材和检查检验都成为诊疗服务的成本,而不是医院获得收益的手段。

这也证实了,政府仍主导卫生政策网络。在与社会参与者及其观念间存在隔阂,卫生政策网络封闭和社会参与者总体弱小等背景下[①],中国政治体制优势导致了该项卫生政策试验得以强力推行。

第三节 整合机制之二:权力结构调整与价值重塑

一 权力结构调整:第三方管理基金

经过近20年的努力,中国逐步建立的新农合、城镇职工医保和城镇居民医保分别由卫计部门和人社部门管理,属政府不同的主管领导分管。这就经常导致两个部门会因为各自利益、立场,在工作中,互相推诿、扯皮,效率低下。部门归属问题一直是三大医保整合迟迟未能如期实现的主要因素。早在2013年,《国务院机构改革和职能转变方案》中就曾提出在2013年6月底前完成城镇职工医保、城镇居民医保、新农合的职责整

---

① 朱亚鹏、岳经纶、李文敏:《政策参与者、政策制定与流动人口医疗卫生状况的改善:政策网络的路径》,《公共行政评论》2014年第4期。

合。在国务院印发的《深化医药卫生体制改革 2013 年主要工作安排》中也提出整合三项基本医保的管理职责。之后，国务院在历年医改工作任务安排均有"研究制定整合城乡居民基本医疗保险管理体制改革方案和试点实施意见"的类似文字表述，却只"听见打雷，不见下雨"。

与此同时，有的部门对一些地方政府做出有关城乡居民医保整合之后归口管理的决策进行直接的干预。① 一些前期完成城乡居民医保整合的省市部门纷纷受到其上级主管部门批评。比如，"卫生部就曾多次在大会上批评我们省将新农合管理交给人社部门，导致此次新医改没有抓手，亮点不多"②，"整合之后，省人社部门的领导曾在一次会议上批评毕节市人社部门'弃守阵地'"③。为争取基金管理权，人社部、卫计委先后从部门角度发文要求各地强化基金管理，再度陷入拉锯战的僵局。持不同观点的专家也立场鲜明、争论激烈。倾向人社部门立场的专家认为，卫计部门既管医疗机构，又管医保基金支付，属于既是"裁判员"又是"运动员"。卫计部门和公立医院之间有着天然的隶属关系，使其不可能有效约束公立医院行为，加之简单地按项目收费的支付制度，造成了医保基金管理的低效和浪费。但倾向卫计部门立场的专家认为，卫计部门具有监管卫生服务专业上的优势，有助于实现医保筹资方和服务提供方的合作。形成争论的主要原因是医疗保险既属于卫生体系，又属于社会保障体系。医保是二者的交集，哪个部委管理都有道理。国家卫计委卫生发展研究中心医疗保障政策研究室某负责人认为："这与医保制度设计紧密相关。在采用全民医保模式的国家，倾向于卫生部门管理医保基金；在采用医疗保险模式的国家，则倾向于由社保机构作为第三方购买卫生服务。也就是说，主要看国家层面的顶层设计是希望选择哪一种模式了。"④ 不过，该文件并没有明确管理权归属，而仅仅是"把球踢给地方"。靴子并未落地，多年的争论和猜测将继续。地方只能继续各自探索，部门间的博弈更为白热化。

顾昕认为，"三明模式"也好，福建医改也罢，真正的龙头是医保改

---

① 金维刚：《城乡居民医保整合及其发展趋势》，《中国医疗保险》2016 年第 3 期。

② 来源于访谈资料。

③ 叶龙杰：《医保整合还在等靴子落地》，《健康报》2016 年 4 月 13 日。

④ 来源于访谈资料。

革，始于"医保办"的设立。① 三明市首先统筹整合城镇职工医保、城镇居民医保、新型农村合作医疗经办机构，"三保合一"成立市医保中心，各县（市、区）相应成立分支机构。在国家层面对管理权归属的顶层设计久拖未决的情况下，三明市决策者考虑了另一种新方案，充分体现了决策者的政治智慧。由于无论新成立的机构是设在卫计部门还是设在人社部门，三明市都难免会得罪上级行政主管部门，为此，他们采取了折中的方式，即将市医保中心直接隶属于市政府、暂归财政部门管理的第三方形式。这种操作思路忽略和回避了利益纠葛，折中溯源，直接把"钱"交给"管钱"的机构"来管"，让两家"争红眼"、"针尖对麦芒"的利益相关方"失去争夺的方向"，用最简单、最直接的办法解决了这个"烫手山芋"，暂时化解了两部门"剑拔弩张"的局面。这与改革开放之初，总设计师邓小平的黑猫、白猫理论是一致的。事实上，如果站在一个城市、一个省份，乃至上升到国家设计者的宏观角度上看，从更高决策者的角度上看，只要能整合在一起，形成强有力的政府干预能力，能解决实际问题就可以。至于放在人社部门，还是卫计部门，还是财政部门，不过是"左手"和"右手"的区别而已。同时，公立医院姓"公"，理应由政府兜底，市医保中心放在财政部门，正好显示了地方财政愿意为改革成本兜底的决心。

三明市三保合一管理不仅是机构的整合，而且是药品（耗材）采购、配送结算、医疗服务价格、医疗行为监管职能的整合，在药品限价采购、配送与结算、药品价格谈判、医疗行为监督稽查等方面起到了主导作用。② 该中心负责全市所有医保定点医疗机构的药品招标采购，并统一与医院和药商费用结算。医院每月产生的药款通过当月病人的医保基金对抵，多还少补，医院只负责"点菜"，不用再考虑"买单"，切断医院与药品耗材供应商之间的资金往来。③ 通过设立这个中心解决了职工医保、

① 顾昕：《让医改回归正道》，搜狐网健康频道，2016年11月14日，http://health.sohu.com/20161114/n473083982.shtml，最后访问时间：2017年11月9日。
② 徐志銮：《医改前沿、医保改革、回看三明》，《就业与保障》2017年第7期。
③ 詹积富：《三明市公立医院综合改革》（第1版），海峡出版发行集团、福建人民出版社，2014。

居民医保和新农合由两个不同机构分别经办造成的重复参保、政策执行不一致、管理成本较高、资金使用效益低等问题。从保障的角度看，统一管理能够节约资源、避免重复建设浪费；变为单一购买人向医院购买服务，提升利用市场的力量与医院进行谈判的能力；也避免了由卫计部门管理医保基金，存在利益输送的批评声音。医保中心不再仅仅是出纳、会计角色，还发挥了杠杆作用，解决了药品招标采购环节没有发言权的问题，改变了以往事后控制的弊端，避免了事前控制功能失灵的问题。医保支付谈判制度将医保、医院、药商、消费者乃至政府的利益在"议"的基础上进行重新协调、整合，体现了一种从管理到治理的跃进。① 这种谈下来的价格遵循契约精神，是双方认同的，"点菜"和"买单"的利益是一致的。这就是"共识协商一致，形成一个契约，然后共同执行"的一个治理逻辑体系。在特殊期间，将要素全部统一到一个部门，可以让所有利益在一个框架下平衡，更要求将权利与职责集中，在很大程度上可以化解既得利益者的抵制。

随着中国经济不断发展，医保资金池子将越来越大，在公立医院经济运营中的占比会越来越高，药品采购金额也会越来越高，医保的监管作用将越来越重要。试验也证明，医保在"三医联动"中发挥着至关重要的杠杆作用，其支付方式和控费措施直接影响医疗诊疗行为、成本及药品销售，对医疗、医药两方产生了"牵一发而动全身"的配置调节功能，起到"引擎"功效。这些年学界对于医保应从传统的防范经济风险向防范健康危害风险的方向转变的共识正在逐步形成。在快速老龄化和慢性病"井喷"的严峻挑战面前，部门分治格局已难担引领深化医改之重任。当然，新成立的三明市医保中心显然权力十分集中，谁来监督？三明的答案是用"阳光"切断利益链条，即信息公开全面彻底，方便任何人查阅监督。在"健康三明"网站上，每月向社会公开全市 22 家县级以上公立医院运行情况、药品耗材价格、门诊和住院次均费用、用药排行、医保基金运行数据和情况分析，也可以查阅所有相关的政策文件。事实不仅如此，

---

① 张录法：《药品医保支付价制度设计及实践探索模式比较——以三明、重庆和绍兴市为例》，《价格理论与实践》2015 年第 9 期。

市医保中心成立后，内部信息系统不再是孤岛。医疗、医保、医药三方数据都汇总到市医保中心。通过建立医保在线监控审核系统，以往医疗批评医保都是"转业兵"不懂医学，"秀才遇上兵"的现象也就不存在。同时，公开透明的信息平台为全社会对三明试点措施（包括药品、耗材、医疗设备等改革）提供了监督途径。尽管也有批评质疑数据的真实性，但目前敢于如此公开信息的，可能也就独此一家。这就是循证医学的作法，为有效卫生治理奠定了基础。

二 价值重塑：以健康为中心

这些年，学者往往陷入"市场"与"政府"的意见之争。在寻找有效卫生治理的路上，中国医改模式一直陷入市场和政府两派之争。2005年5月24日，卫生部政策法规司时任司长刘新明的一次讲话在卫生部下属的《医院报》头版头条刊登，标题是"市场化非医改方向"。2005年7月28日《中国青年报》一则《国务院研究机构称，我国医改基本不成功》的新闻报道，更是石破天惊，将舆论推向沸点。这份由国务院发展研究中心和世界卫生组织合作的题为《中国医疗卫生体制改革》的研究报告认为，医改困局的形成，是由于改革开放后医疗服务逐渐市场化、商品化引起的，和政府对卫生医疗事业的主导不足、拨款不足有关。所以，报告认为，"核心问题在于强化政府责任"，应以政府主导、公有制为主导、坚持医疗卫生事业的公共品属性。同年9月，联合国开发计划署（The United Nations Development Programme，UNDP）驻华代表处发布的《2005年人类发展报告》，也做出了类似的结论。随后，举国上下对于应由市场主导还是政府主导的争论也达到了一个新的高峰，政府主导的声音开始占据领先位置。

此轮公立医院改革的政策主导者坚持，卫生领域不能简单等同于其他领域，有其独特的运行规律和逻辑，不能简单套用市场经济理论。以往的改革措施过度迷信市场，简单借鉴、复制国企改革的经验，把公立医院推向市场，放任其成为资本逐利的场所，这是与社会主义根本制度背道而驰的。① 北京市卫生计生委副主任钟东波认为，公立医院是政府干预最深刻、最有力的方式和方法，也是举办公立医院的制度优势之所在。② 他还认为，舍弃公立医院的独有干预方式，换成采取类似私立医院的干预方式，是"舍本逐末"、"买椟还珠"，得不偿失。在新自由主义的影响下，政府作为公立医院所有者的角色消失了，更多被强调的是竞争、购买、监管等职责。但是竞争也有局限性，购买存在契约失灵，监管更有不足。③ 从国际比较看，在公立医院改革中，简政放权比较容易做到，但是提升卫生治理能力则很难达到。为此，此轮公立医院综合改革强调政府要履行办医职责，在加大财政投入的同时，要求做好综合监管。

三明试点正是强化了政府对医院的监管责任，特别是强化了对医务人员行为方式的监管，对医院进行财务核算监督、结余分配监督和运行结果审计监督等。有人认为，三明试点是一种倡导政府强势介入卫生领域的医改模式，通过强势政府、铁腕改革来解决问题，其回避了政府应当分担的改革成本与医生的改革参与权等问题，忽视市场作用，背离了国际社会医改大趋势，与中央政府提倡的"简政放权"相违背。④ 在这点上，G省S市医改办某负责人也表示了自己的担忧。他认为："医改不能降低医疗质量，不能降低药品质量。不能让新的行政规制去替代旧的行政规制。要敬畏医疗市场规则，敬畏一切生产要素利益所求，敬畏一线所思所想，敬畏人民群众健康期盼。没有需求就没有供给，没有市场，产品质量就难以提升。"⑤ 因此，不少人将三明医改模式看作"行政化"的典型，贴上"行政色彩太浓"、"扼杀企业积极性"等负面标签。朱恒鹏更是断定，"凡是靠行政力量，没有形成机制的，是难以维持下去的。体制上讲，三明医改是个回光返照。这是当年公费医疗的加强版"⑥，"现在医疗费用增幅下降

① 那非丁：《深化医改正当时——"三明模式"的启示》，《求是》2015年第7期。
② 钟东波：《公立医院改革的概念框架》，《中国卫生政策研究》2012年第4期。
③ 李玲、江宇：《关于公立医院改革的几个问题》，《国家行政学院学报》2010年第4期。
④ 代志明：《"三明医改"模式可以复制吗？——兼与钟东波先生商榷》，《郑州轻工业学院学报》（社会科学版）2015年第2期。
⑤ 来源于访谈资料。
⑥ 沈念祖、赵燕红：《三明医改孤岛：改革好榜样，模式难复制》，《经济观察报》2015年4月19日。

的原因是经济增速下降，医保支付越来越严，老百姓住院消费越来越理性，与某某医改没有任何关系"[1]。

对此，詹积富回应道："三明医改中政府是从为老百姓提供基本医疗保障的目标出发，而非强权政策，这与习总书记说的政府要承担领导改革的责任，提供保障责任是统一的。政府是为人民服务的，而且政府本身必须承担一定的保障责任，比如，为老百姓提供基本的教育、基本的公共安全保障，基本的医疗保障，甚至是基本的住房保障等"，"在公立医院改革的内部，比如医生薪酬制度、药品采购，我们都是放手给市场的，根据市场供需关系来定价"。[2] 李玲也是这样认为的："三明医改虽然是政府领导的，并在治理结构调整方面应用了大量的行政手段，但是并没有摒弃市场机制和现代管理方法。无论是建立对医院院长、医生的绩效评估制度和薪酬体系，还是医疗服务价格调整，这些做法都是利用市场机制和现代管理方法的结果。"[3] 三项"体制外基本医保基金"大部分来自公共财政，加强公共资金监管是世界各国政府全面履行社会管理和公共服务职能的重要内容和重要责任。"两票制"也是主要被抨击的内容。对此，也有人认为："假如我们药品的流通秩序非常规范，没有带金销售、回扣促销，没有过票洗钱等问题，我们何必出台'两票制'的政策呢？现在药品流通环节乱象丛生，不采取'两票制'，乱象就管不了，这是不得已而为之。等到药品流通回归秩序了，到时候'两票制'也可以不执行了。任何一个经济体都不可能是无政府的市场经济，美国、英国这些老牌的市场经济国家，政府也同样进行干预，市场不是万能的。"[4] 因而，钟东波认为，这些所谓行政强势介入和干预的批评，是新自由主义的迷失之语。既不能"只见树木，不见森林"或"只见森林，不见树木"，割裂部分与整体的关系；也不能只看优点、看不到缺点，更不能只看问题、不看成绩，因为"人无完人，金无足赤"。既不能过于挑剔苛求三明试点，更不应该恶意

① 朱恒鹏：《社会保险、公平与公立医院改革》，健康界网站，2016 年 12 月 30 日，http：// www. cn-healthcare. com/article/20161230/content-488456. html，最后访问时间：2017 年 11 月 9 日。
② 沙琼：《詹积富回应三明医改 4 大质疑》，环球网，2016 年 4 月 29 日，http：// health. huanqiu. com/yigai/news/2016－04/8838664. html，最后访问时间：2017 年 11 月 9 日。
③ 李玲、傅虹桥、杨春雨：《三明医改点中公立医院改革痛点》，《健康报》2016 年 2 月 29 日。
④ 来源于访谈资料。

抹黑三明试点。① 另外，还有一个不容忽视的现实，那就是中国的监管制度还不够完善，无法获取市场机制所带来的质量改善和效率。②

事实上，强有力的政府监管与发挥市场机制作用并不矛盾，是可以有效融合的。前者主要强调政府干预的效率，后者强调减少政府微观监管和发挥市场配置资源的基础性作用。③ 基层医改专家、陕西省阳山县卫生计生局副局长徐毓才认为，三明正是采取了一些非常灵活的市场化手段，才有效推进医改的。④ 三明试点的成功之处在于"医改主政者强势打破了现有的利益格局，然后用市场的手段让改革成果固定下来，使其成为一种机制。福建省的改革思路，实际上就是三明试点的全省推广。以医保支付为筹码，强势打破现有的利益链条，然后力推地市落实医保支付改革，以市场手段固化改革成果"⑤ 北京大学顾昕认为："三明试点中的年薪制，有去行政化的一面，也有再行政化的一面。去行政化的一面是正式废除了既有事业单位的人事工资制度，再行政化的一面是劳动合同订立的一方主体是政府而不是医院"，"三明试点的特征在于通过再行政化的手段推进了去行政化改革，但同时维持甚至强化了很大一部分既有的行政化制度"。⑥ 在"两江试点"期间任九江市医改办副主任、中国经济体制改革研究会研究员熊茂友也认为这是一种误解："之所以三明医改目前能取得'三赢'成效，正是因为市场机制在发挥关键作用；而之所以三明医改还存在许多风险，正是因为市场机制还不完善。"⑦ 中欧商学院蔡江南也认为，

① 魏子柠：《坚持变化发展观点客观认识三明医改——三明市医改述评之三》，求是网，2016 年 5 月 11 日，http://www.qstheory.cn/laigao/2016-05/11/c_1118845819.htm? from = singlemessage&isappinstalled = 0，最后访问时间：2017 年 11 月 9 日。
② Winnie Chi Man Yip, William Hsiao, Wen Chen, et al., "Early Appraisal of China's Huge and Complex Health-care Reforms," *The Lancet*, 2012, 379 (9818): 833-842.
③ 国家电力监管委员会、财政部、世界银行：《中国电力监管机构能力建设研究报告》，中国水利水电出版社，2007。
④ 王宇：《福建三明医改获认可："三保合一"能否走活全国医改大棋?》，《21 世纪经济报道》2016 年 9 月 19 日。
⑤ 健识局：《专访詹积富：福建药械采购将出颠覆性新规?》，狐观医改网站，2016 年 11 月 8 日，http://health.sohu.com/20161108/n472549653.shtml，最后访问时间：2017 年 11 月 9 日。
⑥ 顾昕：《突破去行政化的吊诡——剖析三明模式的可复制性和可持续性》，《中国医院院长》2016 年第 22 期。
⑦ 熊茂友：《三明医改应避免昙花一现》，《中国卫生》2015 年第 3 期。

三明市政府在试点前期打击医药流通中的回扣问题的确比较强势，但是"三明医改的主推者其实对市场的作用有比较清楚的认识，只是在医改开始阶段，有些部分必须集权去理顺问题，后面实际是愿意放权让市场在一些领域发挥作用的"。[①] 世界银行[②]一系列支持三明试点的动作似乎从侧面印证了熊茂友等人的观点。

事实上，三明试点并不排除市场，而是采取注重行政手段、市场机制和现代管理方法充分结合的方式。甚至在某种程度上可以认为，三明试点是首先通过行政的手段打破以药养医的既定利益分配格局，再引入市场化的手段促进要素配置，以求达到匹配供需。市场在要素配置中是最活跃的，三明试点着力于使医疗人力资源、药品、耗材、器械等生产要素适应市场化，让价格尽量回归并反映其价值。建立对医院院长、医生的绩效评估制度和薪酬体系，医疗服务价格调整等做法都是利用市场机制和现代管理方法的结果。[③] 比如，三明市将全市 12 个县作为一个诊疗区域，患者可以自由选择医院。在自由竞争压力下，医院只有依靠不断提高诊疗水平和服务质量，才能吸引更多患者前来就医，才能把患者的个人支出和医保基金支出"变"成医院的收入。它既充分利用了强大的政府主导作用，又强调重塑医疗市场规则，凸显发挥市场配置资源的供需、价格、成本等关键作用。[④] 又如，由于卫生领域的特殊性和高度专业性，政府的监管往往也只能止步于医院的"门口"，难以洞察其内部运行问题。为此，三明市在实行院长年薪制的同时，建立了一整套非常细致、完善的考核评价体系。院长工资由财政部门核拨，其收入不再与所在医院的创收有关，而是与其落实政府改革措施所承担的风险、职责相匹配。如此一来，院长变成

---

① 高嵩：《蔡江南：新医改背景下，"三医"破局的"支点"在哪里?》，健康点（healthpoint）网站，2017 年 10 月 20 日，http://www.medsci.cn/article/show_article.do?id=716111e2248f，最后访问时间：2017 年 11 月 9 日。

② 三明市卫计委：《世界银行行长金墉盛赞三明医改》，三明市卫生和计划生育委员会网站，2016 年 7 月 21 日，http://wjw.sm.gov.cn/xxgk/wjyw/ygdt/201607/t20160721_349478.htm，最后访问时间：2017 年 11 月 9 日；佟静：《世界银行：中国医改是场巨大变革，正在朝正确方向发展》，中国网，2017 年 9 月 5 日，http://www.china.com.cn/fangtan/2017-09/05/content_41535020.htm，最后访问时间：2017 年 11 月 9 日。

③ 李玲、傅虹桥、杨春雨：《三明医改点中公立医院改革痛点》，《健康报》2016 年 2 月 29 日。

④ 徐凌忠、唐长冬：《透过三明医改模式看当前医改》，《人口导报》2016 年 1 月 12 日。

了政府管理公立医院的代言人和第一责任人，部分解决了公立医院委托代理关系中的代理人偏离委托目标问题，降低了信息传递的成本。同时，在医院内部治理上充分放权。副院长由院长提名，中层干部由院长聘任，保障了院长的干部任免权；院长除了有充分的经营自主权外，在核定工资总额范围内可以按照规定自主分配，保障了院长的分配自主权；将现行的人事编制总量核定改为根据医院床位数核定人员总量，编制使用审批制改为编制备案制，由医院自主考录聘用人员，保障院长的用人自主权等。再如，由于省级甚至更高层级的政府才有权开展价格管制改革，三明市政府不可能全力施为。为此，三明试点的特点之一是绕开价格管制，尤其是通过限价采购绕开了药品集中招标制度而实施的公立医院药品进货价管制。① 这种利用药品生产流通企业的市场竞争模式来"杀价"的做法，更是成功的操作。"三次议价"、"标外压标内"、"标外换标内"等都是运用市场手段的改革举措，利用省级中标目录外品种来压低中标目录内品种的价格。药品联合限价采购归根结底是一种市场谈判采购机制。② 一旦机制成熟，政府可进一步从主导招标采购，变为服务于招标采购，采购主体会变成医疗机构或其采购联合体，这也是从计划手段向市场机制的一个转变。当然，这些市场化的改革措施还有不少需要完善的地方。对于大量的独家品种，三明市尽管知道其省级中标价格虚高，但由于自身体量太小、谈判能力有限，却也奈何不了。尽管三明也把一部分采购权给予了医院，但实际运作并不太理想。从理论上讲，如果和按病种付费更好结合起来，给予医院更大的药品采购权，使医院有更大动力压低药品采购价格；如果可以实现底价采购，就没有药品回扣的空间；没有回扣的刺激，医生就没有滥用药的动力；没有了药物滥用，整体药费自然就会大幅降低。

不可否认，政策试验的力度和限度把握是个两难的问题。事实上，市场和政府都仅仅是具体手段、方式而已。以人民健康作为价值取向③，才

---

① 顾昕：《突破去行政化的吊诡——剖析三明模式的可复制性和可持续性》，《中国医院院长》2016 年第 22 期。

② 王宇：《医保支付结算限价逼退原研药？福建医保办：可以再谈》，《21 世纪经济报道》2017 年 3 月 13 日。

③ 世界银行：《中国：卫生模式转变中的长远问题与对策》，中国财政经济出版社，1994。

应该是最终的取向。医保基金应"以收定支、收支平衡、略有结余"为原则，促进医疗服务技术和质量提高，让公众和医务人员享受改革的红利。如果过分苛求医保基金安全，难免又会回归旧的运作模式。同时，三明政府又着力在帮扶弱势人群、保险共担就医经济风险等方面承担更大责任。改革后，三明市医保基金节余在 2015 年达到最高峰后，及时采取了第三次精准补助和全面按病种付费，将改革的红利分给患者和医生，2016 年的结余开始有所下降。当然，医保支付制度改革是一项复杂的技术工作，很难指望依靠地方的自发性探索来完成，需要中央政府将其当成一个全国性的重大公共产品，调动优质的智力资源来研发、攻关和提供。① 政策试验需要保持一定的力度，但也不能用力过猛、过大而突破底线，甚至会导致混乱，用力太轻、过小则效果不佳。这一切都在考验着决策者和执行者的智慧。正如财政部社会保障司在三明试点调研报告中指出的，"关键在于想不想复制三明经验的'决心'，愿不愿意复制其迎难而上的'勇气'，敢不敢触动当前盘根错节的不合理的既得利益格局"②。有研究表明，1965～1997 年，1/3 的亚洲经济增长是从卫生事业的投入中获得的。③ 因而，把健康融入一切政策，就是要从健康影响因素的广泛性、整体性、社会性角度出发，整合各子体系的健康职责，发挥中国的政治制度优势，对影响健康因素进行全面、综合治理，把卫生体系改革由个别政府部门的业务工作转变为全社会共治的事情。④

第四节　结语：整合是有效治理的路径

卫生政策试验有其必须遵循的逻辑和规律。一方面，卫生政策试验具有方向性和阶段性。另一方面，卫生政策试验具有相对明确的目标。既然是"摸着石头过河"，就意味着从此岸到彼岸，有明确的河对岸，否则就

① 刘远立：《公立医院改革：为何改？如何改？》，《中国卫生》2015 年第 6 期。
② 财政部社会保障司：《"三医"联动，向综合改革要红利——福建省三明市公立医院改革调研报告》，《中国财政》2014 年第 6 期。
③ IMF, *A Better World for All：Progress Towards the International Development Goals*, Washington：Progress Washington Press, 2000.
④ 李玲、江宇：《一切为人民，一切为健康》，《求是》2017 年第 7 期。

不是"过河"了，而是在一望无际、不知东南西北的大海里瞎摸，能否上岸只能靠运气。卫生政策试验要提高制度的整体性和整合能力，防止制度"碎片化"、短期化和局部化。特别是应进一步改革和完善费用分担机制。"钱"是非常有效的试验工具。在新常态下，既要面对强大的利益集团的阻力，又有制度惯性即路径依赖。在政府短期内较难持续增加财政投入的背景下，减少存量的浪费（注重节约医保基金），也可以有效地推动政策试验。"在这场复杂利益博弈的过程中，医保是撬动整个医改的最有力杠杆，是政府手中最能调动全局的'指挥棒'。"① 在卫生政策试验的各个政策行动者中，政府及其官员充当着发起者和推动者的中心角色，社会各团体、个人同样不可或缺地参与了试验过程。在统一框架和法律规范下，要给地方政府实施政策试验以一定的弹性和空间，以便充分发挥其创新能力。同时，由于缺乏有效的政治、经济激励机制，卫生政策试验又是一项有成本的活动，其收益具有滞后效应甚至较难以衡量，还有既得利益的反对和路径依赖等阻碍因素影响，这就提示卫生政策试验取得成果的推广应具有一定的强制性，政府应在制度设计上强化法律效力。对于好的经验做法要及时依靠制度固化政策试验的经验，以克服试点政策持续性较弱、"人离政息"的现象，避免长期处于试验状态。对于卫生政策试验的效果评估，不仅要关注其平均效应，还要考虑同样的政策对于不同的个体可能产生不同的效应，要保证政策相关各方的利益诉求在政策设计中得到充分的表达，并从"集体效应"的角度对试验效果进行评估。公立医院改革试点经验证明了政策试验理论也适用于卫生领域，而且中国政府正在通过政策试验的方式探索建立国家卫生治理现代化体系和提升国家卫生治理能力。

系统性、整合型的改革是三明试点区别于多个地区改革的关键。这些年来，三明市在医保、医疗、医药领域出台了众多的试点政策。当置于历史经验框架之下，我们似乎可以理顺政策与政策之间的逻辑关系，可以看见更为完整的"图景"，看似"眼花缭乱"实则"环环相扣"。三明试点的基本路径，概括起来是三部曲9个字，即："腾空间、调结构、保衔

---

① 来源于访谈资料。

接"。这个路径后来在国家一系列公立医院综合改革政策文件中多次反复提及。三明试点的成功经验在于政府主导，运用"组合拳"进行治理体系整合，促使医疗、医保和医药的协同改革。三明试点在医疗方面通过药品零加成和控制药占比、耗材占比等手段挤出不合理的就医需求；在医保方面进行医保管理体制、支付标准及支付方式改革，试图在控费的同时挤出一批高价药及"无效药"；在医药方面，则推动了国家进行仿制药一致性评价，剔除一批"万能神药"。在不增加原有资源、技术等的基础上，三明市通过理顺政府、市场和民间力量，促进各方利益主体联动，协调了医疗、医保和医药等各方主体之间的关系，较好地进行了卫生治理体系整合。特别是发挥着保障患者、收集医疗信息的重要作用，实现了和患者合理"共谋"，利用信息化手段消除医疗信息不对称弊端，促使医疗提高服务供给质量，迫使医药降低用药成本，有效化解"看病难"、"看病贵"难题，也有助于弥补落后地区政府卫生财政投入不足的困境。不难发现，三明试点存在着通过"挤出不合理需求"来降低医保压力的政策逻辑。这不仅仅涉及医药需求侧政策，还迫切需要医疗服务定价、医保支付方式、医保目录、药品产业等方方面面相关政策与之配合。中国幅员辽阔、地区差异大，卫生政策方案需要在不同的时间点选择性吸收，而不是简单地混合几种方案，要不断地调整政策目标、政策工具以回应不断变化的社会制度环境，才能形成高适应性、高灵活性的"中国模式"、"中国方案"。仅仅政策方案选择是不够的，还需要进行治理体系整合才能生成全国推广、复制的卫生政策。这种体系整合的难度比政策选择要来得复杂，难度高。整合是治理的基础，治理促进整合。[①] 整合可以实现筹资方和服务提供方的契约内部化，降低了契约不完全的程度，有利于激励相容，降低交易成本。整合还要注意各项试验的顺序。三明试点有效解决了卫生领域内存在的多项迫切需要解决的问题，并获得了多个利益相关方的支持，但也受到了受损的利益方的强力阻击。

简而言之，通过从选择向整合转型，顶层制度供给和地方实际需求有

---

① 杨燕绥、胡乃军、赵欣彤：《以城乡居民医保整合为起点构建综合治理机制》，《中国医疗保险》2016 年第 4 期。

效匹配，而且融入公众诉求的政策试验可以最终形成有效的卫生政策创新、扩散机制。正如叶志敏（Winnie Yip）所言："三明医改至少在短期内取得了不错的效果。……三明重新建立了一套以公益性为导向的公立医院制度。"① 这种整合所发挥的体制优势和引擎作用是三明试点取得成效的重要保证。不过，朱恒鹏则认为："经济欠发达、语言朴实的三明的成功，体现的正是中国行政管理体制的独特优势。这个优势包括大政方针中央集中统一、分权定策部门分工制约、经济社会事务地方政府分级管理这样灵活嵌套的三个方面。"②

---

① 叶志敏：《中国医改评述：供给侧改革是关键》，健康界网站，2017 年 2 月 27 日，http://www.cn-healthcare.com/article/20170114/content - 488839.html，最后访问时间：2017 年 11 月 9 日。
② 朱恒鹏：《中国社科院经济研究所副所长：三明医改做对了什么?》，《财经》2017 年第 26 期。

第五章 卫生治理视角下的三明试点效果[*]

> 不以小恶掩大善，不以众短弃一长。
>
> ——宋·朱熹《朱子大全》卷三十七《与刘共父》
>
> 日省吾身，有则改之，无则加勉。
>
> ——宋·朱熹《论语·学而》

宁要微词，不要危机。任何一场改革都不可能十全十美。只要是瑕疵最少的，甚至是对前人有所超越的，都应该肯定。当然，有些瑕疵一旦任其发展就可能是致命的。但这不一定是改革者的错，恰恰是给后来者出的课题。特别是，社会领域的改革一般很难有立竿见影的效果。判断改革借鉴和参考价值，不能纠结于它没有解决的问题，而要看它解决了哪些共性问题。[①] 完善、推进改革的最好举措就是评估。因此，建立有效合理的改革成效评估机制应成为一个不可忽视的选项。

事实上，任何改革最核心的问题就是利益结构的调整。因此，公立医院综合改革整个过程应始终把处理好各方利益摆在首位，这也是卫生治理所要达到的目标。卫生政策理念就是把卫生服务作为公共事务本身价值取向。三明试点就是要围绕"百姓可接受、财政可承担、医保基金可运行、医院发展可持续、医务人员受鼓舞"的卫生治理目标，解决好政府、公

---

[*] 本章部分内容来自于作者发表于《甘肃行政学院学报》2018 年第 1 期的《"三明医改"评估：卫生治理框架的分析》。

[①] 赵鹏：《改革当有排除干扰的穿透力》，《人民日报》2017 年 2 月 22 日第 5 版。

众、医院和医务人员等各方利益。如果没有这个思路，仅仅从某一方去解决，都有可能陷入困境。

绩效评估是辨别成功失败的手段，是各国公共管理实践中普遍采用的一项重要政策工具。地方政府治理绩效评估就是根据一定的目标、方法和尺度，对地方政府的绩效进行测量、考核，反映其工作的实际效果，从而奖优罚劣，促进政府改进工作，提升管理效率和服务质量。[①] 而在治理视角下分析试点效果，有助于后续有针对性校正、修改卫生治理政策和措施。世界卫生组织界定的卫生治理目标被广为接受。尤其是三个最终目标的识别，在有关卫生治理目标的理论中取得了普遍共识。卫生政策试验最终就是为了实现卫生治理目标。不过，考虑改革的长期性，只能通过有目标、分阶段的改革措施实现卫生治理的目标。也就是说，短期内政策试验对于卫生政策的最终目标的影响比较有限。因此本书也将中间目标纳入理论分析框架，并将其转化为可量化的具体指标，用以分析卫生政策试验的效果，试图回答上述问题。

第一节　卫生治理主体间的博弈

阿罗[②]、斯蒂格利茨[③]等众多学者都认为，医疗市场具有很强的特殊性，信息高度不对称是其特征之一。在医疗市场中，患者极度缺乏信息，这增加了患者消费医疗服务时的风险和不确定性。患者只有通过医生才能获得这些信息，而医生恰恰是出售这种"商品"的销售者。然而，患者即便是获得了相关信息，由于医学的专业性，也未必能够做出准确的理解和决定。Darby 和 Karni 将这样的一类"商品"或服务定义为"信任型商品"（credence goods）。[④] 该类"商品"的特点在于，消费者（患者）对

---

① 倪星：《中国地方政府治理绩效评估研究的发展方向》，《政治学研究》2007 年第 4 期。

② Kenneth Arrow, "Uncertainty and the Welfare Economics of Medical Care," *American Economic Review*, 1963, 53（5）：941 – 973.

③ Jeremy Stieglitz, *Economics of public sector*, 2nd edition, New York：W. W. Norton & Company, 1998.

④ Michael Darby, Edi Karni, "Free Competition and the Optimal Amount of Fraud," *Journal of Law and Economics*, 1973, 16：67 – 88.

"商品"的购买决策完全取决于具有专业知识技能的卖方（医院和医生）所提供的信息，甚至在消费后也难以判断卖方（医院和医生）提供的信息的真实性。同时，政府难以了解卖方（医院）的真实成本和效率，很难监管卖方（医院）的经济行为，而买方（患者）更加难以知道卖方（医生）提供的服务中哪些是不必要的。这些不对称涉及卫生体系的方方面面与各个环节，包括医疗保障制度、医疗服务制度、医院监督管理、医药生产流通制度等。由于多重委托－代理关系的存在，政府－医院、医生－患者、供方－第三方等之间的信息不对称加剧了行动者博弈策略的复杂程度。卫生领域的特性使这个领域的任何改革都会涉及如何平衡政府角色与市场角色的问题，都可能关系到卫生服务的最终可及性和服务质量的问题，从而影响整个卫生体制的效率与公平。① 因而，在卫生领域任何一个方面、任何一个环节的改革都并非易事，医改也因此被称为世界性难题。

正因为每一项制度安排，都是各方利益斡旋、妥协、博弈的结果，看待每一项新试点卫生政策，也常常要问，谁受损，谁得益。试点是利益的重新调整，即在精英与草根之间的利益调整。② 与自身利益相一致的时候，治理主体会采取和调整自己的行为策略，以适应政策设计者的期望；与自己的福利最大化追求不一致的时候，相关治理主体在经历一段时间痛苦调整之后，便会很快找到应对新政策的办法，以减少或规避新的对自己不利的行为约束。被称为"利益集团鞭挞者"的美国政治学家曼瑟·奥尔森（Mancur Olson）认为，行会、工会、卡特尔以及议会院外集团等"分利集团"，只关心自身的福利，而不关心社会总福利。一旦他们获得政策影响力，就可能阻碍技术进步、资源合理配置。③

决策者如何推动卫生政策试验？哪些治理主体参与卫生政策试验？作为社会组织系统的重要组成部分，作为一种社会保障制度的改良，公立医

---

① 王绍光、樊鹏：《中国式共识型决策："开门"与"磨合"》，中国人民大学出版社，2013。
② 卢岚：《从"摸着石头过河"到"架桥过河"——中国社会转型路径探微》，《西北农林科技大学学报》（社会科学版）2014年第3期。
③ Mancur Olson, "The Logic of Collective Action: Public Goods and the Theory of Groups," *Social Forces*, 1971, 52（1）：159-192.

院改革自然会涉及相关利益的调整，包括政府及官员、医院及医生、药企及药品生产供应商和患者等。这里面，政府及其官员在卫生政策试验中充当着发起者和推动者的中心角色。同时，企业、社会各团体、个人同样不可或缺地参与了卫生政策试验过程。政府，一方面要放松对公立医院的行政规制，另一方面又要承担对公立医院的投入和监管职责。地方官员，政绩和升迁一般不取决于卫生体系改革的进展，自然不愿意去解决那些复杂的问题——如公立医院的逐利行为等①，除非有特殊的外部压力。公立医院，一方面是实现人民对公平社会核心目标诉求的重要载体、维护社会和谐稳定的"压舱石"②；另一方面作为社会经济活动中的"经济人"，追求自身利益最大化，难免在很大程度上造成卫生资源浪费并助推卫生费用非理性上涨。医生，一方面教育成本高、执业风险高，另一方面提供卫生服务所受激励的强度则受制于价格规制的方式和人事薪酬制度。药企，一方面存在激烈的市场竞争；另一方面低投入抑制了医药产业发展，无法满足医学发展的需求。卫生政策改革是关系到每个人幸福安康的制度安排。③ 患者及其家属是最广泛的卫生政策的践行者与受惠者，却缺乏组织性，天然是没有议价能力的。卫生政策应以保护他们的基本利益为目的。然而，包括卫生政策在内的社会保障制度是在"大数法则"的基础上建立起来的，民众的行为往往与社会保障制度属性及建立原则相背离。④ 正如萧庆伦教授所说的，中国医改还有一个重要问题就是要提高患者的医学素养。⑤ "医学还没有进步到那个理想的程度，并不是所有的疾病都是可以治愈的，但中国民众似乎不清楚或者不愿意接受这点。简单地将医患关

---

① 世界银行集团、世界卫生组织、财政部、国家卫生和计划生育委员会、人力资源和社会保障部：《深化中国医药卫生体制改革——建设基于价值的优质服务提供体系》，北京，2016。

② 刘远立：《公立医院改革：为何改？如何改？》，《中国卫生》2015 年第 6 期。

③ 刘国恩：《经济增长与国家医改——关于"中国梦"的实质》，《卫生经济研究》2014 年第 1 期。

④ 王增文、林闽钢：《中国社会保障治理能力现代化问题》，《贵州社会科学》2015 年第 33 期。

⑤ Winnie Chi Man Yip, William Hsiao, Wen Chen, et al., "Early Appraisal of China's Huge and Complex Health-care Reforms," *The Lancet*, 2012, 379 (9818): 833 – 842.

系等同于消费关系。"①

　　按照经济学的一般理论，各个卫生治理主体都是财富最大化或者效用最大化者，无论政府、团体、个人，其政策动机的最终目的都是最大化自己的利益。由于利益不同，以及为卫生政策试验所承担的风险不同，各参与主体呈现大相径庭的政治考量。卫生政策试验要使各利益相关集体在按新的政策行动时的收益大于按旧政策行动时的收益，或是实现在不使任何人收益减少的情况下，至少使一个人收益增加，即"帕累托改进"。要做到这一点，一个基本前提就是要保证试点的卫生政策相关各方的利益诉求在政策设计中得到充分的表达。任何一项政策试验，都是一个完整的有机构成体，哪个环节出问题都会影响试验效果。随着社会成员利益表达和维护意识的萌发，对国家卫生治理有效性提出了严峻挑战。新常态下，必须要首先调整社会利益结构，保障社会各阶层的合法权益，让社会各阶层真正共享经济发展的成果。然而，现实中，民众的狭隘与短视行为会存在于卫生政策试验的每一个环节，从理性经济人的视角来看，其行为会存在较强的"利己主义"倾向，对于政策关注的视角偏重于个体利益和短期利益。为此，要看一项卫生政策试验的绩效如何，需要从各个治理主体的角度来加以评价。而且对地方卫生治理绩效进行科学客观地评估，也是提高地方卫生治理能力的重要环节。②

第二节　试点的卫生治理绩效

一　从患者视角看

　　健康指标不是短时间的改革措施可以反映出来的，而效率指标的定义则从不同角度理解不同。为此，本章选择财务风险保护性和反应性作为主要评估指标。公立医院改革内容繁多，但公众评价改革是否取得成效重点关注两个方面，一个是有没有缓解"看病贵"问题，另一个是

---

① 来源于访谈资料。
② 倪星：《中国地方政府治理绩效评估研究的发展方向》，《政治学研究》2007 年第 4 期。

有没有缓解"看病难"问题。从这个视角出发，评价"看病贵"问题是否缓解，本章选取次均门诊费用、次均住院费用、个人自付费用等主要指标进行分析；评价"看病难"问题是否缓解，选取公立医院医师人均工作量、基层医疗机构和公立医院业务量对比等主要指标进行分析。

（一）客观数据：可及性与风险保护

1. "看病贵"问题

1) 医疗费用分析

一是从三明纵向分析。从表 5-1 可见，2011～2016 年，三明市 22 所县级及以上公立医院次均门诊费用呈逐年缓慢上升趋势，低于同期全省和全国水平。2012 年升幅 0.24%，2013 年升幅在 5.89%～9.09%。2011～2016 年，三明市 22 所县级及以上公立医院次均住院费用呈先下降后缓慢上升趋势，低于同期全省和全国水平。2012 年升幅为 1.17%，2013 年降幅为 5.49%，下降明显。2014 年升幅为 3.74%，2015 年升幅为 6.30%，2016 年升幅为 2.18%。

二是从福建省横向分析。从表 5-1 可见，2011～2016 年，福建省县级及以上公立医院次均门诊费用呈逐年增长趋势。2012 年增幅为 5.17%，2013～2015 年增幅为 7.83%～10.83%，增幅较大，维持在 10% 左右。2016 年开始出现较大幅度下降到 4.63%。2011～2016 年，福建省县级及以上公立医院次均住院费用呈逐年增长趋势。2012 年增幅 2.26%，2013～2015 年增幅为 9.16%～11.55%，增幅增大，大都超过了 10%。2016 年开始出现较大幅度下降到 2.42%。

三是从全国横向分析。从表 5-1 可见，2011～2016 年，全国县级及以上公立医院次均门诊费用呈逐年增长趋势。2012 年、2013 年增幅分别为 7.33%、7.50%。2014 年、2015 年升幅分别为 6.59%、6.14%，增幅稍有放缓，但仍维持在 6% 以上。2016 年下降到 4.80%。2011～2016 年，全国县级及以上公立医院次均住院费用呈逐年增长趋势。2011～2015 年增幅维持 6% 左右，2016 年下降到 4.49%。

表5-1　2011~2016三明市、福建省以及全国公立医院医疗费用增幅比较

地区	年份	次均门急诊费用		次均住院费用	
		金额（元）	环比（%）	金额（元）	环比（%）
三明市	2011	119.46	—	4907.26	—
	2012	119.75	0.24	4964.64	1.17
	2013	128.07	6.95	4692.32	-5.49
	2014	139.71	9.09	4867.63	3.74
	2015	147.94	5.89	5174.30	6.30
	2016	158.54	7.17	5287.11	2.18
福建省	2011	149.19	—	6301.12	—
	2012	156.90	5.17	6443.68	2.26
	2013	173.89	10.83	7034.21	9.16
	2014	187.5	7.83	7846.80	11.55
	2015	207.5	10.67	8695.10	10.82
	2016	217.1	4.63	8905.40	2.42
全国	2011	180.2	—	6909.90	—
	2012	193.4	7.33	7325.10	6.01
	2013	207.9	7.50	7858.90	7.29
	2014	221.6	6.59	8290.50	5.49
	2015	235.2	6.14	8833.00	6.54
	2016	246.5	4.80	9229.70	4.49

数据来源："健康三明"网站、2012~2017年《中国卫生计划生育统计年鉴》。

2）公众负担费用分析

从表5-2可见，农村居民住院次均费用负担①由2011年的26.74%下降到2016年的11.98%，城市居民费用负担从2011年的10.56%下降到2016年的5.62%；从表5-3可见，职工住院次均费用负担由2011年的4.83%下降到2016年的2.62%；从表5-4可见，职工门诊费用负担从2011年的0.20%下降到2013年的0.14%。

2011~2016年，不管是职工还是城乡居民，不管是住院费用还是门诊费用，病人费用负担均呈逐年下降趋势。国务院发展研究中心的调查统计发现，2014年全国职工医保的实际报销比例为53.8%，城乡居民医保实际报销比例为44.9%，新农合的实际报销比例为38.0%②，均远远低于

① 指病人自付部分费用占当地职工、农民、城镇居民年平均收入的比重。
② 杨学义：《为何职工还感觉"看病贵"？实际报销比例并不高》，《工人日报》2017年1月8日第3版。

三明市职工医保和城乡居民医保的实际报销水平。说明相对于 2011 年、相对于全国而言，三明市民看病负担逐年减轻。同时，两类医保间补偿差异逐步缩小。城镇职工与城乡居民医保补偿差异逐渐降低，城乡居民医保中农民费用负担下降速度高于城市，更趋于公平。就住院费用而言，二者次均统筹基金支付费用差额由 2011 年的 2846 元降低到 2016 年的 1091 元，其中次均自付费用差额由 376 元降低到 22 元，两类医保差异逐步降低。

表 5 - 2　2011 ~ 2016 年改革前后三明市城乡居民医保住院次均费用变化情况

年份	次均费用（元）	城乡居民医保住院费用				农村		城市	
		次均统筹基金支付（元）	比重（%）	自付金额（元）	比重（%）	人均可支配收入（元）	费用负担（%）	人均可支配收入（元）	费用负担（%）
2011	4082	1889	46.26	2194	53.74	8205	26.74	20778	10.56
2012	4156	2309	55.55	1848	44.45	9375	19.71	23429	7.89
2013	3876	2315	59.73	1561	40.27	10532	14.82	22890	6.88
2014	4081	2356	57.72	1725	42.28	11665	14.78	25197	6.84
2015	4291	2534	59.05	1757	40.95	12806	13.86	27393	6.48
2016	4275	2608	61.01	1667	38.99	13918	11.98	29677	5.62

数据来源：三明市医改办提供数据、"健康三明"网站、2012 ~ 2017 年三明统计年鉴、三明市统计局网站。

表 5 - 3　2011 ~ 2016 年改革前后三明市城镇职工医保住院次均费用变化情况

年份	次均费用（元）	职工医保住院费用				在岗职工平均工资（元）	费用负担（%）
		次均统筹基金支付（元）	比重（%）	自付金额（元）	比重（%）		
2011	6553	4735	72.26	1818	27.74	37603	4.83
2012	5805	4084	70.35	1721	29.65	42299	4.07
2013	5084	3566	70.15	1518	29.85	47374	3.20
2014	5224	3588	68.69	1636	31.31	52087	3.14
2015	5343	3728	69.77	1615	30.23	57807	2.79
2016	5344	3699	69.22	1645	30.78	62712	2.62

数据来源：三明市医改办提供数据、"健康三明"网站、2012 ~ 2017 年三明统计年鉴。职工平均工资根据福建省统计局及福建省人力资源和社会保障厅文件（闽人社文〔2012〕181 号、闽人社文〔2012〕181 号、闽人社文〔2014〕146 号、闽人社文〔2015〕173 号、闽人社办〔2016〕129 号、闽人社办〔2017〕137 号）整理而成（下同）。

表 5 - 4   2011 ~ 2016 年改革前后三明市城镇职工医保门诊次均费用变化情况

年份	次均费用（元）	职工医保门诊院费用				在岗职工平均工资（元）	自付费用负担（%）	次均费用/在岗职工平均工资（%）
		次均统筹基金支付（元）	比重（%）	自付金额（元）	比重（%）			
2011	119.14	30.27	25.41	88.87	74.59	37603	0.20	0.317
2012	118.13	36.28	30.72	81.84	69.28	42299	0.16	0.279
2013	118.80	41.35	34.80	77.45	65.26	47374	0.14	0.251
2014	144.70	——	——	——	——	52087	——	0.278
2015	153.53	——	——	——	——	57807	——	0.266
2016	155.79	——	——	——	——	62712	——	0.248

数据来源："健康三明"网站、2012 ~ 2017 年三明统计年鉴、福建省统计局及福建省人力资源和社会保障厅文件。

2. "看病难"问题

1）诊疗服务量分析

一是从三明纵向角度看。从表 5 - 5 可见，2011 ~ 2016 年，三明市 22 所县级及以上公立医院门急诊人次数持续呈上升趋势。2012 年升幅 11.50%，2013 年升幅 4.24%，2014 年升幅 2.95%，2015 年升幅 0.57%，2016 年升幅 7.11%。基层医疗卫生机构门急诊人次数持续呈上升趋势。2012 年升幅 10.03%，2013 年升幅 12.12%，2014 年升幅 10.45%，2015 年升幅 13.88%，2016 年升幅 32.70%。基层医疗机构与公立医院的比例呈上升趋势，由 2011 年的 34.65% 上升到 2016 年的 55.19%。

2011 ~ 2016 年，三明市 22 所县级及以上公立医院入院人次数持续呈上升趋势。2012 年升幅 9.24%，2013 年升幅 12.69%，2014 年升幅 5.80%，2015 年降幅 2.58%，2016 年升幅 4.97%，升幅放缓。基层医疗卫生机构入院人次数持续呈下降趋势。2012 年降幅 27.89%，2013 年降幅 5.00%，2014 年降幅 12.03%，2015 年降幅 5.13%，2016 年降幅 9.91%。基层医疗机构与公立医院的比例呈下降趋势，由 2011 年的 81.51% 下降到 2016 年的 31.55%，下降较为明显。

二是从福建省横向角度看。从表 5 - 5 可见，2011 ~ 2016 年，福建省县级及以上公立医院门急诊人次数呈逐年增长趋势，增幅有所放缓，但

2016 年有所回升。基层医疗卫生机构门急诊人次数持续呈 U 形趋势。2012 ~ 2015 年升幅持续放缓，2016 年升幅 3.30%。基层医疗机构与公立医院的比例呈下降趋势，由 2011 年的 142.31% 下降到 2016 年的 127.96%。

2011 ~ 2016 年，福建省县级及以上公立医院入院人次数呈先上升后下降趋势。在 2011 ~ 2014 年持续增长后，2015 年出现拐点，增幅下降较为明显。基层医疗卫生机构入院人次数持续呈下降趋势。基层医疗机构与公立医院的比例呈下降趋势，由 2011 年的 39.96% 下降到 2015 年的 22.69%，下降较为明显，但 2016 年出现稍微增长。

三是从全国横向角度看。从表 5 - 5 可见，2011 ~ 2015 年，全国县级及以上公立医院门急诊人次数呈逐年增长趋势但升幅放缓。基层医疗卫生机构门急诊人次数增幅呈逐年放缓趋势，2015 年出现负增长后，2016 年有所回升。基层医疗机构与公立医院的比例呈下降趋势，由 2011 年的 185.41% 下降到 2016 年的 153.33%。

2011 ~ 2016 年，全国县级及以上公立医院入院人次数呈逐年增长趋势，增幅呈 U 形。基层医疗卫生机构入院人次数呈先增加后下降再增加，有波动，2014 年出现拐点后持续呈下降趋势，2016 年有所回升。基层医疗机构与公立医院的比例呈下降趋势，由 2011 年的 39.89% 下降到 2016 年的 28.24%，下降较为明显。

从表 5 - 5 可见，三明市公立医院诊疗服务量继续保持增长，但增长速度在逐年降低，与全国和全省情况一致。这说明改革过程中，医院没有出现推诿病人的现象，医务人员服务积极性得到了有效保护。不过，要尽快减轻医务人员长期超负荷工作的压力。虽然门急诊服务量在增加，但基层医疗机构与公立医院在门急诊服务量的比值逐步上升。这说明基层医疗机构承担门诊服务的能力逐步增强，提高基层报销比例等引导病人基层就诊的政策效果有所体现。有关政策措施在一定程度上分担了公立医院承担的门急诊工作量。不过，与全国和全省情况一致，基层医疗机构与公立医院在住院服务量方面比值逐步下降，说明公立医院承担的住院工作量增速仍高于基层医疗机构。这可能与比公立医院改革晚 2 年多（2014 年 5 月）才开始实施第二轮基层综合改革的政策效果还未能体现有关，也可能是卫生服务供方纵向整合尚没有太多措施（2017 年才开始开展全民健康四级工程试点）有关。

表 5 – 5　2011～2016 年三明市、福建省以及全国医疗服务量变化情况

地区	年份	门急诊人次数					入院人次数				
		公立医院		基层医疗机构		基层/医院	公立医院		基层医疗机构		基层/医院
		人次数（万人次）	环比（%）	人次数（万人次）	环比（%）	（%）	人数（万人次）	环比（%）	人数（万人次）	环比（%）	（%）
三明	2011	454.6	—	157.5	—	34.65	23.8	—	19.4	—	81.51
	2012	506.9	11.50	173.3	10.03	34.19	26.0	9.24	14.0	−27.89	53.85
	2013	528.4	4.24	194.3	12.12	36.77	29.3	12.69	13.3	−5.00	45.39
	2014	544.0	2.95	214.6	10.45	39.45	31.0	5.80	11.7	−12.03	37.74
	2015	547.1	0.57	243.7	13.56	44.54	30.2	−2.58	11.1	−5.13	36.75
	2016	586.0	7.11	323.4	32.70	55.19	31.3	4.97	10.0	−9.91	31.55
福建	2011	6631.3	—	9436.8	—	142.31	280.8	—	112.2	—	39.96
	2012	7477.4	12.76	10051.9	6.52	134.43	329.5	17.34	124.9	11.32	37.91
	2013	7997.1	6.95	10597.4	5.43	132.52	349.7	6.13	117.2	−6.16	33.51
	2014	8479.4	6.03	10797.4	1.89	127.34	411.5	17.67	100.9	−13.91	24.52
	2015	8429.1	−0.60	10824.0	0.25	128.41	409.9	−0.39	93.0	−7.83	22.69
	2016	8738.2	3.67	11181.0	3.30	127.96	368.2	−10.17	88.0	−5.37	23.90
全国	2011	205254.4	—	380559.8	—	185.41	9707.5	—	3774.7	—	38.89
	2012	228866.3	11.50	410920.6	7.98	179.55	11331.1	16.73	4253.9	12.69	37.54
	2013	245510.6	7.27	432431.0	5.23	176.14	12315.2	8.68	4300.7	1.10	34.92
	2014	264741.6	7.83	436394.9	0.92	164.84	13414.8	8.93	4094.2	−4.80	30.52
	2015	271243.6	2.46	434192.7	−0.50	160.07	13721.4	2.29	4036.6	−1.41	29.42
	2016	284771.6	4.99	436663.0	0.57	153.33	14750.5	7.50	4165.0	3.18	28.24

数据来源："健康三明"网站、2012～2017 年三明统计年鉴、2012～2017 年中国卫生计划生育统计年鉴。

2）医生工作量和转外就医情况分析

从表 5 – 6 可见，三明市医师人均日均承担诊疗人次维持在 9 人次左右、医师人均日均承担住院日维持在 3 人次左右，但医师人均日均承担诊疗人次、医师人均日均承担住院日均高于全国平均水平，说明医生工作量维持在较高水平。

表 5 – 6   2011～2016 年三明市、福建省以及全国医生工作量比较

地区	年份	执业（助理）医师人数①（人）	工作量	
			医师人均日均承担住院日（日）	医师人均日均承担诊疗人次（人次）
三明	2011	—	—	—
	2012	2402	8.89	3.00
	2013	2473	9.06	3.05
	2014	2584	9.25	3.03
	2015	2609	9.42	3.03
	2016	2971	—	—
福建	2011	59225	8.95	2.47
	2012	63449	9.52	2.60
	2013	69243	9.51	2.59
	2014	71809	9.47	2.54
	2015	74660	9.70	2.60
	2016	79685	9.60	2.50
全国	2011	2466094	7.20	2.50
	2012	2616064	7.60	2.70
	2013	2794754	7.70	2.70
	2014	2892518	8.00	2.70
	2015	3039135	7.80	2.60
	2016	3191005	7.80	2.60

数据来源：三明市医改办提供数据、"健康三明"网站、2012～2017 年三明统计年鉴、2012～2017 年福建卫生计生统计资料汇编、2012～2017 年中国卫生计划生育统计年鉴。

从图 5 – 1 可见，三明市转外就医人次数占比由 2010 年的 14.43% 下降到 2016 年的 9.66%，转外就医基金占比由 2010 年的 7.85% 下降到 2016 年的 6.34%。两个指标保持一致，并均呈下降趋势。说明，三明市医疗质量和技术水平还是有一定的提升，起码没有明显下降，留住了相当一部分原本外转的病人。也有研究表明，三明市医疗服务的使用量并未受到改革政策的影响。[2]

从表 5 – 6 可见，医师人均工作量小幅增长。不过，转外就医人数较为平稳，没有因为改革导致病人流向出现异常；外转病人大都是病情相对

---

① 三明市医生人数为医院执业（助理）医师人数，福建省和全国数据则包括基层医疗机构执业（助理）医师人数。

② Hongqiao Fu, Ling Li, Mingqiang Li, et al., "An Evaluation of Systemic Reforms of Public Hospitals: the Sanming Model in China," *Health Policy and Planning*, 2017, 32 (8): 1135 – 1145.

较重的病人，医疗费用花费也相对高。如果大量病人外转，说明当地医疗服务水平下降，也可以带来区域内次均费用下降。从图 5 - 1 可见，2011～2016 年，三明市外转基金占比维持稳定，甚至略微下降。转外就医的病种也逐年减少。①

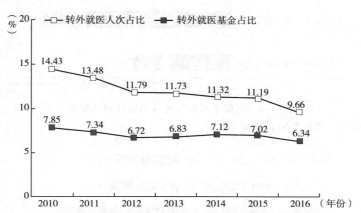

图 5 - 1　2010～2016 年三明市城镇职工医保转外就医人次和基金支出变化
数据来源："健康三明"网站。

（二）主观获得感：满意度

根据一项第三方对三明市居民医改评价的资料：2016 年 9 月 19～22 日对三明市全市号码段进行随机抽样，设计样本量 300 名，实际完成 250 名。对近一年内在三明市二级以上医院的门诊或住院部门就诊的患者或基本参与患者各环节的亲友进行了电话调查，调查三明市医改成效的认可情况及三明市相关医院的满意度。

从图 5 - 2 可见，从整体评价来看，78.6% 的受访者认为医改是成功的，达到了期望的效果。

从图 5 - 3 可见，这项三明市居民医改评价的资料还显示：当询问受访者对医改各个方面成效的评价时，受访者普遍认为服务质量、医疗费用均有明显改善，其中 83.2% 的受访者认同医改后医护人员的服务态度有所改善，78.1% 的受访者认为医改后医院的药品价格有所下降。

这与北京大学一项对三明医改的患者满意度调查相一致。该调研也发

———————————

①　来源于访谈资料。

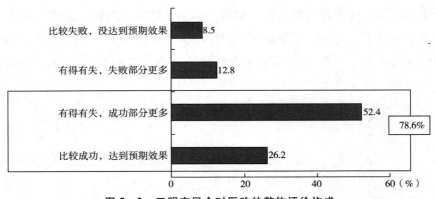

图 5 – 2　三明市民众对医改的整体评价构成

资料来源：G 省医改办提供数据。

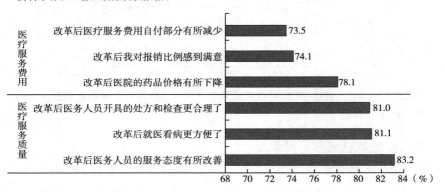

图 5 – 3　三明市民众对医改具体成效评价

资料来源：G 省医改办提供数据。

现三明市民的总体满意度较高，认同医改取得的成效。[①] 受访患者对医改非常满意的占 4.30%，满意的占 45.43%，较为满意的占 29.30%，18.01% 的受访患者表示不满意，2.96% 的受访患者非常不满意。整体的满意度为 79.03%。该研究还发现居住地、家庭人均年收入、医保类型、主要就诊医疗卫生机构类型对于患者对医改的满意度均无显著影响。这从另一个角度，印证了三明试点改革的公平性。

而在另一项研究中，90.87% 的样本对三明医改具有较高的认同度且具有意愿支付一定比例的医改补偿资金，且与医改前相比较，人们对医改

---

① 阳明春、林凤闺蓉、管晓东等：《"三明医改"患者满意度调查研究》，《中国药房》2017 年第 18 期。

的认同度和支付意愿值均有较大的提高。^①

二　从医院和医生视角看

卫生治理目标能不能实现最终很大程度上要依靠医生的服务行为。医院和医护人员评价改革是否取得成效重点关注两个方面，一是医院发展能否持续，二是医护人员收入待遇提高与否。所以从医院和医护人员视角，本节主要从医院收入结构、医务人员收入、医务人员流动性等方面分析。

（一）医院：可持续性、效率、质量

1. 医院经济运营

从图 5-4 可见，2012~2016 年三明医药总收入增幅总体维持在 10% 左右，明显低于改革前的 15% 以上的增长速度，改革前每 5 年就翻一番，改革后得到明显降低，并明显低于福建省 15%~18% 的水平。三明市 22 家医院遏制了医药费用大幅增长的势头，对医药总费用控制成效明显。另外，公立医院的财务状况保持平稳。2014 年，全市 22 家县级以上医院结余 1.2 亿元，首次实现全部正结余。2015 年结余 7862.2 万元，2016 年结余 15394.02 万元。^②

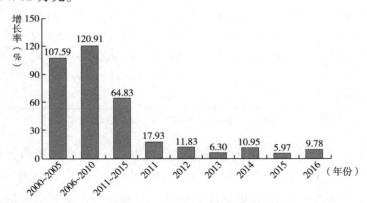

图 5-4　2005~2016 年三明市 22 家县级以上公立医院医药总收入增长情况
数据来源："健康三明"网站。

---

① 陈成吨、刘思诸：《三明医改对城乡社区居民支付意愿影响的实证研究》，《发展研究》2017 年第 3 期。
② 《三明市卫计委副主任于修芹在全面推开城市公立医院综合改革现场会上的发言》，三明，2017 年 4 月 24 日。

从表 5 - 7 可见，三明市药品耗材收入占比逐年下降，从 2011 年的 60.06% 下降到 2016 年的 33.16%，比同期全省平均水平低 10 多个百分点，改变了以往物耗占比高位运行的状况；医务性收入占比则逐年增加，从 2011 年的 39.94% 上升到 2016 年的 66.84%。说明通过调整服务价格，改善了医院收入结构，增加了医务性收入。借鉴三明做法后，福建全省从 2015 年开始出现拐点，医药总收入环比增长从原来的 15% 以上下降到 9% 以下；医务性收入占比开始增长，药品耗材收入占比开始下降。

表 5 - 7 2011~2016 年三明市以及福建省公立医院收入情况比较

地区	年份	医药总收入		医务性收入①		药品耗材收入	
		金额(亿元)	环比(%)	金额(亿元)	占比(%)	金额(亿元)	占比(%)
三明市	2011	16.90	—	6.75	39.94	10.15	60.06
	2012	18.90	11.86	9.72	51.45	9.18	48.55
	2013	20.08	6.25	12.39	61.72	7.69	38.28
	2014	22.29	10.95	14.06	63.07	8.23	36.93
	2015	23.62	5.97	15.30	64.78	8.32	35.22
	2016	25.93	9.78	17.33	66.84	8.60	33.16
福建省	2011	283.60	—	120.79	42.59	162.85	57.41
	2012	338.00	19.16	153.35	45.37	184.63	54.63
	2013	391.50	15.83	180.03	46.05	211.22	53.95
	2014	452.10	15.48	201.30	44.40	250.80	55.60
	2015	492.18	8.87	241.00	48.97	251.18	51.03
	2016	532.49	8.19	286.67	53.94	245.82	46.06

数据来源："健康三明"网站、2012~2017 年福建卫生计生统计资料汇编。

从表 5 - 8 可见，与 2011 年相比，三明市 22 家公立医院药品费用同比，2012 年下降 7.5%，2013 年下降 24.60%，2014 年上升 7.58%，2015 年下降 0.33%，2016 年上升 1.64%，与福建省及全国公立医院改革前情况持续维持 15%~30% 的高增长率形成鲜明对比。改革后，三明市公立医院门诊、住院次均药品费用均呈逐年下降趋势，门诊和住院次均药费均低于福建省和全国同期水平。借鉴三明做法后，福建全省从 2015 年

_____

① 医务性收入包括检查化验、床位诊察护理、手术治疗。

开始出现拐点，门诊次均药品费用和住院次均药品费用环比开始下降，并出现负增长现象。

表 5 – 8　2011～2016 年三明市、福建省以及全国公立医院药品费用增幅比较

地区	年份	药品费用		门诊次均药品费用		住院次均药品费用		卫生材料费用	
		金额（亿元）	环比（%）	金额（元）	环比（%）	金额（元）	环比（%）	金额（亿元）	环比（%）
三明市	2011	8.13	—	57.90	—	2282.10	—	2.02	—
	2012	7.52	– 7.50	51.85	– 10.45	1707.29	– 25.19	1.66	– 17.82
	2013	5.67	– 24.60	47.40	– 8.58	1126.67	– 34.01	2.02	16.76
	2014	6.10	7.58	53.16	12.15	1076.64	– 4.44	2.13	5.45
	2015	6.08	– 0.33	55.54	4.48	1016.21	– 5.61	2.24	5.16
	2016	6.18	1.64					2.41	7.59
福建省	2011	117.8	—	67.8		2520.1	—	45.05	
	2012	133.4	13.24	76.6	12.98	2621.9	4.04	51.23	13.71
	2013	151.5	13.57	83.4	8.88	2679.9	2.21	59.72	16.57
	2014	180.9	19.43	93.8	12.47	3049.1	13.78	69.87	17.01
	2015	—		98.7	5.22	3030.4	– 0.61		
	2016	—		93.0	– 5.77	2615.6	– 13.69		
全国	2011	4715.3		92.8	—	2903.7	—	920.9	
	2012	5696.2	20.80	99.3	7.00	3026.7	4.24	1090.2	18.38
	2013	6383.0	12.06	104.4	5.13	3116.3	2.96	1442.4	32.31
	2014	7156.2	12.11	109.3	4.69	3187.1	2.27	1815.9	25.89
	2015	7542.4	5.40	113.7	4.03	3259.6	2.27	2125.5	17.05
	2016	7970.2	5.67	115.1	1.23	3195.6	– 1.97	2555.4	20.23

数据来源：三明市医改办提供数据、2012～2017 年福建卫生计生统计资料汇编、2012～2017 年中国卫生计划生育统计年鉴、国家统计局网站。

2. 医院运营效率

从表 5 – 9 可见，2011～2016 年，三明市平均住院天数基本上呈逐年下降趋势，减幅增大。平均住院日的缩短，表明三明市医疗服务能力逐步得到提升。2011～2016 年，床日均费用呈逐年增长趋势。每床日平均费用逐年上升，主要是与降低住院天数和提高医疗服务价格有关。病床使用率除了 2015 年短暂性下降到 85.20% 外，其他时间都呈现缓慢上升趋势。

病床使用率与福建和全国变化趋势一样，维持在较高水平。2013年以后，每百门急诊入院人次数基本维持在5.6人次左右，稍高于福建和全国水平。

2011～2016年，福建省平均住院天数在8.70～9.19天，保持平稳状态。2011～2015年，床日均费用呈逐年增长趋势，2016年开始出现负增长。2011～2015年，福建省的病床使用率由2011年的90.05%下降到2015年的82.5%，呈现逐年下降趋势，下降较为明显。2016年回升到86.3%。同期，每百门急诊入院人次数维持在4.50人次左右。

2011～2016年，全国平均住院天数呈逐年下降趋势，但高于三明和福建省水平。2011～2016年，床日均费用呈逐年增长趋势，但增幅有所放缓。同期，病床使用率逐年下降，直至2016年开始回升。每百门急诊入院人次数稍有上升，从2011年的4.9人次上升到2016年的5.4人次。

表5-9　2011～2016年三明市、福建省以及全国公立医院卫生服务利用增幅比较

地区	年份	每床日平均费用		平均住院日		每百门急诊入院人次数	病床使用率（%）
		金额（元）	环比（%）	天数	环比（%）		
三明市	2011	514.30	—	9.60	—	—	—
	2012	524.33	1.95	9.37	-2.40	4.88	88.06
	2013	540.59	3.10	8.68	-7.36	5.63	88.24
	2014	582.95	7.84	8.35	-3.80	5.79	88.57
	2015	620.42	6.43	8.34	-0.12	5.49	85.20
	2016	635.47	2.43	8.43	0.11	5.30	92.30
福建省	2011	685.65	—	9.19	—	4.30	90.05
	2012	736.42	7.40	8.75	-4.79	4.49	91.60
	2013	804.83	9.29	8.74	-0.11	4.50	88.4
	2014	901.93	12.06	8.70	-0.46	4.45	86.0
	2015	999.44	10.81	8.70	0	4.44	82.5
	2016	989.48	-1.00	9.00	3.45	4.44	86.3
全国	2011	658.00	—	10.50	—	4.90	88.5
	2012	716.80	8.94	10.20	-2.86	5.10	90.1
	2013	782.70	9.19	10.00	-1.96	5.20	89.0
	2014	843.80	7.81	9.80	-2.00	5.20	88.0
	2015	903.10	7.03	9.80	0	5.20	85.4
	2016	965.30	6.89	9.60	-2.04	5.40	91.0

数据来源："健康三明"网站、2012～2017年福建卫生计生统计资料汇编、2012～2017年中国卫生计划生育统计年鉴。

3. 医疗技术水平

根据三明市医改办提供资料显示：新技术、新项目从 2011 年新增 50 项上升至 2016 年新增 114 项，上升 128%。重点专科建设情况（含院内重点专科）从 2011 年 51 项上升至 2016 年 66 项，上升 29.41%。ICU 建设从 2011 年 4 家医院上升至 2016 年 14 家医院，县（市、区）覆盖率达 91.7%（仅泰宁县无 ICU）。医疗质量稳步提升，患者住院总死亡率从 2011 年 0.46% 下降至 2016 年 0.31%。新生儿患者总住院死亡率从 2011 年 0.14% 下降至 2016 年 0.08%。手术患者总住院死亡率从 2011 年 0.17% 下降至 2016 年 0.07%。急危重症病人抢救成功率从 2011 年 91.98% 上升至 2016 年 95.3%。压疮发生率从 2011 年 0.025% 下降至 2016 年 0.017%。Ⅲ级、Ⅳ级手术例数从 2014 年 18408 台上升至 2016 年 28276 台，上升 53.6%。北京大学和武汉大学等已有的基于医院运行数据的研究分析提示：Ⅰ类切口愈合率、医院感染率、患者满意度和急诊危重病人抢救成功率等直接衡量医疗质量的指标并没有在 2013 年前后发生显著下降，三明市公立医院质量与安全指标均没有下降。[1] 不过，三明市整体医疗服务能力仍不高。根据第三方研究机构香港艾力彼研究中心排名榜，2015～2017 年连续 3 年三明市唯一的三甲医院三明市第一医院在中国地市级城市医院竞争力排名位于 200 位至 350 位间。[2] 现场调研发现，该院省临床重点专科仅有 1 个，ICU 床位占比约 2%，CD 型病案占比约 20%，手术病案占比约 1/4，其中微创手术占比约 1/5，年介入手术、微创手术占出院病案的比例有下降趋势。

（二）医务人员：薪酬与流动性

1. 工资薪酬方面

从表 5 - 10、表 5 - 11 可见，2016 年 22 家公立医院发放工资总额达

---

[1] Hongqiao Fu, Ling Li, Mingqiang Li, et al., "An Evaluation of Systemic Reforms of Public Hospitals: the Sanming Model in China," *Health Policy And Planning*, 2017, 32（8）: 1135 - 1145；王忠海、毛宗福、李滔等：《药品集中采购政策改革试点效果评析——以福建省三明市为例》，《中国卫生政策研究》2015 年第 1 期。

[2] 庄一强、曾益新：《医院蓝皮书：中国医院竞争力报告（2016）》，社会科学文献出版社，2016；庄一强、曾益新：《医院蓝皮书：中国医院竞争力报告（2017）》，社会科学文献出版社，2017；庄一强：《医院蓝皮书：中国医院竞争力报告（2017～2018）》，社会科学文献出版社，2018。

9.83 亿元，较 2011 年的 3.82 亿元增长 157.33%。医务人员年人均收入从改革前 2011 年 4.75 万元增加到改革后 2016 年 9.45 万元，年均增长率为 14.75%。其中，2016 年院长年薪从 26.1 万到 42.4 万不等，主任医师年薪基本达到 20 万元以上。不管哪一级别，医务人员阳光收入均远高于改革前的收入水平，职业认同感得到提升。院长薪酬的增速大于医生的速度。访谈结果显示：公立医院医务人员目标薪酬兑现率为 80% 左右，医务人员的收入增幅为 30%～200%，其中外科、妇产、儿科等操作性较多的科室医务人员阳光收入增加幅度较大。"有些科室虽然总体收入（没有了以往的药品回扣、红包等）可能有所下降，但拿得更加心安理得。"[1]在一定程度上提高了医务人员薪酬满意度与工作积极性，激发医院走内涵发展之路。这在 2017 年将乐县医院主动对外公开医务人员的薪酬清单中得到印证。2016 年，医务人员平均工资是全市职工平均工资的 1.5 倍左右，但相比全市职工平均工资而言，年平均增长率并不算太大。

表 5-10　2011～2016 年三明市 22 家县级以上公立医院医务人员收入情况

年度	22 家医院工资总额		医务人员平均工资		院长平均工资		全市职工平均工资	
	数量（亿元）	环比（%）	数额（万元）	环比（%）	数额（万元）	环比（%）	数额（万元）	环比（%）
2011	3.82	—	4.75	—	10.31	—	3.76	—
2012	4.69	22.77	5.45	14.74	12.25	18.82	4.23	12.50
2013	7.09	51.17	7.23	32.66	20.06	63.76	4.66	12.06
2014	7.60	7.19	7.79	7.75	25.55	27.37	5.21	9.92
2015	8.96	20.59	8.90	14.25	26.20	2.54	5.78	10.94
2016	9.83	9.71	9.45	6.18	29.45	12.40	6.27	8.48
年平均增长率	20.81%		14.75%		23.36%		10.77%	

数据来源："健康三明"网站、福建省统计局及福建省人力资源和社会保障厅文件。

---

[1]　来源于访谈资料。

表5-11　2011～2016年三明市22家县级以上公立医院医务人员平均工资及院长工资

单位	2011年				2012年				2013年				2014年				2015年				2016年			
	平均工资		院长工资		平均工资		院长工资		平均工资		院长工资		平均工资		院长工资		平均工资		院长工资		平均工资		院长工资	
	数额(万元)	环比(%)	数额(万元)	环比(%)	数额(万元)	环比(%)	数额(万元)	环比(%)	数额(万元)	环比(%)	数额(万元)	环比(%)	数额(万元)	环比(%)	数额(万元)	环比(%)	数额(万元)	环比(%)	数额(万元)	环比(%)	数额(万元)	环比(%)	数额(万元)	环比(%)
市第一医院	5.8	—	21.1	—	6.2	5.8	26.3	24.4	10	62	31.5	19.9	9.5	-4.5	38.1	21	11.6	21.5	40.7	6.8	12.3	6.0	42.4	4.2
市第二医院	6.1	—	15.5	—	6.6	9.2	18.5	19.6	7.8	17.7	26.8	44.7	8.2	5.8	32.7	21.8	8.9	8.1	34	4	10	12.4	36.3	6.8
市中西医院	4.1	—	11.4	—	5.1	24	12.8	11.7	6.2	20.5	25	95.3	5.9	-3.7	31.2	24.8	8.4	40.9	32.7	5	10.1	20.2	35.1	7.3
市第五医院	3.3	—	7.8	—	3.3	1.5	7.6	-3.1	4.6	36.9	17.1	125.3	4.9	6.8	25.7	50	7	44.4	27.1	5.8	6.8	-2.9	27.2	0.4
永安市立医院	4.7	—	16.2	—	6.2	32	18.4	13.7	8.1	31.9	20.8	12.9	8.2	1.1	26	25.3	9.3	13.1	23.4	-10.1	9.5	2.2	29.2	24.8
大田县医院	3.9	—	9	—	5.4	38.4	11.5	27.8	6.6	21.9	20.5	78.6	6.6	-0.8	25.7	25	9.2	39.5	28	8.9	9.6	4.3	28.7	2.5
大田县中医院	3.9	—	10.6	—	4.1	6	11.8	11.6	6.1	48.8	20.1	70.2	6.5	7.1	25.3	25.9	5.6	-14	26	2.7	6.2	10.7	27.3	5.0
明溪县医院	5.1	—	6.5	—	5	-1.6	8.5	29.7	5.3	6	16.1	90.1	6.8	27.3	20.4	27	7.5	10.3	20.5	0.2	7.6	1.3	26.1	27.3
明溪县中医院	3.2	—	7.1	—	3.8	16.1	8.5	19.4	4.1	9.3	14.7	73.2	4.7	15.4	20.3	37.8	6.1	29.8	20	-1.4	6.8	11.5	27.2	36.0
清流县医院	4	—	8.2	—	4.4	11.1	9.2	11.8	6.1	39.2	19.8	115.5	6.3	3.1	25.6	29.4	9	42	27.8	41.3	8.6	-4.4	28.4	2.2
清流县中医院	2.9	—	7.3	—	3.7	25.6	10	36.3	4.4	18.8	15.5	55.6	5.7	29.8	20.3	30.8	8.3	25.7	20.6	1.7	8.5	6.3	27.9	35.4
宁化县医院	4.5	—	9.1	—	5	18.4	10.5	15.6	6.4	20.6	17.8	68.6	6.6	2.8	25	40.9	6.4	3.6	25.9	3.6	8.7	4.8	28.9	11.6
宁化县中医院	3.4	—	7.9	—	3.8	11.9	8	1.3	4.5	18.8	19.3	142.3	5.2	16.5	25.2	30.8	6.4	22	26	3	6.4	0.0	26.7	2.7
沙县医院	5	—	0	—	5.5	8.6	0	—	6.9	27	21.5	—	8.3	19.7	25.7	19.5	8.2	-0.9	25	-0.9	8.5	3.7	28.9	15.6
沙县中医院	3.7	—	7.4	—	3.9	6.6	12	61.5	4.9	27	19.3	61.8	6.3	27.3	25.4	31.3	6.4	1.6	25	1.6	6.7	4.7	27.8	11.2
尤溪县医院	4.3	—	9.7	—	5.2	22.5	12	23.4	7.1	35.3	21.7	81	7	-1	26.4	21.6	7.8	11	26.7	0.8	8.5	9.0	27.7	3.7
尤溪县中医院	3.6	—	7	—	4.9	38.2	10.7	53.2	6.4	30.9	21.6	101.9	6.7	4.5	25.8	19.6	7.4	10.6	26	0.8	7.5	1.4	28.8	10.8
将乐县医院	4.5	—	9.5	—	5	11.8	11.6	21.7	6.6	32.3	20.9	80.2	6.3	-5.7	25.8	23.2	8.8	40.1	25.1	-2.6	9	2.3	28.9	15.1
将乐县中医院	3.3	—	8.3	—	3.6	6.9	8.3	0	5.3	48.7	14.7	77.9	5.7	7	20.5	39.4	9.8	10.8	25.7	-0.4	10.1	3.1	28.1	9.3
泰宁县医院	6.2	—	15.3	—	6.8	9.6	15.5	1.2	9	32.4	20.6	32.6	8.8	-1.7	25.8	25.3	7.6	5.9	24.5	-3.7	7.7	1.3	28.8	17.6
泰宁县中医院	4.2	—	15.3	—	5.7	35.2	18.7	22.6	6.5	13.4	20.3	8.7	7.1	10.7	25.4	25.1	8.5	18.7	19.5	-2.3	9.3	9.4	28.1	44.1
建宁县医院	3.9	—	6.2	—	4.6	18.1	7	12.4	5	8.4	15.8	125.8	7.2	42.8	20	26.9	8.9	14.3	26.2	2.5	9.3	9.4	28.1	44.1
平均值	4.8	—	10.3	—	5.5	14.74	12.3	18.8	7.2	32.7	20.1	63.8	7.8	7.8	25.6	27.4	8.9	14.3	26.2	14.3	9.5	6.7	29.5	11.3

数据来源：根据三明市医改办提供数据、"健康三明"网站数据整理。

2. 医护人员流动性分析

从表5－12可见，改革后三明市属公立医院人才整体稳定，人才总量稳步增加。改革后2012～2016年市属医院共招聘1116人，解聘185人（其中外地籍146人，占78.92%；主任医师3人、副主任医师16人）。[①] 北京大学的一项研究认为，改革前后，主任医生数量和研究生人数逐年上升的趋势基本维持不变。这表明高水平人才的数量的变化趋势并没有受到改革的影响，不存在高水平医生大量流失的现象。[②] 但对高层次人才吸引力仍较弱。

表5－12　2010～2016年三明市属医院医务人员流入流出情况

年度	招聘人员						解聘人员								人员变化
	博士	硕士	本科	大专	中专	合计	主任医师	副主任医师	主治医师	医师	技师药师中药师	主管护士	其他护士	合计	
2010	0	25	115	6	5	151		2	4		6	0	2	3	20	131
2011	2	12	97	13	9	133	1	1	1	17	4	1	8	33	100
2012	1	16	126	31	9	183	3	2	4	17	1	3	5	35	148
2013	0	19	180	38	12	249		3	3	10	3	2	10	31	218
2014	0	28	149	75	23	275	0	2	1	19	2	1	3	28	247
2015	—	—	—	—	—	231	0	5	11	9	6	4	2	37	194
2016	—	—	—	—	—	178	1	4	6	25	6	2	10	54	124

数据来源：根据三明市医改办提供数据整理。

三　从政府视角看

（一）医保基金运行：风险可承受性与效率

医保基金安全评价改革是否取得成效往往只关注一个方面，那就是医保基金能否持续运行。医保基金运行的不可持续性是三明市推进公立医院综合改革的内在动力之一。三明市作为老工业城市，退休人员数逐年增

---

① 根据三明市医改办提供资料整理。

② Hongqiao Fu, Ling Li, Mingqiang Li, et al., "An Evaluation of Systemic Reforms of Public Hospitals: the Sanming Model in China," *Health Policy and Planning*, 2017, 32（8）：1135 – 1145；殷满、毛宗福、张欲晓：《三明市公立医院补偿机制改革研究及其启示》，《中国医院管理》2018年第2期。

长，赡养比逐年增加。从表 5-13 可见，2010～2016 年三明市职工医保赡养分别为 2.06:1、2.01:1、1.97:1、1.89:1、1.79:1、1.71:1 和 1.64:1，呈现逐年下降趋势，且都低于全省平均水平（3:1 左右）。在可预见的未来，还将持续下降，职工医保基金支出压力很大，财政无力兜底。

从表 5-13、图 5-5 可见，从改革的 2012 年开始，基本医保基金扭转为盈。2012 年职工医保统筹基金收支结余为 2209.39 万元。之后呈逐年上升趋势，2015 年结余达到了最高 12997.80 万元，2016 年为 8561.48 万元。2013 年城乡居民医保收支结余有一定波动，但总体趋势向好。

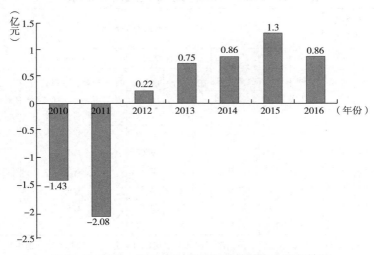

图 5-5　2010～2016 年三明市医保统筹资金运行情况

数据来源："健康三明"网站。

表 5-13　2010～2016 年三明市医疗保障基金运行情况

年份	赡养比	职工医保统筹基金收支结余		城乡居民医保收支结余	
		金额（万元）	结余率（%）	金额（万元）	结余率（%）
2010	2.06:1	-14397.00	—	—	—
2011	2.01:1	-20835.00	—	—	—
2012	1.97:1	2209.39	5.02	—	—
2013	1.89:1	7517.08	14.19	2111.88	2.96
2014	1.79:1	8637.48	15.17	1643.65	1.93
2015	1.71:1	12997.80	19.10	8912.00	8.58
2016	1.64:1	8561.48	11.01	6278.47	5.26

数据来源："健康三明"网站。

（二）财政补助：风险可承受性

政府财政评价改革是否取得成效，重点关注一个问题，就是政府财力是否可以承受改革成本。从表5-14可见，改革以来，在大幅度提升医务人员待遇，降低公众看病支出的背景下，财政基本支出补助占比基本上维持2%~4%。卫生投入主要是用于保障医院基本建设、大型设备购置、设备购置、学科建设、人才培养、运行经费补助等。通过医保基金的结余减轻了政府负担，且政府声望因此有所提高。

表5-14 2011~2016年三明市卫生财政支出情况

年份	地方公共财政收入		卫生财政补助收入						
						一次性投入		经常性投入	
	金额（亿元）	环比（%）	金额（亿元）	环比（%）	占地方公共财政收入比例（%）	基本建设投入（亿元）	偿债及利息（亿元）	设备购置、学科建设、人才培养、运行经费补助（亿元）	院长（总会计师）年薪（亿元）
2011	64.54	—	1.8	—	2.79	0.8	0.02	1.0	0
2012	77.44	19.99	1.9	5.56	2.32	0.7	0.06	1.1	0
2013	89.85	16.03	3.0	57.9	3.78	1.6	0.2	1.2	0.04
2014	90.92	1.19	3.2	6.7	2.86	1.5	0.3	1.4	0.06
2015	93.68	3.04	4.4	37.3	4.70	1.7	1	1.6	0.06
2016	94.70	1.00	4.3	-2.3	4.54	1.4	0	2.7	0.09

数据来源：2011~2016年三明市国民经济和社会发展统计公报、三明市医改办提供数据。

四 从药企视角看

（一）药品流通：效率、质量

改革后，三明市的药品配送企业由15家只剩下8家，药品品规数量由8361种下降至1858种。[①] 由图5-6可见，三明市公立医院配送份额基本上由3~4家公司占有。其中，鹭燕、惠明、国控3家医药公司配送了整个流通市场的82%的品种。且市场份额较大的企业业务量实现持续增长，市场份额集中度在逐步加强。随着改革措施对药品质量管控的加强，医药企业将进一步面临以价格和质量为标准的优胜劣汰。

---

① 来自三明市医改办提供资料。

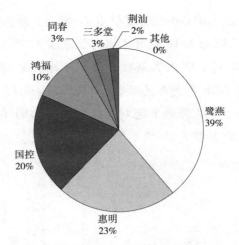

图 5－6　2015 年三明市药品配送企业市场占有率构成

数据来源：根据"健康三明"网站、三明市医改办提供材料以及海通证券《三明模式对药企、流通、代理商、药店的影响》整理。

三明市化学药品销量前 20 位的药品中被列入监控名单 2011 年从 11 种下降到 2015 年的 3 种。这其中中药注射剂尤为明显。由图 5－7 可见，三明市中药注射剂市场占有率大幅下滑，由 2011 年的 25.00% 降至 2015 年的 2.73%。具体销量前 100 名的中药中注射剂从 2011 年的 18 个下降到 2015 年仅有 3 个。这与近年来中药注射剂不良反应的报告、停用、限用的消息频出，且功效不明显往往被列入辅助用药的名单，被严格管控有关。

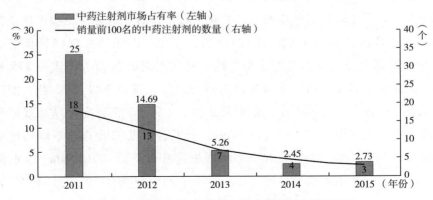

图 5－7　2011～2015 年三明市场中药注射剂使用变化

数据来源：根据"健康三明"网站、三明市医改办提供资料以及海通证券《三明模式对药企、流通、代理商、药店的影响》整理。

由图 5 - 8 可见，2011 年三明改革前 22 家公立医院药品收入 8.13 亿元，到 2016 年收入降为 6.18 亿元，绝对额减少 1.95 亿元。如果没有试点，假设以 2011 年药品收入为基数，按照全国大部分地方的低限每年 10% 的增长率，到 2016 年潜在药品收入规模将达到 13.09 亿元，也可以认为三明改革后药品收入降低的绝对药品规模为 6.91 亿元。模拟增加规模甚至超过了实际药品收入。

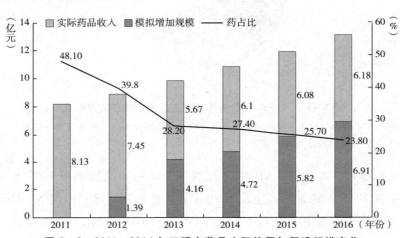

图 5 - 8 2011 ~ 2016 年三明市药品实际使用与假设规模变化

数据来源："健康三明"网站及推测演算。

根据对医生们的访谈，降价药品以国产药品为主，进口药品降价种类少、降幅低。其中，辅助性用药、营养性药品、抗生素等药品用量下降幅度较大。为了比较药品价格和质量变化情况，作者还选择与三明市地位相近的 G 省 R 市的 R 市人民医院进行比较。[①] 以三明市医疗保障管理中心提供的 2016 年 3 月 1 日三明中标采购价格和同期的 R 市人民医院 275 种同厂同品规同剂型的药品采购价格为研究对象，其中进口药 65 种、国产药 210 种；独家品种 104 种、非独家品种 171 种。275 种同厂同品规同剂型药品中，三明市有 199 种（72.36%）药品价格低于 R 市，下降幅度中位数为 6.34%，部分药品价格下降幅度超过 50%，如 400IU/10ml/支的胰岛素注射液，R 市的价格为 30 元，三明市的价格为 11.91 元；有 62 种

---

① 由于 G 省药品交易入市价采用全国药品中标采购价格数据中最低 3 ~ 5 个省份的平均价格，因此其药品价格基本上在全国算是较低水平。

（22.55%）药品价格高于 R 市，增长幅度中位数为 7.85%；有 14 种（5.09%）药品价格与 R 市持平。采用 Wilcoxon 配对秩和检验，结果显示三明市药品价格与 R 市药品价格之间具有显著性差异（$p < 0.05$），三明市药品价格（$M = 38.00$）低于 R 市药品价格（$M = 39.19$）。这也印证了三明试点在一定程度上规范了药品采购行为，降低了药品虚高价格。

不过，中标的品种国产品种占比为 85% 左右。国产仿制药企弃标较多，进口药品基本不受招标降价影响。由于药品限价采购的中标结果大都是价低者得，在可对比的 275 个品规中 62% 属于 G 省竞价交易划分为普通 GMP 层次的药品，市场上往往担心、怀疑有可能导致不良反应发生率增多，没太多考虑到药品质量的差异以及不同人群的需求，尤其在经济更发达的地区可能较难符合公众的用药习惯以及难以满足公众的用药需求。同时，唯低价采购导致改革初期主要是国产地方小厂品种中标。有不少质疑，这些可能是国家正在实行的药品一致性评价可能会淘汰大量生产仿制药的地方小厂品种。不过，有科室主任反映："自改革以来，因药品质量导致的不良反应并没有大幅增加，相差不大。个别增加不良反应情况的，在药品说明书和国家不良反应通报中，均为已有报道的不良反应。"[1] 由于少数药品的缺货以及严格控费标准，社会上一直对医生可能会建议患者前往药店购药存有疑虑，即导致患者负担从医保目录内向目录外转移。对此，三明市第二医院附近药店某驻店药师是这样介绍的："全药店品种数超过 4000 种，基本为口服药物，其中有不少进口品种，治疗高血压、糖尿病等常见慢性病的药物品种数远远超过医院品规数。近年来，营业额逐年上升，进口类高质量层次药品增长较明显。但部分国产药在医院的价格甚至比店里还便宜，且医院对处方的管理又非常严，所以药店总体利润上升不明显。"[2]

（二）药品生产：效益

由于三明的体量较小，其对外地其他地方药企的影响程度尚不大清晰。但对于本地制药企业则是个发展的良机。山城三明是中药材种质资源

---

① 来源于访谈资料。
② 来源于访谈资料。

库。从图5-9可见，改革前，三明市生物医药产业增长速度低于规模工业八大产业增长速度，从改革后的2013年开始，这种状况得到了逆转。"十二五"期间，三明市生物医药及生物产业规模以上企业完成工业产值年均增长18%，在规模工业中的比重由2011年的0.9%上升到6%。[1] 与此同时，市医保中心数据显示，有14个药品生产企业因价格因素放弃三明市场。这说明当地医药产业发展可能与其他地方医药行业集体抵制三明市场有一定关系。

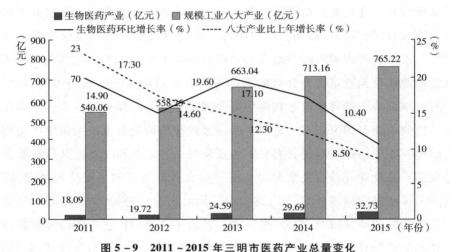

图5-9 2011~2015年三明市医药产业总量变化

数据来源：2011~2015年三明市国民经济和社会发展统计公报。

第三节 "四人麻将"：谁赢，谁输？

一 从患者视角看

新医改以来，全国卫生费用的上涨速度仍然很快，其中，2014年15.6%、2015年16.2%、2016年13.1%，改革早期是平均22%，虽然有所下降，但是远远超过国内生产总值的增长速度。卫生费用的增长速度高

---

[1] 《三明市人民政府关于印发〈三明市医药产业升级发展规划（2016—2020）〉的通知》（明政〔2015〕17号），2015年10月29日。

于国内生产总值的增长是国际趋势，从医学技术发展等角度看也是应该的，但是不能太高。通过 2011～2016 年三明市 22 家公立医院改革的纵向对比研究和三明市同福建省、全国同期水平的横向对比可以发现，在全国、福建省次均门诊费用、次均住院费用均逐年快速上升的背景下，三明市实现了次均门诊费用、次均住院费用的先下降、后缓慢上升，低于地区国内生产总值增长速度（十二五期间年增长率为 11.1%）。居民次均住院费用的自付金额呈稳步下降趋势，有效缓解公众的就医负担。同时，城镇职工与城乡居民医保补偿差异逐渐降低，更趋于公平。由此可见，三明市医疗费用控制成效明显，降低了公众看病费用，"看病贵"问题在一定程度上缓解了。访谈可以看出，信息化、医保结算等使看病更为便利，报销比例提高，农村患者就诊情况有所上升。公众的满意度还是较高的，公众的支持是最大的利好。试点中，没有地方党委主要领导的支持、非举全社会之力，难以撼动既得利益关系。结果表明通过将医改中节省的药品费用向医保基金转移，有效拓展了三明市城乡居民的基本医疗保障范围和力度，解决了"看病贵"问题。值得注意的是，福建全省从 2015 年开始全面推广三明经验后，2015 年、2016 年开始全省出现了门诊和住院费用增幅开始下降，出现好转的势头。部分药品由于价格较低可能质量确实无法与进口药等相媲美（但这应该是国家食药监局的职责，与三明试点无直接关系，为此，也在一定程度上推动了国家层面加快仿制药质量和疗效一致性评价工作）。

不过，与全省、全国情况一致，三明医改解决"看病难"效果并不明显，特别是在住院问题上，病人仍涌向公立医院，基层医疗机构住院量占比在不断下降。公众看病就医仍然主要集中在公立医院，公立医院医生工作强度仍然较高。患者在公立医院就诊排队等待时间未明显改善，公众"看病难"问题未明显改善，基层综合医改有待破解，纵向整合还没有有效进行。另外，卫生费用增长速度偏低，虽然短期内对卫生技术和质量影响不明显，但长期是否会影响公众正常卫生服务需求有待进一步观察。

二 从医院和医生视角看

从前文数据分析可见，三明市公立医院总体医药费增长速度得到了有效控制，从原来将近20%下降到8%～10%，增速下降，但不是负增长。这符合卫生行业发展的客观规律，太高公众看不起病，太低导致卫生行业没有发展，最终也会导致看不了病。根据政策损益－补偿规律，三明市对于药品政策改革所带来的"损失"，采取加大各级政府财政投入，实行医保支付制度改革，同步调整医疗服务价格，实行院长年薪制、总会计师年薪、医务人员目标年薪制等措施。

改革后，公立医院收入结构得到了良性回归，医务性收入所占比重逐年增加，药品耗材费用则大幅下降。这实际上涉及了利益结构调整的改革。在医疗服务价格调整当中应平衡好各方的关系，这隐含了一层意思：医疗服务价格的调整不能一步到位，有一个渐进的过程，因为要在各方所承受的范围之内。药品耗材收入对医院来说是得到一些毛利收入，但更多的利润是在体制外的渠道里流失掉的，也就是包括医药代表、医生们等利益集团灰色收入或者说黑色收入的来源。药品耗材的大幅下降，提示了诱导需求和"以药养医"现象大幅下降。患者的经济支出（包括由医保基金支付部分）由以往主要用于买药，逐渐转为更多用于诊疗看病，从而转化为医院和医生的真实收入。根据国际经验，以一个医院整个业务支出或者收入结构上来看，用于医务人员的人头支出大概是60%～70%，比如中国香港地区整个医药费用的80%左右用于人头支出。相反的是，现在中国公立医院收入或支出结构中，药品耗材大概平均要占到60%～70%。也就等于说，其实大部分医院是在替医疗器械、药品、耗材厂商打工，靠卖药、卖器械等营生。药品耗材零差率销售、限价采购等政策消除医院卖高价药品赚取利润、挤出药品价格水分、剔除药品流通中各种不合理成本。三明试点后，医务人员的收入不再与药品、耗材、检查化验收入挂钩，使薪酬的合理化、阳光化在很大程度上得到实现，从而遏制了医务人员多开药、开贵药、滥检查、大化验和"开发病人"的行为。对于医生而言，"一句话，就是好好看病"。①

试点以来，三明市医务人员阳光工资收入有了大幅提高，人员队伍保持了稳定并略有增加；医院经济运行总体平稳，医药总收入增速明显放

① 来源于访谈资料。

缓，其中药品收入占比明显下降，医疗服务性收入占比明显上升，医院可支配收入增加，收入结构趋于合理；医药收支结余下降可控；公立医院服务量、服务能力、工作效率和费用控制等都显示出明显效果。当然，现有的工资收入可能未必能满足所有的医务人员的要求。公立卫生体系保证的是基本医疗服务，高端的卫生服务需求不在公立体系和基本医疗保险的保障范围之内。对于一些医务人员来说，公立体制或许与他们自我价值的实现发生了激烈的冲突。但这一变化也符合"公立医院回归公益性质，医生回归看病角色，药品回归治病功能"的改革目标，体现了公益性的办医方向。[1] 但医疗技术水平提升不明显。综上所述，可以得出医院发展可持续的结论。

三　从政府视角看

俗话说："万物生长靠太阳。"公立医院的"小树"需要阳光来"哺育"才能茁壮成长。公立医院建设的责任主要落在市、县两级财政上。公立医院的设备采购、基础设施建设等固定资产投资由政府财政承担，可以更显公平，并且可以减少医院逐利动机。这几年，三明市的地方本级财政承担比例也就是在 2%～3%，加上省一级和中央的专项补助，大概在5% 左右。地方财政能承担得起。[2] 不过，政府对公立医院六项投入政策[3]还没有从制度上细化、明确，欠发达地区地方政府要完全承担实际上应该有难度。改革以来，三明市政府卫生基本支出补助增长率略高于地方公共财政收入增长率。在经济新常态下，财政能否持续保障公立医院投入值得进一步关注。当然，对供方补助增长率高可能主要是因为更多的是在补历史旧账。政府对 2012 年改革前符合规划要求的 22 家公立医院 4.51 亿元

---

[1]　王忠海、毛宗福、李滔等：《福建三明市公立医院药品采购政策及效果评价》，《中国卫生政策研究》2015 年第 1 期；黄超：《公立医院改革"三明模式"的路径与效果研究》，厦门大学硕士研究生论文，2014。

[2]　《国家卫计委例行发布会》，国家卫生和计划生育委员会委网站，2016 年 7 月 12 日，http://www.nhfpc.gov.cn/zhuz/xwfb/201607/a1b91602c12948d9b81e4d5228bb48f8.shtml，最后访问时间：2017 年 11 月 9 日。

[3]　按政策规定政府对公立医院有六项投入责任——基本建设、设备购置、学科人才培养、公立医院离退休人员符合国家规定的补助、公立医院所承担的应急、公共卫生以及政策性亏损。

债务纳入政府性债务统一管理，本息由各级政府承担。政府财政在卫生领域承担的筹资责任，主要包括供方补助（对医疗卫生机构的直接补助）和需方补助（基本医疗保险筹资、公共卫生服务经费和医疗救助等）。同时，综合考虑需方补助结余了财政资金以及进一步推进改革措施（比如按病种付费等措施）的情况下，政府财政负担没有显著加重，公共财政对公立医院的投入也是可持续的。医患纠纷减少促进社会和谐。但如果要更好地履行政府办医职责和促进基本卫生服务均等化的话，还要增加财政投入用于充实医保基金，中央和省财政对三明市等经济欠发达地区转移支付支持至关重要。

为扭转职工医保基金收不抵支的局面，三明市采取了一系列措施开源节流。在收入方面，实行"三保合一"，降低个人账户比例，加强医保费稽核征缴，提高医保统筹基金收入。在支出方面，加强医疗费用管控减少医保统筹基金支出，统筹基金结余稳步增加。这其中，提高保险统筹层级和整合三项医保后，既增加保险剩余，又大大提升了筹资体系与医院的谈判能力。在赡养比逐年下降的背景下，通过改革，医保基金实现扭亏为盈。医保统筹基金运行安全了，也就减少了财政风险。试点 4 年多后，职工医保统筹基金从亏损两亿多，到 2016 年结余 8000 多万，结余率达 5.26%。改革政策措施实行后，三明医保节约呈现直线上升趋势，2015 年达到最大值后，三明市及时采取了按病种付费和第三次精准补偿，将改革的红利分给医生和患者。这符合三明改革的初衷，尽可能取得最多的利益相关方的支持。与此同时，病人的外转比例维持在 6.72% ~ 7.5%，大部分病人仍然维持在市内诊疗。通过医保基金的结余减轻了政府负担，群众满意度提升，政府声望有所提高。综上所述，我们可以得出医保基金运行可持续的结论。

四　从医药企业视角看

试点后，对于医药配送企业而言，信息更公开透明、回款周期缩短、财务成本降低，规范和促进了流通企业的发展。在"一品两规"规则竞争格局下，品质好的国产药品种由于性价比优势而可能较大受益。如此一来，对于单个企业而言，当市场份额提升大于因药品降价造成的损失时，是明显受益的。"两票制"在很大程度上挤兑了分销商、代理商的生存空间,利润大为缩水,使流通环节集中度大幅提升。医保直接结算制度和预付配送企业结算款制度更是减轻流通企业负担。有流通企业的负责人表示,改革后,"企业的利润率虽然减少了一个百分点左右,但回款比全国其他地区提前了 5 个月,因而,实际利益不但没有受损,反而略有增加"。[①] 与此同时,药品流通过程更加公开透明,较为真实地还原了药品价格,减少了医院的灰色收入。

自新医改以来,全国医药制造业整体上表现出较好的营业收入增长势头,企业利润增长幅度较快,药品制造业迎来了相对一个长时期的政策红利。药品流通行业营业额也有较大幅度增长,虽然毛利率总体下降,但净利率不降反升。[②] 三明则是另一情景。试点政策对于不同类型药企产生了不同的影响。比如,辅助用药、部分中药注射剂等品种销量大幅减少,这类药企生存受到极大影响。而对于竞争格局良好、刚性需求的品种,自有销售渠道完善的企业,虽然药品中标价大幅下降,但由于该药品已通过降价排他性地获得了三明市整个市场,这种类似垄断性行为在一定程度上降低了代理商的推广、医生的回扣等消耗费用,"高开模式"下其销售费用也相应下降,因而,药企真正的净利润未必会下降。不过,各个品种竞争情况、降价幅度及销售渠道等有所差异,也不排除中间环节受到损失后将压力转嫁和传导给药厂,短期内给医药行业总体增长和利润带来巨大冲击的可能。不少药企因此遭遇业绩及利润全线下滑,有些药企开始"直接绕开、放弃三明市场,造成部分药品无药可用、可配"。[③] 为了应对这些药企的行为,三明市将生物医药产业作为该市重点发展的四个新兴产业之一,并成立了由副市长任组长的三明市生物医药产业发展领导小组,推动生物医药产业发展。"两票制"的推行加速医药行业的优胜劣汰,重新洗牌。另外,部分真正刚性需求的非医保品种基本也不会受到影响。一些新特药、高端药、利益品种不会随着试点政策的推进直接消失,但是又受制于各种指标的限制,零售药店将成为承接医院部分处方药销售的新领地。

---

① 来源于访谈资料。
② 佘鲁林、温再兴:《中国药品流通行业发展报告(2016)》,社会科学文献出版社,2016。
③ 来源于访谈资料。

此外，三明市是一个欠发达的地区，但耗材市场太小，市医保中心委托市第一医院进行议价，对耗材生产企业的议价能力较弱，对企业影响有限。

第四节　结语：成效与不足

不难发现，三明市通过试点的方法，重组卫生治理结构、改变费用的支付费方式、重新调整医务人员的激励措施等，较好地处理了各个利益相关者的利益，以整体的联动改革代替"碎片化"的改革，为吸引上级政府的注意力并获得支持、政策扩散奠定了很好的基础。试点以来，三明市实现了医药总费用增速放缓、患者负担减轻、药品费用降低的"三降低"，以及医务人员薪酬提升、医院收入结构优化、城镇职工医保基金扭亏为盈的"三提升"。[1]"三降低"即：医药总费用增速放缓，全市公立医院医药总费用年增长率由18%控制到8%～10%的水平，略低于三明市国内生产总值增速，与人均可支配收入增速基本持平，达到居民可承受的合理水平；患者疾病负担减轻，全市医保报销比例高于福建和全国平均水平，次均费用远低于福建和全国平均水平；降低药品费用，全市公立医院药品花费由8.1亿元减少到6.2亿元，节约幅度近25%。"三提升"即：医务人员薪酬提升，平均年薪由4.2万元增加到9.3万元，整体增幅超过100%；医院收入结构优化，医务性收入占比提高25个以上百分点，医院由以药品收入为主向以医务性收入为主转变；城镇职工医保基金扭亏为盈，由赤字2.1亿元扭转为盈余0.86亿元。不少研究也论证了上述观点。刘凯等人以三明市公立医疗机构作为分析单位，研究发现政府对医疗机构补助的增加有助于医疗费用的控制，而医保的壮大与医疗费用增长之间却没有显著关系。[2]刘静等人应用TOPSIS模型对三明市参与改革的医院的研究则发现：改革后，综合医院和中医院的综合效益均有明显提升。[3]傅

---

①　《三明市卫计委副主任于修芹在全面推开城市公立医院综合改革现场会上的发言》，三明，2017年4月24日。

②　刘凯、和经纬：《"补供方"与"补需方"对医疗费用的影响比较——基于三明市新医改的实证研究》，《北京行政学院学报》2017年第6期。

③　刘静、陈英耀、何露洋等：《三医联动改革前后三明市县级公立综合医院与中医院的综合效益评价》，《中国卫生资源》2017年第2期。

虹桥等人通过采用双重差分模型（Difference In Difference，DID）方法，用 22 家三明试点公立医院与福建省 187 家公立医院的医院级数据进行比较，也发现三明试点在没有降低临床质量和生产效率的背景下，显著降低了卫生费用。平均而言，试点措施降低了每门诊入院医疗费用和住院门诊收入的 6.1%（$p = 0.0445$）和 15.4%（$p < 0.001$）。这些成效大部分是通过每门诊和每住院患者药物支出分别减少约 29%（$p < 0.001$）和 53%（$p < 0.001$）来实现的。[①] 但对于既得利益者则可能是损失巨大，流通环节集中度明显加强，药品生产领域的长期影响暂时不清晰。这些年来，在新闻媒体的不断曝光中，舆论将药品生产流通领域推向"看病难"、"看病贵"的焦点。为此，当三明选择药价作为"阿喀琉斯之踵"，也就较容易得到各方特别是公众的支持。即便是那些既得利益者也不敢"冒天下之大不韪"公然反对。不管三明试点过程是否完美，从短期成效看，三明试点起码在一定程度上"实现了政府、医院、医生与患者的互利共赢"，治理目标、治理绩效都能够在一定程度上显示其成效。这也说明了，三明市的做法，如：实行"三保合一"、药品零差率、药品限价采购、重点药品监控、控制"大处方、大检查"、医务人员目标年薪制、监控医务人员执业行为、加强医保控费指标管理等措施，可以有效遏制医疗费用总支出大幅上涨势头。三明试点取得了多项阶段性成果、获得多数利益相关方支持与肯定，积累了一定有价值的试点经验，由一系列必备要素组成。其中，政府和患者成为主要目标受惠主体，是改革红利的主要流向终端。相比于以往其他地方单一化的公立医院改革措施，三明试点采取了降低药品支出、提高医疗服务价格、群众负担不增加等做法，跟国家此轮改革顶层设计一致，特别是能短期内缓解医保压力，在可预见的时间里面，算是各方比较容易接受的，因而得到推广难免是大概率事件。这些结果表明，三明试点在提高公立医院的绩效方面至少取得了短期的成功，是政府主导下较为成功的地方治理模式之一。这种治理模式转型对于提高卫生治理效果至关重要，为其他地方政府带来了重要的经验和教训。

① Hongqiao Fu, Ling Li, Mingqiang Li, et al., "An Evaluation of Systemic Reforms of Public Hospitals: the Sanming Model in China," *Health Policy and Planning*, 2017, 32 (8): 1135 – 1145.

三明试点着力在制度设计上直接着眼于供给侧，首先割裂了医疗供给方绩效和其个人获利之间的直接联系。[1] 理论上，当药品没有了回扣空间，并在医保强化监控的背景下，医院和医务人员把精力从放在开"大处方"、"大检查"和医药回扣上转移到关注医疗服务和医疗质量上来的时候，职业风险也会相应降低。三明市 22 家县级以上医院医疗服务性收入由改革之前 2011 年的 6.7 亿元（占总收入的 39.9%），增加到 2016 年的 17.3 亿元（占总收入的 66.8%），净增加 8.6 亿元。[2] 假设药品使用量增长率与医药总收入增长率一致，药品加成率为 15%，则这些年药品加成收入仅为 2.13 亿元。也就是说，医疗性收入的增量对医院运行的实际财务效应已远超过药品加成收入，这对规范医疗服务行为有着积极的政策引导作用。通过政府财政直接给院长较高年薪，并进行绩效考核、考核结果与年薪挂钩的办法，促使院长变成政府的代理人，避免了院长与医务人员在经济利益上的合谋。当院长角色回归后，院长代表政府对公立医院进行精细化管理，公立医院内部治理责任也将得到落实。三明市医改办某工作人员认为："院长年薪制是希望建立职业经理人制度，进而逐步建立、完善现代医院管理制度。医生目标年薪制的出发点则是希望全社会认可医生的社会地位和劳动价值，毕竟生命无价。"[3] 工资总额的核定办法中，与医务人员工资水平相关的指标主要是当年医院的医务性收入。三明地处福建省中西部山区，经济发展水平靠后。院长 30 万元年薪、医生 10 万~25 万元年薪，与当地公务员年薪相比算高的。这在三明市将乐县医院主动对外公开的那份医务人员的薪酬清单中也可以得到印证。[4] 这份清单中，一向"迷雾重重"的医务人员收入一目了然。但是，试点以来，医生收入年增长率也就略高于全市职工，特别是与回扣等灰色收入相比又不算高。访谈中，不少医疗系统内部人士表示，与医疗质量、安全紧密相关

---

[1] 熊茂友：《如何学习三明医改模式》，《中国财政》2016 年第 2 期。
[2] 《三明市卫计委副主任于修芹在全面推开城市公立医院综合改革现场会上的发言》，三明，2017 年 4 月 24 日。
[3] 来源于访谈资料。
[4] 沈汝发：《从"迷雾中"走到"阳光下"——为何这里的医生薪酬让人更有"获得感"》，新华网，2017 年 4 月 10 日，http://news.xinhuanet.com/politics/2017-04/10/c_1120783439.htm，最后访问时间：2017 年 11 月 9 日。

的核心骨干（骨科、消化内科等）医生收入提升较小，甚至可能导致实际总收入下降。同时，由于对医疗行为管控明显增强，比如对每月抗菌药物用药量前 10 名的品规及其开药医生进行公布，对连续三个月排名前 3 名的抗菌药物给予暂停使用，并对责任医生进行诫勉谈话等。这些限制性措施对医生们产生了不小影响。有人质疑道："逐利是人的本性，给医生发十几万、二十几万的年薪就能断掉回扣对医生的诱惑？"① 三明市医改办某工作人员也表示，"还是有一些大牌医生想调往回扣和灰色收入高的大城市。"② "人往高处走、水往低处流"，这是自然现象。人才招聘与挽留仍是一大难题，一方面从省的层面来看，福建省医学教育、人才培养数量、质量有限；另一方面从三明市自身层面来看，经济社会地域处于劣势，人才难免会选择向沿海城市流动。为了满足卫生技术人员不足的问题，三明市重点加强了三明职业技术学院医学专业建设。2013 年起，该校还与厦门医学高等专科学校联办临床医学专业，为当地定向培养本土化医学大专层次人才。并在 2016 年 9 月，经福建省政府批准更名为三明医学科技职业学院。尽管如此，短时间内当地仍然无法解决高层次人才的招聘难问题。比如，2010～2015 年，市属医疗卫生单位招聘 991 名人员中，只有 3 名博士，本科、专科、中专学历各持续维持在 1/3 左右。另外，试点后公立医院服务能力及水平持续提升，但仍较缓慢。三明作为远离省内福州、厦门等发达城市的山区市，存在成为区域医学中心的可能性。但作为三明最高水平、唯一的三甲医院——三明市第一医院"无论在功能定位上，还是在人才结构、学科发展（含新药、新材料、新技术的应用）上均暂时难以担此重任，尚有较大距离"③。虽然出现了上述这些问题，如：如何调动和激励因被限制了最高收入而失去不当牟利机会的医护人员工作积极性和保证医疗服务水平不下降等，但是长期来看，这是对中国基本医疗保险平稳可持续运行极为有利的制度探索。④

---

① 来源于访谈资料。
② 来源于访谈资料。
③ 来源于访谈资料。
④ 黄冠：《基础医疗保障骗保行为视角下的中美比较分析》，《四川行政学院学报》2017 年第 4 期。

应该说，三明试点凸显的是卫生治理体系和卫生治理能力的战略层面，而具体实操的战术层面仍然存在不少问题。三明试点肯定不是公立医院改革的终极出路。除了前文所述人才及医疗质量方面问题，还有，如何让医生有效参与医改的全过程。在三明医改试点中，被广为诟病的是：较难找到医生和公众参与医改的身影。然而，三明决策者认为，在理性人的背景下，很多医生们已经和医药代表们形成了较为一致的利益共同体。"没病说有病，小病说大病。马克思主义经济学里面不是讲了：如果有100%的利润，资本家们会铤而走险；如果有200%的利润，资本家们会藐视法律；如果有300%的利润，那么资本家们便会践踏世间的一切。这个经济学原理，在医疗医药领域中的坏处非常凸显，发挥得淋漓尽致。"[①] 有学者认为，目前三明的年薪制建立在官僚等级制之上，尚无法有效解决公立医院的激励难题。[②] 在此背景下，如何"既不让马儿吃草，又要马儿跑？"人才建设是一个医院发展的根本动力，是医院稳定持续发展的重要基础。如何吸引优秀人才、培养人才、挽留优秀人才，提供良好的成长土壤与发展空间？改革中，医生的阳光收入有了较大提升，但这可能与原本基数较低有关，目前的收入仍与医生的预期值有一定差距。特别是，与医疗质量医疗安全紧密相关的核心骨干医生收入提升较小，甚至实际收入有较大下降，调研中骨科、消化内科等科室医生对医改的认同度和满意度明显不高，应与此有关。因此，对中国卫生服务提供者进行有效的激励机制调整至关重要。[③] 如何让已经某种程度上成为利益集团代言人的医生们，让这群本应得到体面收入却不得不依靠灰色收入的群体回归道德的底线，真正站在公益、公正的立场来参与这场改革，需要更多的智慧。尽管地方政府的投入力度不断增加，但与不管是"政府派"还是"市场派"的设想都有一定差距，"三明模式"也就容易让人产生地方政府有甩"财政包袱"的嫌疑，特别是在经济欠发达地区。当地方政府的财力有限的时候，

---

① 来源于访谈资料。

② 代志明：《"三明医改"模式可以复制吗？——兼与钟东波先生商榷》，《郑州轻工业学院学报》（社会科学版）2015年第2期。

③ Jinqiu Yang, Yongmiao Hong, Shuangge Ma, "Impact of the New Health Care Reform on Hospital Expenditure in China: A Case Study from a Pilot City," *China Economic Review*, 2016, 39: 1–14.

如果缺乏科学合理的长效筹资机制和筹资责任分担机制以及考核机制，都难免会引起可持续的质疑。同时在三明试点制度设计中，医院员工的薪酬总额占业务收入的比重逐年提高，各医院的收支结余很少，意味着医院依靠自身的运营难以实现再投入发展，更多地需要依靠地方政府承担投入的发展模式。政府本应承担更大、更多的公立医院的改革成本，鉴于事权、财权分配问题，是否应该从更高层级的政府统筹承担改革成本呢？如何改变政府"撒胡椒面"式的财政投资方式①，把政府十分有限的财力集中用在刀刃上，以此化解政府的财政压力，提高政府的投资效率？事实上，改革的空间，除了虚高的药价、医保支付方式改革之外，还有规模效益等方面。比如，借鉴国外检验和临床分开的做法，设置独立的第三方医学实验室，对分散的医学检查检验进行统一集中，又可以以量降价，同时还可以解决以往单一医院难以开展罕见病检查的问题。这部分腾出的空间可以进一步用来调整医疗服务价格，提升医务人员薪酬。在全国人事薪酬制度、编制等配套改革政策没能跟上的情况下，如何缓解基层医疗卫生人才缺乏，怎样有效开展疾病预防和健康教育等方面的改革？三明试点着力于切断医院、医生与药品间的利益链，扭转"以药养医"、"以检养医"，但要警惕由此替代生成因为追求医务性收入而导致的"以医养医"。"会不会出现这种情况：以往只要吃药就可以好的病，变成非要动刀了？对于老百姓而言，是多吃药好些，还是多动刀好些呢？"② 三明市医保支付制度改革起步较晚，也尚不够精细，尚未完善。③ 再有，西医诊断比较依赖仪器设备检验检查。而且现代医学的知识量呈现爆炸式增长，远远超过一般人的"常识"所能理解的范畴。特别是一些癌症早期筛查，更多的是通过各种先进的检查与检验技术来实现早发现、早治疗，比如 PET-CT 的出现就对肿瘤、心脑血管疾病的早期诊断做出了重要贡献。一般认为，国产仿制药治疗效果参差不齐，往往低于进口原研药品。但这些先进的设备、技术和药品的价格都是相对高昂的，在三明现有的药品器械招标政策下，要

---

① 熊茂友：《三明医改应避免昙花一现》，《中国卫生》2015 年第 3 期。

② 来源于访谈资料。

③ 顾昕：《突破去行政化的吊诡——剖析三明模式的可复制性和可持续性》，《中国医院院长》2016 年第 22 期。

买到"物美价廉"的药品和器械的可能性不大。加上，医生们特别是技术水平相对差的医生们更加越来越依赖检验检查技术来进行诊治。因而，三明市的医疗服务能力提升会受到一定影响。甚至，如果时间一长，相比临近地区会显得退步。中国版的 C-DRG 实施后，也可能会进一步发生减少服务、降低临床质量，降低使用药品和医用耗材质量、阻碍新技术发展等问题。另外，由于医疗信息不对称，患者无法体验到改革者通过改善医疗行为导致的少检查、少化验、少开药等，医改认知情况及获得感不强。北京大学的一项调研发现受访患者对三明医改的了解程度总体上较低，仅有 20.70% 完全了解或基本了解三明医改。[①] 在实施新的政策时，若患者不清楚报销比例和报销政策，高估或者低估政策带来的优惠，由此可能产生落差或者没有足够动力去报销，这些都将对试点政策产生不满，降低改革的支持度和获得感。当地居民尚且无法有效了解三明试点政策，更不要说其他地方的各方利益相关者了。这恐怕也是社会上对三明试点有众多误解的原因之一。另外，如何发展医院学科、推进社会力量办医等问题亟待决策者考虑。

事实上，除了"政府"与"市场"的观点之争外，在体系整合方面，三明政策设计上也还存在一些不足。三明试点更多的是进行横向整合，对于纵向整合的力度有待加强。比如，目前"三保合一"仅仅是机构职能整合，还不是筹资渠道、标准及保障水平等方面的整合。筹资、补偿水平差异仍较大，不公平仍明显。保统筹仅仅是在市级层面，医保基金风险分担能力发挥有限。迫切需要提升筹资统筹层次、实现真正意义的"三保合一"，比如从省级、国家层面进行整合。又如，公立医院与基层医疗机构的纵向整合。由于基层改革与公立医院改革分开进行制度整合、要素整合设计，如何构建协同型卫生服务提供体系，实现大医院与基层医疗卫生机构资源共享？医疗保险制度仍然是以治病为中心，没有向健康保障制度转变，没有对医疗机构的纵向整合起到引导作用。如何充分利用福建当地丰富的社会办医疗资源，建立具有竞争实力的非公立医院及公私合作的医

---

① 阳明春、林凤闰蓉、管晓东等：《"三明医改"患者满意度调查研究》，《中国药房》2017年第 18 期。

院集团，打破公立医院垄断局面？这些年存在着非常突出的仿制药监管问题，至今没有一个及时、有效的质量认证的药价形成体系，究竟如何形成医保支付标准？詹积富认为，"人民的健康就是我们最大的政治。"① 利益的调整与再分配，必然会受到获益者的支持、既得利益者的反对，无论其利益正当与否。但如何利用窗口期，将价格压缩至合理范围从而让药企对医生彻底无行贿空间？如何建立以医疗质量与效果为结果导向的考核与激励机制？控费是否会导致患者负担从医保目录内向目录外转移，导致患者个人自付费用增加？医患是否会无法接受廉价药品的品质，自费转往品牌形象更好、费用高的药品？毫无疑问，上述这些问题大多都不是三明试点带来的，亦不是三明所独有，但显然都有待三明和全国的决策者们去探索解决。另外，基于市级层面医药市场规模的限制，三明议价能力较差，需要建立省级或者国家层面的整体价格谈判机制，提高议价能力。当地医疗服务能力和质量提升并不大，这是否是医保管控强度加大的缘故，有待进一步研究。更何况三明试点运行至今仅有 5 年多时间，有些最终目标，比如健康水平等，短时间是无法显现效果的。

公立医院改革的复杂性注定了不可能"一气呵成"、"一次搞定"，必定是个渐进的螺旋上升过程。毫无疑问，关于三明试点的争鸣，将会持续下去。但若是一味地从"政府"与"市场"角度出发不断找缺点、指责，那么三明模式是否也可能会像子长、神木模式一样消失，医改是否也会继续迷失在无休止的争论中呢？应该说，三明试点在短时间内已经带来了较为明显的正面效果。这个以"三医联动"为核心的整合方案，撬动了医疗、医保、医药等各方的既定格局。在中共中央和国务院层面以两办名义推广深化医改经验的政策文件出台后，三明试点经验得以扩散已是大势所趋。要注意的是，地方政府在推广和不断探索三明经验的同时，要特别与当地的实际情况相结合。不能仅仅为了解决医保"穿底"等燃眉之急，而忽视了改善医疗质量、解决"看病难"等问题才是改革的核心目标。不管怎样的批评声音，都无法否认以药养医、药品回扣、药品质量不高、辅助药滥用、药品流通环节空间巨大等问题迫切需要中国政府来解决。药

① 来源于访谈资料。

企应该回归药品研发生产本源，回到靠研发、技术和品质赢得市场的时代。虽然这些改革试点措施适合了三明市，并提高了当地的地方治理能力，但是否会提高整个国家治理能力还有待进一步观察。毕竟，三明市社会经济发展水平较低，人口结构较单一，医药界影响力有限，各种要素流动性低，是个以信任为基础的社会，从上往下推动难度不大。如果要在规模更大和经济更多元化的发达城市推行，遇上当地实力雄厚的医院和药企的阻拦，实施的难度将会放大很多倍。因为经济发达地区是陌生人社会，更适用于以诚信为基础的社会治理手段。诸多来自内外部的问题与挑战影响着三明试点的发展与进行，公立医院综合改革体制机制改革整体性、系统性、协调性尚有欠缺，呈现"起步难、衔接难、两头少"的情况。① 无论采取什么模式，作为发展中国家的中国政府医疗投入不足的问题可能长期存在，而人民群众不断提升、不均衡的健康需求也是存在的。也就是说，两者的矛盾将在相当长的时间内持续存在。要实现试点的可持续发展，需要多方努力共同推进。三明模式具备一定的时效性，且对于医院的长久发展、公众的获得感还是不够的。将三明经验推广到全国还需要更多的试验、政策设计和配套措施，也需要借鉴其他地方的有益探索。中国卫生体系改革涉及子体系很多，涉及不同层级政府和部门，涉的政策主体也多，治理目标不仅多元而且往往互相矛盾，除了进行政策选择借鉴外，更要进行有效治理体系整合"握指成拳、合力攻坚"，才能实现有效卫生治理目标，更好地满足公众对美好生活的健康需求。

---

① 应亚珍：《三医联动及三明模式创新经验》，2016 年（第八届）中国医药战略峰会，成都，2016 年 12 月 18 日。

第六章　三明试点经验的扩散及其机制*

> 昨夜扁舟雨一蓑，满江风浪夜如何。
> 今朝试卷孤篷看，依旧青山绿树多。

——宋·朱熹《水口行舟》

随着新医改推进，中国卫生政策创新活动日趋频繁。然而，并非所有的地方卫生政策创新都能扩散，包括曾经风靡一时的"神木模式"、"子长模式"、"高州模式"等。这提示了包括卫生政策在内的社会政策制定过程可能与其他领域有着不同的制度逻辑。这是一个尚未被充分认识的"黑箱"，其中一些根本性深层次问题尚未得到解答。正如诗中所描述的，三明试点有如漆黑的江面飘摇着一叶孤舟，在历经风狂、雨骤、浪急的种种危机之后，遇见了那一片属于自己的生机盎然的岸，探索了一条适应现阶段的路子。

2014 年开始，全国各地赴三明市的参观考察者络绎不绝。这甚至引起了世界卫生组织、世界银行的极大关注。特别是从 2014 年年底开始，作为政府主导、系统的体系整合的代表，三明试点经验俨然有燎原之势。2016 年 11 月 8 日，中共中央办公厅、国务院办公厅转发了《国务院深化医药卫生体制改革领导小组关于进一步推广深化医药卫生体制改革经验的若干意见》。在国务院医改办的政策解读中，这份文件的核心内容就是推广来自福建三明市，以及江苏、安徽、福建、青海等各地医改试点中总结

---

* 本章部分内容来自于作者发表于《广东社会科学》2017 年第 5 期的《三明医改经验何以得到全国性推广？基于政策创新扩散的研究》。

出来的"8个方面、24 条经验"。其中三明市被单列出来，并放在了最前面，意味着三明试点在这次推广的经验中占据极为重要的位置。2017 年 8 月，时隔 3 年多后，国务院时任副总理刘延东再次到三明，实地调研尤溪县总医院和西城镇七尺村卫生所、三明市医保管理中心尤溪管理部，再次肯定了三明试点成绩。① "中央编办、国务院医改办、国家卫计委、财政部、人社部、国家食品药品总局等部委多次到三明现场调研。截至 2017 年 10 月，世界银行金镛行长以及全国各地到三明考察共 1096 批次 10955 人次（其中副省级以上领导 30 批次）。"② 2018 年 3 月，一如三明做法，整合了医保基金管理、发改委的药品和医疗服务价格管理权的国家医疗保障局开始组建。而且，首任国家医疗保障局局长胡静林外出调研的第一站就选择了福建三明。为什么这项由一开始并没有被列入第一批城市公立医院综合改革国家联系试点城市的地市级政府自发改革而兴起的试点，能够不断地发展、完善并在全国扩散？星星之火，何以燎原？究竟有什么独特的扩散逻辑和特征呢？

第一节　政策扩散过程

一　省级层面扩散

2015 年 2 月出台的《福建省深化医药卫生体制改革综合试点方案》明确提出："各地可借鉴三明经验，试行公立医院院长目标年薪制，合理核定年薪水平，并由财政全额负担。"事实上，不仅在推行院长目标年薪制上如此，福建省从"腾笼换鸟"到实行医务人员年薪制，从"三保合一"到成立省医疗保障管理委员会，路径清晰可见，基本上是复制了三明试点经验。福建省还参照三明做法创建"三个一"办医领导体制。一个领导小组，负责医改决策部署，由时任省委书记尤权亲自担任省医改领导小组组长，承担领导改革的第一责任和政府的办医责任。一个领导分管

---

① 新华社：《刘延东在福建调研时强调：强化试点示范带动，确保医改任务落实落地》，《经济日报》2017 年 8 月 26 日。

② 来源于访谈资料。

"三医"，即将卫生计生、医疗保障、药品流通等工作由一位省领导统一分管，负责医改具体策划、统筹协调工作。一个组织机构，即公立医院管理委员会，作为实施公立医院综合改革的具体平台。各级医管委主任分别由同级政府领导担任，成员由各相关政府部门负责人组成，把分散在编办、发改、卫计、人社、食药监等部门的相关职能归拢。医管委作为专职履行政府办医和监管公立医院资产运行的责任主体。这样的领导体制全省全覆盖。再如，福建作为第一个全省范围内实施发源于三明的"两票制"的省份，导致了药品流通领域企业的空前集中，全省具有合法配送药品至公立医院资格的公司只剩下 11 家，一改药品生产流通企业以往"多、小、散"的产业格局。福建省卫计委体制改革处某负责人对此并不讳言："我省充分吸收三明经验，推动综合试点工作。比如，三医联动、治药为先，从挤压药品虚高水分入手，全面启动公立医院综合改革。以院长年薪制为突破口，推进医院管理制度改革。突出强基层，扎实有序推进分级诊疗制度的建立。这些方面，三明都给我们省积累了丰富的经验。我们是在充分借鉴三明经验的基础上，制订、出台省里的政策。"①

2017 年 3 月，福建省成为全国首个以医保支付结算价为基础的药品联合限价采购的省份。这就将医保支付结算价与药品采购紧密衔接起来，使以往相分离的招标、采购、使用、结算等环节融为一体。真正决定药品采购价格的是医院和药品生产企业之间的谈判，而福建的做法采取的正是药品联合限价采购"差价归己"的核心，给了医院足够的谈判降价动力。这个机制被概括为以医保支付结算价为杠杆，促使医药、"价格"、医保联动。② 医保部门采用以"两种身份"制定两种价格的办法，推进药品采购改革。对 80% 左右的治疗性用药，医保对于同品种药品确定一种代表药品进行支付，支付标准作为同品种药品的结算价。超出部分由医院自付，结余部分医院留用。发挥医保的杠杆作用，激发医院挤压药品耗材价格、节约开支的内生动力，推动将医生个人灰色收入转化为医院阳光收入。对仅占 20% 左右的容易滥用的辅助和营养性药品，医保采取定额支

---

① 来源于访谈资料。

② 王宇：《医保支付结算限价逼退原研药？福建医保办：可以再谈》，《21 世纪经济报道》2017 年 3 月 13 日。

付的方式，即按同品种药品的医保支付结算价为定额标准，超过部分由患者自付。① 这种起源于福建省的三明医改，通过制度设计力图扭转骗保动因，修正基础医保制度在具体实施中存在的程序性漏洞。②

又如，和全国各地大同小异，福建省医疗保障管理也是"政出多门、职能分散"。如，省人社厅负责管理城镇职工医保、城镇居民医保；省卫计委负责管理新农合、疾病应急救助，并下设省保健办负责管理厅级以上干部保健；省财政厅设离休干部离休费和医药费管理中心，负责管理全省离休干部、革命伤残军人等的医疗保障；省民政厅负责管理医疗救助。医保作为买单代理人，在整个药品集采制度中并没能起到应有的作用；本应该积极参与药品和医疗服务定价，而现状却是基本上没有参与。福建省政协副主席、省医改领导小组副组长、原副省长李红认为："改革已经从前期相对容易的增量改革，进入体制机制改革这个啃硬骨头的阶段，剩下的都是触动各方利益的硬仗。医保是供方和需方的连接点，是牵动医改的牛鼻子，是'三医联动'的引擎，如果医保改革不尽快跟上，接下来的改革就会步履维艰。③ 三明属于福建，三明经过时间证明行之有效的先行先试做法，我们没有理由不学，没有理由不在全省推广。"④ 此时已升任福建省医保主任的"三明模式"的"操盘手"詹积富认为，借鉴三明经验来创新医保运行模式是福建省改革之必然，"水到渠成"，这也是省委省政府和党中央保持一致的具体举措。⑤ 福建成立省医疗保障管理委员会，下设办公室挂靠省财政厅，相对独立运作。该委员会整合医改决策、医保管理、药品耗材集中采购、医疗机构监管、医疗服务价格调整等职能。在实现"三保合一"的基础上，突出医疗保障要素的大整合：把卫生计生部门的药品集中招标、物价部门的医疗服务价格调整、民政部门的医疗救

---

① 《福建省原副省长李红在 2017 年全国医改工作电视电话会议上的发言》，北京，2017 年 3 月 28 日。

② 黄冠：《基础医疗保障骗保行为视角下的中美比较分析》，《四川行政学院学报》2017 年 第 4 期。

③ 韩璐：《福建：聚集力量啃硬骨头走》，《健康报》2016 年 11 月 4 日。

④ 吴施楠：《詹积富：福建医改，要从医保说起》，搜狐网健康频道，2016 年 10 月 12 日， http://health.sohu.com/20161012/n470076580.shtml，最后访问时间：2017 年 11 月 9 日。

⑤ 詹积富：《医改首先改医保》，《中国卫生》2016 年第 11 期。

助、人社部门的生育保险、商务部门的药品配送等涉及医疗保障的职能进行有效归拢，解决制度"碎片化"的问题。2017年2月，福建省9个地市全部相应成立医疗保障管理局和医疗保障基金管理中心，整合与医疗保障相关职能，集中了医药、"价格"和医保这公立医院经济运行三大主导要素，强化对诊疗行为的约束和激励作用。推进了医疗、医保和医药等联动，改变以往部门间"隔空喊话"的局面。① 整合后的医保主要增加了药品采购、医疗价格调整等功能，为下一步推进按病种付费等付费方式改革创造了基础条件。优化医院收入结构，提高医药总收入的含金量，为建立医务人员合理的薪酬分配机制创造了空间，也为由政府定价逐步转变为由医保与医院谈判的定价方式奠定了基础。国务院医改办专职副主任梁万年称这为"可以载入医改史册的事件"。② 福建省卫计委体制改革处某负责人也认为："这个医保办某种程度上弥补了以往各级医改办作为议事协调机构想履行却无法履行政策决策的职责。"③ 李红坦言，在改革实践中发现，如果不这样改，这场和利益集团生死博弈的硬仗就打不下去。"福建省委经过两次专题研究后，深思熟虑才做出成立省医疗保障委员会的决定"。她说："我们不是理论家，我们是改革实践者，认认真真地沉入改革深水里面去，才知道要做这样的模式。如果只做简单的整合，恐怕到了后面还是要'翻烧饼'。"④ 福建医保管理体制改革解决了过去长期存在的医保制度"碎片化"、管理分散化、支付方式单一化、与药品采购隔绝化和与医疗价格不衔接等问题，探索可最大限度地凝聚各方的共识，实现了诸多要素、体系和制度的整合，有利于找到改革的"最大公约数"，调动各方的积极性。正如李红所说的"福建省医保体制改革主要立足于解决制度碎片化问题，通过整合，实现医保相关职能由一个机构统筹，各方利益在一个框架下平衡，医药资金链条在一个平台上连接"。⑤ 梁万年认为，

① 韩璐：《推进综合医改的"福建逻辑"》，《健康报》2016年7月29日。
② 吴绵强：《福建医改探路三医合一——以"三明医改"为镜鉴，归拢医改职能》，《时代周报》2016年11月8日。
③ 来源于访谈资料。
④ 韩璐：《福建：聚集力量啃硬骨头走》，《健康报》2016年11月4日。
⑤ 《福建省原副省长李红在2017年全国医改工作电视电话会议上的发言》，北京，2017年3月28日。

"福建将涉及医疗保障的职能交由一个部门集中行使，建立全省统一、相对独立的医疗保障管理体系，为三医联动改革创造了有利条件。"①

2016年下半年，福建省利用药品招标、医院控费以及医保制度整合后医保基金结余盘子增大等腾出的空间，对省属15家医院进行了3次医疗服务价格调整，医保按比例跟进予以报销，没有增加财政投入，也没有增加患者负担。② 2016年，福建省开展了100个病种的按病种收费和付费改革。由省医保办与医院谈判确定了这些病种向患者收费的标准，抑制了医院乱收费行为。2017年，该省按病种收费和付费的病种范围逐步扩大到600个以上。从福建省医保办主导药品采购方案可以看出，医保部门和医院更多地参与到药价制定的整个过程。超出医保最高限价的部分由医院来承担，而医保支付的价格和最高限价之间的价格由患者个人承担。

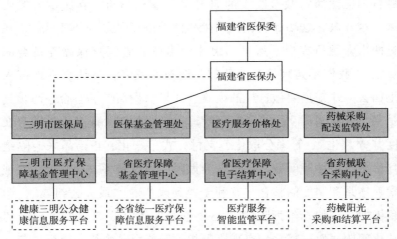

图6-1 参照"三明模式"整合后的福建省级医疗保障体系构架
资料来源：根据资料，作者自行整理。

改革无止境。2016年11月16日，福建省委办公厅、省政府办公厅

---

① 《国务院医改办主任王贺胜在全面推开城市公立医院综合改革现场会上的讲话》，三明，2017年4月24日。
② 《福建省原副省长李红在2017年全国医改工作电视电话会议上的发言》，北京，2017年3月28日。

印发《关于进一步深化基层医药卫生体制综合改革的意见（试行）的通知》，文件认为：尽管该省于2014年底启动了县级公立医院改革，但只有以三明为代表的部分地区全面推进了县级公立医院综合改革，而大多数县仍停留在仅完成取消药品加成单项改革的进度上，综合性改革在县级医院层面尚未全面推开。通过政策文件强制性推行"三明模式"，要求全省借鉴三明试点经验进行改革工资总额核定办法、改革内部分配制度、改革人事编制制度、改革财务管理制度等四方面改革，全面推进县级公立医院综合改革。

二 省际层面扩散

2016年4月26日，国务院办公厅正式印发《深化医药卫生体制改革2016年重点工作任务》，要求总结完善福建三明改革经验，并在安徽、福建等综合医改试点省份推广。自此，"三明模式"正式以被写入官方文件的形式开始向全国推广。

实际上，在此之前，"三明模式"的各项试点措施已经得到肯定并以各种形式被认可和实施。从2014年底开始，三明试点得到中国政府高层的关注与认可。国务院医改办、财政部、国家卫计委等中央部委从国家层面有计划、有步骤地推广三明经验。正式对外公开的国务院医改办《城市公立医院改革试点评估报告》就提出，"三明市根据腾出药品费用空间逐步推进（医疗服务价格调整）的做法具有借鉴意义"，"三明市推出了年薪制，在分配制度改革方面迈出了关键性的一步，其特点包括设定院长和医生收入的'天花板'，以控制费用、规范行为为重点建立考核体系，做大医院工资总额的'蛋糕'等。三明的做法经过完善后可以借鉴"。[①]为了让全国的医改决策者亲身体验三明医改经验，国家部委还在三明举办了一系列培训班、师资班。"国务院医改办连续在我市举办15期医改政策培训班，均由我市医改团队主讲"。[②] 比如，2014年11月14～17日，国家卫计委医改相关政策及公立医院改革培训班在三明市举行，全国各省

---

① 国务院深化医改领导小组：《城市公立医院改革试点评估报告》，《国务院深化医药卫生体制改革领导小组简报》，2015年第91期。

② 来源于访谈资料。

（市）、自治区和新疆生产建设兵团的部分市、县政府分管领导、医改领导小组成员单位相关负责人，医改办及公立医院负责人共计 700 余人参加培训。2015 年 11 月下旬起至 2016 年上半年，由国务院医改办、国家发改委、财政部、国家卫计委等部门联合主办，分期分批对各省（区、市）、新疆生产建设兵团的医改、卫生计生、财政、物价等与医改相关部门的职能处（室）负责人、100 个试点城市的相关部门负责人及 44 家国家卫计委预算管理医院、试点省份所有省级医院、试点城市二级及以上公立医院、全国所有县级公立医院院长等 7000 多人进行集中培训。除财政部、国家卫计委卫生发展研究中心的专家外，其他授课老师都来自三明市医改团队核心成员。2016 年 9 月，国家卫计委、国务院医改办在福建省三明市联合举办 2016 年城市公立医院综合改革培训班，分 4 期对各省（区、市）、新疆生产建设兵团、新增 100 个试点城市的卫生计生、医改负责同志和相关处室负责同志、部分公立医院院长共 950 人进行了培训。如此高规格、大规模的培训很明显暗示了"三明模式"已经得到中央高层认可，并准备在全国推广！国家卫计委发展研究中心原研究员应亚珍认为，"实际上三明的实践正是国家层面国发 33 号、38 号文的一个蓝本，这两个文件里面的路径很大程度上是根据三明来的。"① 这一点在财政部的材料中也得到了证实，"国务院办公厅印发《关于城市公立医院综合改革试点的指导意见》（38 号文），三明医改中的三医联动、药品自行采购等典型做法均得到了很好的体现。"②

2016 年两会上，国务院总理李克强《政府工作报告》强调要搞"三医联动"改革，这被外界解读为中央高层已经打算推三明试点经验了。会上，国家卫计委时任主任李斌的发言则更为直接地表达，经过这些年试点，已形成了可推广、可复制的整体改革经验，比如"三明模式"。与此同时，国家卫计委新闻发言人毛群安在回答网友"到底有没有成功的试点经验"的

---

① 应亚珍：《三医联动及三明模式创新经验》，2016 年（第八届）中国医药战略峰会，成都，2016 年 12 月 18 日。此处所指的 33 号、38 号文件就是指 2015 年国务院办公厅下发的《关于全面推开县级公立医院综合改革的实施意见》和《关于城市公立医院综合改革试点的指导意见》。

② 财政部社会保障司：《三明医改可复制可推广》，《情况反映》第 14 期，2015 年 9 月 29 日。

问题时也给出了肯定答案："有，我可以跟大家分享福建省三明市的经验"。① 2016 年 3 月 5 日下午，李斌在与全国人大台湾省代表团的代表交谈时，再次直接说到要大力推广三明试点经验。这是主管部门负责人第一次在公开场合表达推广三明经验。之后，"国务院副总理刘延东专门批示要求福建、安徽两省先行推广三明经验。"②

"在 2016 年 3 月 23 日专题研究综合医改试点省份有关工作会议上，国务院医改办副主任、国家卫计委副主任马晓伟代表国务院医改办向国务院副总理刘延东提出了医改'8 个必须'③ 的建议。'8 个必须'的前五

---

① 国家卫计委新闻发言人：《让公立医院回归本质》，国家卫生和计划生育委员会网站，2016 年 3 月 6 日，http://www.nhfpc.gov.cn/xcs/wzbd/201603/804c592096ed44f3ac8705e1f69b7df6.shtml，最后访问时间：2017 年 11 月 9 日。
② 《2016 年 11 月 10 日新闻发布会材料一：福建省医疗保障管理体制改革情况》，新华网，2016 年 11 月 10 日，http://www.xinhuanet.com/politics/2016-11/10/c_129359321.htm，最后访问时间：2017 年 11 月 9 日。
③ "8 个必须"具体内容。一是综合医改必须由党政"一把手"亲自负责，由一个领导分管"三医"工作。各级医改领导小组组长要由党委、政府主要负责同志担任，医保、医疗、医药相关部门由一位分管领导统一负责并充分授权，确保政策出台联动高效、执行有力。成立公立医院管理委员会，履行政府办医职责。二是基本医保管理经办必须实现"三保"合一，成立相对独立的医保基金管理中心。医保基金管理中心承担基金管理、药品采购、价格谈判等综合职能，实行招采合一。由政府直管或暂由财政部门等第三方代管，实行垂直管理，地市级统筹。三是流通领域改革必须实行"两票制"，进一步压缩药品价格虚高的"水分"。完善药品耗材集中采购，实行量价挂钩，鼓励跨区域联合采购，提高药品配送集中度。借鉴三明经验，推行"两票制"，压缩中间环节，降低虚高价格。积极推进高值医用耗材集中采购。四是公立医院改革必须坚持"腾笼换鸟"，建立科学运行新机制。按照"腾空间、调结构、保衔接"的步骤，通过集中采购、医疗行为监控等措施降低虚高药价和不合理医疗费用，腾出空间主要用于调高反映医务人员技术劳务价值的医疗服务价格，调高部分与医保报销相衔接，推动公立医院建立运行新机制。五是调动医务人员积极性必须要改革人事薪酬制度，实行编制备案。合理核定公立医院编制总量，实行编制备案制。落实公立医院用人自主权。加快建立符合医疗行业特点的人事薪酬制度，并实施综合绩效考核，考核结果与收入分配挂钩。实行院长年薪制，探索医务人员目标年薪制。对政府办基层医疗机构，允许收支结余一定比例用于绩效工资。六是提升卫生系统整体效率必须加快推进分级诊疗。推广镇江等地经验，组建多种形式医联体，规范医疗联合体的运行和管理，推动优质资源下沉基层。结合大丰、厦门等地全科医生签约服务经验，开展家庭医生签约服务，转变基层服务模式。按照"基层首诊、双向转诊、急慢分治、上下联动"的要求，改革现行不合理的医保、价格、绩效考核等相关政策，为推进分级诊疗制度建设提供支撑。七是发挥医保激励约束作用必须加大推进支付方式改革力度。改革现行以按项目付费为主的医保支付方式，全面推行按病种付费为主，按人头付费、按床日付费等复合型付费方式，鼓励实行按疾病诊断相关组（DRG）付费方式。2016 年年底前，综合医改试点省按病种付费不少于 100 种，病例数不少于 40%。八是坚持公立医院公益性

条几乎都是 清一色的三明模式，也就意味着三明的这些做法都将在医改试点省份复制。"①

在此基础上，2016 年 4 月，国务院医改办在《关于请修改完善综合医改试点工作方案的函》文件以三明试点经验为原型上升为"十道必答题"的形式明确要求各综合试点省份必须完成的改革任务，将三明经验作为综合试点的基本经验进一步推广。

不难发现，这其中的"综合医改要由党政'一把手'亲自负责，由党委、政府主要负责同志或一位主要负责同志担任医改领导小组组长，医保、医疗、医药相关部门由一位分管领导统一负责并充分授权"、"药品流通领域改革要实行'两票制'，压缩中间环节。完善药品耗材集中采购，实行量价挂钩，鼓励跨区域联合采购，提高药品配送集中度。加强对医疗行为的监管，实施对辅助性、营养性等高价药品不合理使用的重点监控"、"统一基本医保经办管理，成立医保基金管理中心，向医改领导小组负责，承担基金管理、药品采购、价格谈判等综合职能，实现招采合一、量价挂钩，并发挥对医疗机构的激励约束作用"、"实行院长年薪制，探索医务人员目标年薪制，将综合绩效考核的结果与收入分配挂钩"等内容三明印记非常明显。此外，2015 年 6 月份发布的《国家卫生计生委关于落实完善公立医院药品集中采购工作指导意见》文件中最核心的"先限价、再带量议价"的做法等等都与三明经验密切相关。

为此，各试点省份相应有选择性地相应修改、出台了本省的政策文件。比如，2016 年 6 月《湖南省深化医药卫生体制综合改革试点方案》中明确："将三保的经办机构合在一起成立相对独立的医保基金管理中心，负责基金管理、药品采购、价格谈判等综合职能，实现招采合一、量价挂钩，并发挥对医疗机构的激励约束作用。"2017 年 4 月，甘肃省庆阳市开始筹备城乡居民健康保障局，并于 7 月 3 日正式挂牌。该局也整合了

---

① 必须落实政府责任，增强财政投入保障力度。落实政府对公立医院的领导责任、保障责任、管理责任、监督责任，建立财政投入和考核的刚性约束机制。全面落实政府对公立医院的 6 项投入政策和建立运行新机制的财政补偿政策。提高政府卫生投入，政府投入增长幅度要高于经常性财政支出增长幅度。对符合规划的县级公立医院债务进行审计剥离，纳入政府债务平台统一管理、逐步化解，使公立医院轻装上阵。

① 来源于访谈资料。

医保基金管理、药品招标采购、定点机构医保目录内药品和医疗服务价格监管、医疗救助等多项原先分散在多部门的职能,并直接隶属市政府管理。截至 2017 年 5 月份,全国 22 个省份由党政主要负责同志亲自担任组长。

在政策创新实施并得到正面评价后,中央政府开始以行政命令方式要求其他地方政府学习并开展实施。先是 2016 年 3 月印发的《国务院批转国家发展改革委关于 2016 年深化经济体制改革重点工作意见》中明确表述"在部分综合医改试点省份推广福建省三明市医改做法和经验"。2016 年 4 月,国务院办公厅印发的《深化医药卫生体制改革 2016 年重点工作任务》中更是要求"总结完善福建三明改革经验,并在安徽、福建等综合医改试点省份推广"。这标志着以节约使用医保基金作为出发点、以降低药品耗材支出为调整医疗服务价格腾空间、以医务人员人事薪酬和绩效考核制度改革为抓手的"三医联动"三明经验,在国家政策层面获得肯定并予以推广。在其后的国家卫计委医改专题新闻发布会上,国务院医改办专职副主任、国家卫计委体改司司长梁万年再次表示,福建三明市的经验可圈可点,要在全国推广。[①] 由此可见,"三明模式"以从上至下、主动跟进的方式在全国多点开花,通过整体框架平行移植、复制(率先在福建、安徽两省执行)和主要经验升华、裂变的方式影响着全国公立医院综合改革的走向和进程。比如,该年度重点工作任务明确提到:"鼓励和引导省际跨区域联合采购,综合医改试点省份内可鼓励一定区域间的带量联合采购⋯⋯综合医改试点省份要在全省范围内推行'两票制'⋯⋯" 2016 年底,已经有 24 个省份明确对"两票制"表态,鼓励试点城市推行"两票制",安徽、湖南两省甚至率先发布了落实"两票制"的指导文件。河北省、珠海、玉溪、宁波、乌海分别与三明市药品及医用耗材联合限价采购协议。河北省 27 个县级公立医院综合改革示范县全面推行"一品两规"、"两票制"和药品采购院长负责制等。2016 年 9 月,药品耗材联合限价采购三明联盟第一次联席圆桌会议召开,宁波、珠海、乌海、鄂尔多

---

① 《卫生计生委介绍 2015 年深化医改工作进展和 2016 年深化医改重点工作任务》,中华人民共和国中央人民政府网络,2016 年 4 月 28 日,http://www.gov.cn/xinwen/2016-04/28/content_5068770.htm,最后访问时间:2017 年 11 月 9 日。

斯、玉溪、铜仁、太原、三明、厦门9个城市和河北6个试点城市及28个示范创建县等相关代表共80多人参加会议。参照三明做法，国家卫计委、财政部、人社部和国家中医药管理局出台了公立医院绩效考核评价体系。① 2016年12月30日，第18届中央深改组第31次会议审议通过《关于进一步改革完善药品生产流通使用政策的若干意见》，强调推行药品流通"两票制"改革。2016年6月23日～24日，时任国务院医改办副主任，国家卫计委副主任马晓伟在福建省福州市召开的城市公立医院综合改革现场会上说，"三明市整合医保经办机构实现'三保合一'，坚持'三医联动'，实现腾笼换鸟，在药品流逐领域实行'两票制'建立有激励、有约束的绩效考核制度，为城市公立医院综合改革树立了榜样。② 2016年7月12日国家卫计委例行发布会上，姚建红明确表示"三明市作为国家城市公立医院综合改革试点，在强化组织领导、创新体制机制等方面做了许多有益探索，也取得了许多宝贵经验，党中央、国务院明确要求进一步推广三明改革经验。"③ 2016年8月20日，在政治局全部常委出席的最高规格的卫生与健康大会上，三明市是8家在会上发言的代表之一。经过中央全面深化改革领导小组第27次会议审议④，2016年11月8日，中共中央办公厅、国务院办公厅转发了《关于进一步推广深化医药卫生体制改

---

① 于修芹：《中国三明医改的新进展》，第15届中国医院发展战略高级论坛材料，无锡，2016年3月24日。

② 闫龑、林世才：《城市公立医院综合改革现场会提出建立更加成熟定型的制度体系》，《健康报》2016年6月24日。

③ 《国家卫计委例行新闻发布会文字实录》，国家卫生和计划生育委员会网站，2016年7月12日，http：//www.nhfpc.gov.cn/zhuz/xwfb/201607/a1b91602c12948d9b81e4d5228bb48f8.shtml，最后访问时间：2017年11月9日。

④ 新华社：《中央全面深化改革领导小组第二十七次会议召开》，中央人民政府门户网站，2016年8月30日，http：//www.gov.cn/xinwen/2016－08/30/content_5103650.htm，最后访问时间：2017年11月9日。2016年8月30日，中央深改组第27次会议更是认为："深化医药卫生体制改革取得了重大进展，改革过程中涌现出一批勇于探索创新的先进典型，形成了一批符合实际、行之有效的经验做法。要鼓励各地因地制宜推广，支持各地差别化探索，在公立医院运行机制改革、医保经办管理体制、药品供应保障制度建设、分级诊疗制度建设、综合监管制度建设、建立符合医疗行业特点的人事薪酬制度等方面大胆探索创新，全力取得突破。"

革经验的若干意见》。这是六部委联合到三明调研后形成的经验总结①，其中饱含了三明的领导体制改革、医疗服务、药品供应保障机制改革等试点经验。这是国家层面第一次以这样的高规格文件形式来总结推广三明市"三医"联动改革等各地试点的经验。在 2016 年 11 月 10 日，在国家卫计委召开的例行新闻发布会上，姚建红表示，"2013 年 6 月份三明市成立医保基金管理中心，是 36 号文②医保基金管理中心的雏形"，"今年 7 月份福建省政府成立医疗保障管理委员会，9 月 28 号全国首个省医保办挂牌成立，是地方的经验为我们写文件开启了思路，拓宽了视野，大家经过充分的评估分析，认真总结国内外医保发展的规律和趋势，认为这是一个方向，所以把福建和三明经验写到文件当中去。福建和三明经验是一个重要的实践源泉、力量源泉，就像刚才讲的推广经验……推广以后我们再总结提炼、深化，在更大范围内取得更好的成效。"③

2017 年 2 月 9 日，《国务院办公厅关于进一步改革完善药品生产流通使用政策的若干意见》正式印发，推行药品购销"两票制"，重点整顿药品流通秩序，改革完善流通体制。同年 3 月 24 日，第 18 届中央深改组第 33 次会议，专门听取了福建时任省委书记尤权关于推进医药卫生体制改革落实情况汇报。2017 年 4 月 26 日，三明市在全国经济体制改革会上作典型经验发言。之后，在国务院 2017 年深化医改电视电话会议上，福建省做了医保管理体制改革经验介绍。也是在这个会议上，国务院时任副总理刘延东明确表示："福建省在整合医保职能的同时，把价格调整、药品采购、医疗救助这些职能都纳入进去，强化医保经办机构的职能，联动改革，有效发挥了医保对药品企业，对医院和医生的激励和约束作用，中央深改组会议专门听取了改革经验汇报，对经验给予了肯定，而且写入了中办国办转发的推广医改经验的文件。希望有条件的地方着眼推动医改向纵

---

① 王宇：《医改迈入新阶段：一把手负责，聚焦"三医"联动》，《21 世纪经济报道》2016 年 11 月 10 日。

② 36 号文，即 2016 年 11 月 8 日印发的《中共中央办公厅、国务院办公厅转发〈关于进一步推广深化医药卫生体制改革经验的若干意见〉的通知》（厅字〔2016〕36 号）。

③ 《国家卫计委例行新闻发布会文字实录》，国家卫生和计划生育委员会网站，2016 年 11 月 10 日，http://www.moh.gov.cn/xcs/s3574/201611/6690975446b4448c933699df57385143.shtml，最后访问时间：2017 年 11 月 9 日。

深发展，立足实际，借鉴有益经验，探索理顺管理体制。"① 当天国家领导人的话音刚落，海南省医改办某位工作人员就传出了一个消息，"（2017 年度深化医改电视电话会议）会后，省委副书记、省长立即召集省编办、人社、财政、物价和政务中心负责人，要求各部门顾全大局，要支持成立相对独立的医保管理机构，向福建学习，将三保、医疗服务价格和药品招标统一管理。"② 当年 8 月份，该省将成为继福建省后，第二个将医保管理从人社部门分离，统筹到独立机构管理的省份。省医疗保障管理局设在省财政厅，相对独立运作。内设综合处、医保基金管理处、医疗服务价格处、药械采购配送监管处 4 个机构。③ 当年 9 月份，安徽也成立省医疗保障管理委员会及其办公室。省医保委员会主任由省政府常务副省长兼任，第一副主任由省政府相关副省长兼任，副主任由省政府相关副秘书长和省卫生计生委、省人力资源社会保障厅主要负责同志兼任。这种规格甚至高于福建省。该省医保办设在省政府办公厅，相对独立运行；省医保办主任按正厅级选配，设专职副主任 1 名，按副厅级选配，省卫计委、人社厅等部门分管负责同志兼任副主任。④ 不难发现，安徽省医疗保障管理委员会，不仅在名称上与福建省的做法毫无二致，而且两者在合并相关部门职责职能以及机构设置等方面如出一辙。被普遍认为是"三明模式"在安徽省的落地。安徽进一步还在合肥、蚌埠、滁州市开展医保管理体制改革试点工作。各试点市在深化医药卫生体制改革领导小组基础上，调整建立深化医药卫生体制改革委员会。⑤ 按照"撤一建一"的原则，则将省里对应的医保办的职责则调到了医改办。与此同时，贵州省也表示加快推进城乡居民基本医疗保险整合，成立独立的医疗保障体系，待国家明确归属后整体划转给相关部门。可见，由

---

① 《国务院副总理刘延东在 2017 年全国医改工作电视电话会议上的讲话》，北京，2017 年 3 月 28 日。

② 来源于访谈资料。

③ 《海南省机构编制委员会关于设立海南省医疗保障管理局的通知》（琼编〔2017〕54 号），2017 年 8 月 1 日。

④ 《安徽省人民政府办公厅关于在合肥、蚌埠、滁州市开展医保管理体制改革试点工作的指导意见》（皖政办〔2017〕79 号），2017 年 9 月 27 日。

⑤ 《安徽省人民政府办公厅关于成立省医疗保障管理委员会及其办公室的通知》（皖政办秘〔2017〕258 号），2017 年 9 月 27 日。

三明市上升到福建省的经验得到了国家层面的充分肯定，并全国各地予以积极推广。

2015年，国家开始开展医改综合试点省份有关工作，改变了以往以市、县为医改"试验田"的做法。第一批综合医改试点省份包括江苏、安徽、福建、青海4个省份。4个省党政主要领导都亲自抓医改，一把手负总责，开始强调横向、纵向整合，城乡协同推进。在这些试点省行政区域内的所有公立医院全部参加改革试点，范围进一步扩大。以省为单位进行试点既是政策试验传统的延续，同时也预示着政策创新的重点由"碎片化"、局部化政策试点向全面协同、整合试验区转型。2015年开始以"三明模式"为基础的"福建模式"逐步成为新的地方医改样本。国务院医改办某工作人员介绍说，"2015年12月16日，刘延东副总理要求国务院医改办认真梳理总结试点经验做法，研究提出新增试点省份的建议。"① 为此，国务院医改办一方面组织专家分赴4省调研，另一方面组织卫计委、财政部、人社部等医改领导小组副组长单位逐省听取了江苏、安徽、福建、青海四省情况汇报。专家调研和专题研讨分析都印证了一个观点："以省域为单位开展综合医改试点的决策是正确的，要在系统总结推广前期试点成功经验的基础上，进一步扩大试点范围，以便尽快形成连片示范效应，拓展改革成效。"② 之后，上海、浙江、湖南、四川、重庆、陕西、宁夏等7个省（区、市）纳入第二批综合医改试点省份范围，从区域联动来推进综合改革，明显增强了改革的整体性、系统性和协同性。并于2016年上半年开始了第三批试点省份的培育工作。2016年11月13日，国务院医改办、国家卫计委召开"四省一市"（上海市、江苏省、浙江省、安徽省、福建省）综合医改工作交流会。在此次会议上"四省一市"代表共同签订的《沪苏浙皖闽四省一市建立综合医改联席会议制度协议》，推进在药品耗材采购、医保支付、医疗服务价格、人事薪酬分配、健康产业发展方面政策协同。之后，以此联席会议为纽带，又成立了联席会议专家指导组，区域联动。也就是说，三明试点已经从市级上升到省级

---

① 来源于访谈资料。

② 来源于访谈资料。

扩散，再晋升到区域实施的层面，直接波及"四省一市"2.5亿人口，渐进式改革的轨迹清楚可见。

这样的改革路径，在哈佛大学教授叶志敏看来："当试点的覆盖面超过一半，'试点'又有多大意义呢？事实上，试点省份已不是真的'试点'了。这已经是推广。国家层面也出台了推广深化医改经验的文件，要求试点省份严格参照文件来执行。就是说，中国政府已经找到了一些他们认为可行的路子，并在试点省份中大力推行。"① 果不其然，国家没有按原计划确定第三批试点省份，而是直接加大了经验在全国各地的推广力度。2017年4月，国家卫计委、财政部在三明市召开全面推开城市公立医院综合改革现场会。组织尚没有进行城市公立医院综合改革的138个城市政府负责人、各医改成员单位及公立医院负责人在三明进行全面培训。自此，全国所有2800多个县级、300多个市级、32个省级行政区（不含港澳台）政府，及这些政府所辖负责公立医院改革的部门、公立医院负责人基本上已在三明进行了经验学习交流，完成至少一次的培训，实现了三明试点经验传播全覆盖。福建、海南、安徽、甘肃等省医保管理体制整合"风起云涌"，从2017年开始各地纷纷在移植、复制、改良三明试点经验。

2018年3月13日，十三届全国人大一次会议决定组建国家医疗保障局。其主要职责有："拟定医疗保险、生育保险、医疗救助等医疗保障制度的政策、规划、标准并组织实施；监督管理相关医疗保障基金；完善国家异地就医管理和费用结算平台；组织制定和调整药品、医疗服务价格和收费标准；制定药品和医用耗材的招标采购政策并监督实施；监督管理纳入医保范围内的医疗机构相关服务行为和医疗费用等。"② 尽管学者对新成立的国家医疗保障局是不是三明模式或者福建医改模式的复制版有不同争议③，但《人民日报》是这样描述的。"改革来自人民，符合人民需要的改革方案从全面深入的调查研究、吸取各地各方面的探索经验中得来

---

① 来自于2016年11月15日，作者与哈佛大学叶志敏教授在中山大学国际名师前沿论坛《中国卫生体系研究的过去，现在和未来》的讲座前交流。当时国务院医改办在准备推行第三批试点省工作，近十个省份表示有意愿申请试点。
② 《中共中央印发〈深化党和国家机构改革方案〉》，新华网，2018年3月21日。
③ 朱恒鹏：《国家医保局真是"三明模式"的翻版吗》，"朱恒鹏笔谈"公众号；窦洁：《国家医疗保障体制日臻完善，医保管理碎片化将终结》，《中国医药报》2018年4月10日。

——为了回应好人民期待，必须进行深入广泛的调研，全面倾听各方面的声音、充分吸取各地方的经验。其中，新组建的国家医疗保障局，就吸收了基层探索经验。福建三明，过去医保亏损严重，医患矛盾突出。几年前围绕医药、医保、医疗推进'三医联动'，获得了'药价下降、医务人员收入增加、医保扭亏为赢'。如今，这一经验被方案借鉴。"[1] 一如三明做法，国家医疗保障局整合了卫生和人社部门的医保基金管理、民政部门的医疗救助、发改部门的药品和医疗服务价格管理权等原本属于四个政府部门的部分职责，统筹推进"三医联动"，尤其是医保支付改革。由此，讨论多年的"三保合一"，即城镇职工基本医疗保险、城镇居民医疗保险、新型农村合作医疗保险的统一，通过国家医疗保障局的组建迈出实质性的一步，为实现全民医保体制奠定了基础。这将进一步提高医保经办的统筹层次，经办业务可扩展至省级范围甚至国家层面。医保的功能不再只是传统的医疗费用支付，而是要购买医疗服务，从被动偿付转变为主动购买适宜的医疗卫生服务，其作用逐步扩展到影响医疗卫生资源配置、改善卫生系统绩效、促进人群健康等综合功能。这势必大大增强未来医疗保障政策制定和实施的全局性、系统性、协调力和执行力，是促进政策公平、提高管理效率的重要举措。同时，以往卫生部门、人社部门争论不休的，药品采购工作究竟谁管这个问题，如今国家也给出了答案，由国家医疗保障局全盘接手。魏子柠认为，"可将组建国家医疗保障局看作是'三明模式'升级为'国家版'，新成立的国家医疗保障局对药品和医疗服务有定价权和支付权，既代表需方又代表支付方（政府支付）。"[2] 国家医疗保障局拥有在药品及医疗服务的招标采购上具有价格谈判的主导权和药品价格管理权，可以从源头上控制相关费用，对严格控制医疗机构不合理的医疗费用支出将发挥重大作用，之前不负责任的药品、耗材等定价现象将会大为缓解，当然不排除会存在"矫枉过正"的现象。魏子柠认为，国家医疗保障局成立后，"我们将看到真正的'腾笼换鸟'，也

---

① 秦杰、陈源、刘铮等：《又踏层峰望眼开——〈中共中央关于深化党和国家机构改革的决定〉和〈深化党和国家机构改革方案〉诞生记》，《人民日报》2018年3月23日1版。
② 窦洁：《国家医疗保障体制日臻完善，医保管理碎片化将终结》，《中国医药报》2018年4月10日。

就是说，将过去虚高的药价降下来，让过低的医疗服务价格补上去。"从国家治理现代化的角度来看，承担了社会医疗保险服务这一公共职能的国家医疗保障局被赋予了询价、购买和服务监管等职能。这些制度安排，再次印证了在新医改历经 9 年的探索之后，国家层面在一系列重大问题上已锚定方向，并争取全面突破。意味着医改已经从试点上升到推广的层面。这是推进国家卫生治理体系和治理能力现代化的一次重大实践。朱恒鹏也认为，"国家医疗保障局是实施社会医疗保险制度的成熟市场经济体的通行制度安排，体现的是社会医保社会治理原则。"① 一位西部省份省委书记这样评价此次党和国家机构改革，"这不是小修小补，而是大刀阔斧；不是细枝末节，而是建梁架柱；不是拆东补西，而是系统重构。既立足当前又着眼长远。"②

第二节　政策企业家的作用

从"为难改"落实到"怎么改"，最考验的是实现利益纠葛、啃硬骨头的魅力和勇气。③ 由于卫生政策制定存在府际关系及跨部门性、部门权力分割性，同时，因改革利益受损的利益集团的强力反扑也会影响了政策试验过程。为此，在当前的政治体制环境下，政策企业家在整个卫生政策试验过程中起着至关重要作用。政策企业家主要包括政府官员、政府顾问、学者或智库成员。

一　政府官员

（一）地方政府官员

2014 年以来，在国务院医改办、财政部等支持下，上千批各地医改参考团前往三明市，却不止一次出现这样的看法："三明医改是不错，但

---

① 窦洁：《国家医疗保障体制日臻完善，医保管理碎片化将终结》，《中国医药报》2018 年 4 月 10 日。
② 秦杰、陈源、刘铮等：《又踏层峰望眼开——〈中共中央关于深化党和国家机构改革的决定〉和〈深化党和国家机构改革方案〉诞生记》，《人民日报》2018 年 3 月 23 日 1 版。
③ 秦杰、陈源、刘铮等：《又踏层峰望眼开——〈中共中央关于深化党和国家机构改革的决定〉和〈深化党和国家机构改革方案〉诞生记》，《人民日报》2018 年 3 月 23 日 1 版。

不是我们能学得来的"、"不是每个地方都有詹积富"。朱恒鹏认为,不可复制的理由中,第一个就是"詹积富是不可复制的"。[①] 他认为,三明试点产生的条件是:完全依赖一位不仅熟悉药品"猫腻"且不利用手中权力寻租的廉能官员,而且当地没有多少医药产业需要地方保护,这是一个小概率事件。[②] 不可否认,个别官员的创新精神和能力是政策试验成功的关键,之前"高州模式"、"神木模式"等失败印证了这一观点。钟焕清、郭宝成等[③]的调离甚至可能是导致试点中止或者蜕变的决定性因素。这些政策创新随着主政者的离去,"人走茶凉"、"人亡政息",往往"昙花一现"。[④]

詹积富,这位仅拥有党校大学学历的"三明模式"操盘手,却有着在省市财经、食品药品监督管理等多个岗位历练过的本地政治明星,非常了解、熟悉医药购销整个过程中每个环节,在三明试点中起了十分重要的作用。这是位有着鲜明个人特点的改革者,他平易近人,敢作敢当,雷厉风行。他对省级药品集中招标采购所倒逼的"高定价、大回扣"的营销模式和各环节利益分配比例,对虚高药品的品种、厂牌、规格、剂型、包装等十分清楚。詹积富说,"问题就在于已有的政策违背了客观规律,不但倒逼药品生产经营企业开展'高定价、大回扣'的非法竞争,同时还持续吞噬着已经入不敷出的医保基金。"[⑤] 他曾表示,省级集中采购、不得"二次议价"等政策初衷是好的,是出于维护公益性、破除以药补医的逐利行为的目的,但具体操作下来,实际上却让政府和公众付出了沉重代价,都是"大输家"。[⑥] 应该说,许多地方政府或者官员政策创新的

---

① 沈念祖、赵燕红:《三明医改孤岛:改革好榜样,模式难复制》,《经济观察报》2015年4月19日。

② 朱恒鹏:《对三明药改观点的几点澄清》,健康界网站,2015年4月21日,http://www.cn-healthcare.com/article/20150421/content-472867.html,最后访问时间:2017年11月9日。

③ 钟焕清、郭宝成分别是曾经的医改明星模式"高州模式"、"神木模式"的主导者、实践者,却都在准备大干一场的"当打之年"从院长、县委书记任上升任当地市人大副主任的虚职。

④ 韩福国、瞿帅伟、吕晓健:《中国地方政府创新持续力研究》,《公共行政评论》2009年第2期。

⑤ 来源于访谈资料。

⑥ 来源于访谈资料。

目的是为了得到上级的重视，往往带有较为明显的投机性和私利性。不过，三明或许是另一种情况。三明市医改办某工作人员表示，"试点之初，我们并不想宣传，甚至害怕媒体，因为我们推行的政策与当时省里乃至国家很多政策是冲突的。比如，'二次议价'至今仍是不允许的。市里让我们只做不说。"① 政策企业家们保留着当年改革开放之初的"只做不说"优良传统，更主要的考虑是担心来自上级政府部门和利益集团干涉，会将幼小的改革萌芽扼杀于摇篮。这位工作人员还回忆说："改革初期，我们一开始曾筹划开展药品的'二次议价'。然而，三军还没行动，消息先传到省里，一个电话就把我们叫停了。"② 朱恒鹏也认为，"防火防盗防卫生"是三明医改决策者彼时的心声。③ 然而，随着试点的深入，三明市不断遭遇利益集团的强大反扑。他们动员利益链力量，阻碍三明公立医院改革经验的传播、引导负面舆论，各种各类不良信息铺天盖地涌过来。④ 2013 年下半年至 2014 年初，三明医改试点遭遇前所未有的阻力，形势岌岌可危。"2013 年 8 月，詹积富明升暗降从副市长调整为市委常委、宣传部部长。当时，药企、供货商、医药代表等可是开心得放鞭炮啊，詹积富终于不做副市长了。不过，他们高兴太早了。三明市委、市政府并没有相应调整其医改领导小组组长的职务，仍然由其主导医改，三明市再次暗度陈仓。"⑤ 事实上，根据 2013 年 5 月 30 日下发的三明市人民政府文件，时任市长兼任市深化医药卫生体制改革领导小组组长。⑥ 也就是说，三明市的确是在"暗度陈仓"、"瞒天过海"。可以试想下，在这种背景下，让詹积富继续主导这场改革，当时三明市执政者面临多大的政治压力和风险。

三明市医改办某工作人员在提起了那个暴风骤雨的前夜还心有余

---

① 来源于访谈资料。
② 来源于访谈资料。
③ 朱恒鹏：《行政集权思路需向公共服务理念转变》，《中国医疗保险》2017 年第 11 期
④ 应亚珍：《三医联动多方共赢——三明市公立医院改革调研报告》，《卫生经济研究》2014 年第 10 期。
⑤ 《李玲教授在广州市城市公立医院综合改革专题讲座上的演讲》，广州，2017 年 1 月 3 日。
⑥ 《三明市人民政府关于杜源生市长工作分工和兼职的通知》（明政文〔2013〕125 号），2013 年 5 月 30 日。

悸，"他们认为要政府、医生、老百姓三方都满意的事情是不可能的，钱从哪里来？他们就谣传我们的数据是造假。2013 年底，省里甚至派出了 2 个调查组到三明来。一个组由审计厅厅级领导带队 30 多名财务、审计专家审核并调取了我们的数据，看是否有造假。另一个组由省卫生厅厅级领导带队 10 多位医学专家来看我们医院的病历，看医疗质量是否降低。后来，詹部长几次说三明模式差点就没有了，他能以副厅级退休就不错了"。① 利益集团强大的反扑能量使这场试点的主导者疲于奔波，筋疲力尽。詹积富曾感慨道："三明医改就像蚂蚁拖着火车走，也好比鄱阳湖里的一个小丘，长江干旱时，这里不可能长期有水。如果医改不是全国一个步调，三明医改也坚持不了多久。"② "说实话，我也有几次想收摊的，可是不甘心啊！如果改革停止，大批医药代表又将卷土重来，老百姓就又要遭罪。想到这些，我还是继续坚持下来。"③ 为了避免"孤岛效应"、保护成果，三明市已不能再像改革之初的"只做不说"了，而是迫切希望更高层次出面来进行政策推广。原因很简单：阻力太大了，要单以三明的体量去压低全国药品和耗材的价格，基本上大不可能。不仅仅是三明的力量不够，甚至是举福建全省之力都挺难的。"如果在福建降价，其他省份必然也会来压低价格。医药代表为了维护全国的高价，不会轻易在福建省降价。"④ 从 2015 年药品销售市场份额上看，三明市的用药量仅占福建全省的 3.28%，而福建省也只占全国的 3.25%，也就是说三明市在全国的份额只有少之又少的 0.11%。因此，对药企而言，不仅三明市是可以放弃的，甚至连福建全省都可以放弃。詹积富们应该很清楚，作为一个完整的有机构成体，哪个环节出问题都会影响这场试点效果。"在局部地区实施一项触及深层次利益的改革，必然会遇到重重阻力，需要更为坚强的政治决心，更

---

① 来源于访谈资料。

② 梁春武、王泳：《三明医改启示录》，人民政协网，2016 年 6 月 28 日，http://www.rmzxb.com.cn/c/2016－06－28/889238.shtml，最后访问时间：2017 年 11 月 9 日。

③ 张丽娜、沈汝发、杨玉华：《詹积富：医改探路者的"步步惊心"》，《瞭望新闻周刊》2016 年 7 月 2 日。

④ 沈念祖、赵燕红：《三明医改孤岛：改革好榜样，模式难复制》，《经济观察报》2015 年 4 月 19 日。

杰出的改革智慧。"① 詹积富和他的团队主动到各省、市、各类学术论坛去推广三明经验，主动回复、反击各种质疑。三明市财政局原副局长、医改办原副主任张煊华稍带着怨气说道："后来，省调查组的主要结论印证了我们公布的是事实。我们一气之下干脆在网站上公布所有的原始数据，这样就不能怀疑了吧？"② 甚至是有不少对詹积富的个人攻击："当时牵头做三明模式的领导是因为仕途太渺茫，升不上去了，于是被逼搞了个三明模式，也是为自己的仕途考虑，哪里真的是为医改？"那些年从事三明医改信息化工作的某公司负责人对于这些无中生有、捕风捉影的消息很是愤慨："不要天真以为中央推广一个模式是那么简单的事情。"③ 朱恒鹏也感慨道："孤独的前行者，对三明医改能够走多远充满担心。"④

詹积富多次在不同场合表示，"三明模式"的成功正是由于时任市委书记邓本元、市长杜源生充分信任和授权，建立了强有力的领导体制。他认为，"九副不如一正，中国行政领导体制有一个通病，就是九个副职的权力和责任加起来也抵不过一个正职"，"医改难的不是投入，不是方案，而是决心"，"医改是个一把手工程，医改培训班，就得培训省长、省委书记，市长、市委书记，县长、县委书记，而不是把他们的副职叫到一起培训就能解决的！"⑤ 詹积富本人就一直坚持不要宣传他个人，他认为"实际上我仅仅是行使市委书记邓本元和市长杜源生的指示，他们是三明医改的总后台、总司令"。⑥ 而全国各地却与三明情况有些迥然。2009 年以来，尽管设定了医改的总体方案，除了上届政府的 2009～2012 年期间外，整个国家的卫生治理体系实际上缺少了总操盘手。⑦ 卫生计生部门在各级政府部门中一直以来排名靠后。建制度要人去建，没有人制度建不起

---

① 应亚珍：《三医联动多方共赢——三明市公立医院改革调研报告》，《卫生经济研究》2014 年第 10 期。
② 来源于访谈资料。
③ 来源于访谈资料。
④ 朱恒鹏：《中国社科院经济研究所副所长：三明医改做对了什么？》，《财经》2017 年第 26 期。
⑤ 姜天一：《三明："腾笼换鸟"的艺术》，《中国卫生》2015 年第 7 期。
⑥ 来源于访谈资料。
⑦ 张墨宁：《医改是对国家治理能力的考验——专访北京大学国家发展研究院教授李玲》，《南风窗》2015 年第 7 期。

来；在中国行政管理体制中，由一个弱势分管领导、弱势部门牵头推进综合性工作难度可想之大了。

（二）上级政府官员

应该说，"三明模式"是财政部门发现并加以推广的。尽管一开始省卫生厅似乎并不接受三明试点做法，但省财政厅看到三明试点的显著成效，及时把这一信息报到其上级的中央部委。[①] 2013 年底，财政部领导带队对三明市公立医院改革试点情况进行了专题调研。并按财政部时任部长楼继伟指示，以财政简报的形式将调研报告送国务院。自此，三明医改进入中央领导层视野。2014 年 2 月，詹积富更是直接被请到中南海汇报医改工作。[②] 这份调研报告后来以《"三医"联动向综合改革要红利——福建省三明市公立医院改革调研报告》正式公布，文中称"改革的出发点、原则、大方向无疑是正确的"，并"建议尽快以国务院医改办名义在三明市召开公立医院改革现场会，推广三明市公立医院改革的成功经验"。[③]不久，财政部会同国家卫计委、国务院医改办在三明市召开全国城市公立医院综合改革试点座谈会。

不过，判断地方试点是否成功的标准掌握在中央手上。中央也有最终权力决定是否在全国推广地方经验。成功的地方试点并非中央在全国进行推广该项政策的充分条件。[④] 也就是说，要推广"三明模式"，仅有财政部、国家卫计委的支持还不够，还必须得到更高层的党中央、国务院的明确支持。这些年来，针对医保基金的管理权限问题，人社和卫计部门双方争执不下，即便是中央编办居中协调，也一直未实现统一。"两边（人社和卫计部门）都在争。实在没办法，中央领导也想看看有没有第三方可以管的，看看有没有其他解决方案"，"正好三明是第三方管，就去看

---

① 朱恒鹏：《中国社科院经济研究所副所长：三明医改做对了什么？》，《财经》2017 年第 26 期。

② 财政部社会保障司：《三明医改可复制可推广》，《情况反映》第 14 期，2015 年 9 月 29 日；吴绵强：《福建三明医改"三医联动"如何能成功》，《时代周报》2016 年 8 月 30 日。

③ 财政部社会保障司：《"三医"联动，向综合改革要红利——福建省三明市公立医院改革调研报告》，《中国财政》2014 年第 6 期。

④ Ciqi Mei, Zhilin Liu, "Experiment-based policy making or conscious policy design? The case of urban housing reform in China," *Policy Sciences*, 2014, 47（3）: 321 – 337.

看。"① 上述因素一并直接促成了 2014 年 2 月国务院时任副总理刘延东亲自接见詹积富，并随后视察三明。此后，包括全国人大常委会副委员长陈竺、全国政协副主席韩启德等卫生系统出身的中央高层先后多次到三明考察，肯定其政策创新。② 作为两位卫生领域院士的副国级领导人先后多次公开宣传"三明模式"，影响力不可谓小。2015 年 9 月底，财政部部长楼继伟、国家卫计委主任李斌以两人名义联名写信向党中央、国务院高层反映了三明医改最新的进展及推广三明医改模式面临的问题，促进从更高层面重视和推广三明医改模式。③ 这也直接导致了第 18 届中央深改组第 21 次会议听取三明市医改试点情况的汇报。国务院医改办某工作人员表示："2016 年福建专题调研之行后，韩启德院士专门写了一封信给党中央国务院领导人。可以说，这份既是信又是调研报告非常详细证明了福建经验的可行性和有效性，进一步坚定了国家层面对医保管理体制进行了整合性改革的信心。为此，在本届国务院医改领导小组最后一次会议上，刘延东副总理还专门予以肯定了这件事情。"④

2015 年底，楼继伟在《求是》杂志上撰文明确表示，中国政府正在研究制定退休人员职工医保缴费政策。对此，很多学者的答案是职工医保基金不可持续。因为截至 2014 年，中国已有 185 个统筹地区的城镇职工医保基金已经出现收不抵支，一些地区退休人员的住院率高达 50% 以上。可见，在这个问题上，三明并不是特例。如果医保基金收不抵支的问题不能有效解决，就意味着需要政府提供巨额财政补贴。在这个意义上讲，

---

① 来源于访谈资料。

② 2015 年 12 月 18 ~ 19 日，全国人大常委会副委员长、农工党中央主席、卫生部原部长陈竺率农工党中央调研组前往福建省三明市调研公立医院改革试点情况。陈竺说："三明市在医改工作过程中走出了一条符合三明实际的医改之路，为全国的医改工作积累了许多好的经验和做法，让我们大家看到了医改惠民的曙光。"2016 年 2 月 17 日至 18 日，全国政协副主席、九三学社中央主席韩启德率领全国政协"深化医药卫生体制改革"专题调研组一行到三明市调研医改工作。韩启德认为，三明市委、市政府在推进医药卫生体制改革上走出了新路子，创造了好经验，形成了可复制、可推广的"三明模式"。根据郭岩《陈竺率农工党中央调研组赴闽调研》（《前进论坛》2016 年第 2 期）、《全国人大常委会副委员长陈竺莅临三明调研医改》（《三明日报》2015 年 12 月 20 日）、《全国政协副主席韩启德莅临三明市调研医改工作》（《三明日报》2016 年 2 月 19 日）等新闻报道整理。

③ 吴绵强：《福建三明医改"三医联动"为何能成功》，《时代周报》2016 年 8 月 30 日。

④ 来源于访谈资料。

"三明医改真是被逼上梁山的!"在2011年底三明着手医改时,前一年全市职工医保统筹基金已经亏损1.43亿元,而且财政无力兜底。因此,三明的这场改革是"箭在弦上,不得不发"。随着中国经济进入"新常态",财政部门迫切需要尽快寻找到一个解决医保"穿底"问题的答案。在这样的背景下,三明的探索对财政部门来说,无疑是"雪中送炭",而且可能有"立竿见影"之效。同时,三明市医疗保障基金管理中心由财政代管,明确了财政和医保各自的支出责任,而且还没有增加财政负担。这样的安排,对财政部门来说是"求之不得"的。因此,财政部门力推"三明模式"也就一点都不奇怪了。由于不发达地区的职工医保基金和城乡居民医保基金大体相当,为此,当三明市把基金管理权限交给财政部门来管理,人社部门也就不可能有明确的反对意见了。另外,考虑到十八届三中全会要求的简政放权可能对政府部门利益带来的伤害,推进"三明模式"这一由政府强势主导的模式,起码暂时不会损害主管部门的权力,或者说至少可以延缓简政放权的进度。因此,卫计部门自然也会大力支持推广三明经验。在中央层面,财政部和卫计委作为公立医院综合改革的两个牵头责任部门达成一致,形成联盟后,实力大增。与此同时,发改委价格司发生"崩塌式腐败",自然有些自顾不暇,医药价格改革工作难免受到影响。[①] 除了人社部之外,其他部门如编办、药监局等在这场改革中,或者并无核心利益,或者利益未有大伤害。简而言之,在医改领导小组架构下,这个改革方案是各方能达成妥协,且能够迅速解决问题的最大公约数。国务院医改办某工作人员表示:"刘延东副总理曾多次会议上指出,福建省、三明市等地打破利益格局,整合医保支付、药品采购、医务服务价格调整等职能,用医保这个杠杆激活了'三医'联动的全局改革。"[②]

三明乃至福建为何突然发力医改?这离不开福建省时任省委书记尤权的一直关注,他曾多次做出指示,希望三明坚持到底。[③] 福建省卫计委体

---

① 顾昕:《价格体制改革:中国新医改的破冰之举》,《理论学习》2015年第1期。

② 来源于访谈资料。

③ 江宇:《一把手抓医改,好!》,《东方早报》2015年4月7日。

制改革处某负责人认为："国务院系统出身的省委书记尤权起着关键性因素。"① 李红说，"对于福建的改革创新，有叫好的，有怀疑的，也有反对的。但省委书记和我们讲，现在别人怎么说不重要，关键是我们自己要做好，要证明我们的体制有优势，能真正为老百姓谋福利。"② 事实上，早在 2003 年尤权就曾担任国务院国家电力电信民航体制改革领导小组副组长，可以说非常清楚改革中各个利益相关者的角逐路数、套路。中国政府有着通过干部交流推广某些区域性成功经验。③ 省委书记尤权、詹积富和市委书记邓本元有着一项相似的从政履历：由上级政府到下级政府任职，并掌握实权。上级政府的工作历练使他们都非常熟悉医改相关领域存在的问题和困难。所以，当在下级政府任要职时，他们可以如鱼得水、见招拆招。省市一把手亲自抓医改，有了政府强力推动，才有可能打破药品流通利益链，克服各种利益集团的阻力，整合分散在各部门的管理权限，"三医""并驾齐驱"，协同推动改革。④

中国地方政府政策试验面临的最突出问题是试点政策的持续性较弱，"人离政息"是常态，即主导试点的地方领导人一旦被调往其他地方往往会导致创新偃旗息鼓。⑤ 当需要雷霆手段时，分权和制衡也会被暂且搁置。特别是，这仅仅是在某种程度上减少制度"碎片化"对改革贯彻落实的潜在负面影响，但并没有把机构间的协调予以制度化。如果真是如此，那就可能没有可复制性了。詹积富认为，做好顶层设计、"三医联动"、管办分开，"三明模式"可以推广。只要有好的制度设计，总会有人走出来的。面对舆论长时间的质疑，詹积富也曾意味深长地表示："任何一个问题的解决都要靠制度来保驾护航，制度的最终定型肯定要由国家

---

① 来源于访谈资料。
② 韩璐：《福建：聚集力量啃硬骨头走》，《健康报》2016 年 11 月 4 日。
③ Shiuh Shen Chien，"The Isomorphism of Local Development Policy：A Case Study of the Formation and Transformation of National Development Zones in Post Mao Jiangsu，China，" *Urban Studies*，2008，45（2）：273 – 294.
④ 李玲：《公立医院改革的"三明模式"》，《时事报告》2013 年第 9 期。
⑤ 刘伟：《社会嵌入与地方政府创新之可持续性——公共服务创新的比较案例分析》，《南京社会科学》2014 年第 1 期。

层面来完成。"① 这恐怕也便是詹积富在即将离开三明到省里任职之前，急于促成组建市医疗保障管理局，以支配性权威整合部门利益推动改革，以期将现有政策固化、制度化下来，以免改革经验随他的离开而付之东流。如此一来，势必大大减少诸多沟通、协调的问题，也就避免了其他地方医改办仅仅是协调议事机构，往往需要各部门之间的授权才能行驶职权的尴尬。"这将在配合、协调上不再依赖个人能力推动，在执行层面，不再依靠经验，而是依靠制度"，② 从而保障了三明试点的继续推进。绝对的权力可以集中力量办大事，也可能办坏事。要想继续推进改革，就迫切需要建立制度化平台来加强利益相关者之间的协调，将问责机制和激励机制正规化、制度化。③

二　媒体、专家、非政府组织

（一）媒体

新闻媒体的传播贯穿了整个试点的全过程，起到桥梁纽带、润滑剂的作用。事实上，改革之初，三明的政策创新也没有得到上级政府和专家们的认可。但在现今信息高度发达的年代，包括"三保合一"等大动作却又不能不引起媒体关注，毕竟试点仅一年就迅速取得了成效，难免成为媒体热议竞相报道的对象，引发社会广泛关注。新闻报道和信息传达活动赋予政策创新深度的显著性。三明市医改办某工作人员说："因为我们很早出台了比如说三保合一、成立医保中心等等大手笔政策。媒体很快就关注过来了。甚至惊动了国家卫计委，专门委托应教授来我们这里调研。应该说，一开始她也是戴着有色眼镜来的，就是把我们医院、医保等数据带回去分析。不想，分析的结果非常令她出乎意料。她的三明医改蹲点调研报告为三明医改走出去迈出

---

①　曹凯、白宣娇：《三明医改操盘手詹积富：医改既是建机制也是反腐败》，健康界网站，2014 年 10 月 1 日，http：//t. cn – healthcare. com/article/20141001/content – 461120. html，最后访问时间：2017 年 11 月 9 日。

②　来源于访谈资料。

③　世界银行集团、世界卫生组织、财政部、国家卫生和计划生育委员会、人力资源和社会保障部：《深化中国医药卫生体制改革——建设基于价值的优质服务提供体系》，北京，2016。

了很重要的一步。""针对三明模式可复制、不可复制言论很多，这也导致了财政部也想来探个究竟。以前一讲到医改，就是讲财政投入不足，财政部门也背负了很大骂名和压力。毕竟三明的医改是为医保省钱了，财政每年那么多卫生投入，也希望见成效"①，这才有了财政部力推"三明模式"的后话。

在新闻宣传上，此次试点特别注意推进改革措施同步的宣传舆论引导。2013 年 8 月，詹积富由副市长改任市委常委、宣传部长，仍然实际上掌控着按照惯例由政府系统负责的医改领导小组。他不仅是试点的操盘手更是吹鼓手，先后接待了 300 多家外地考察单位和新闻单位。2014 年 10 月 9 日，詹积富就曾参加了国家卫计委例行新闻发布会。甚至包括新华社、中央电视台、人民日报社等中央级主流媒体对三明市公立医院改革试点经验做了大篇幅的集中报道、专题报道，充分肯定"三医联动"等体系整合做法，并呼吁复制推广，引发社会广泛关注。2015 年两会期间，包括中央媒体在内新闻媒体开始集中宣传以政府为主导的"三明模式"。以中央电视台为例，2015 年 12 月 12 日晚上，中央电视台《新闻联播》栏目播出了《新理念新发展》系列，以《医改深水区的"三明路径"》为题，用长达 5 分 10 秒的时间专题介绍了三明市的试点经验，节目还在中央电视台《朝闻天下》、《新闻直播间》等栏目重复播出。一时之间，"三明医改基本模式已初步形成，对全国公立医院综合改革具有借鉴和推广意义"、"是一场真改，是触及灵魂的改革"、"是一个非常好的、可复制的模式"的赞誉之词遍布各大媒体。2016 年 2 月 26 日晚上，中央电视台《新闻联播》栏目播出《改革追踪看落实》系列报道第一集又一次关注三明试点：破除利益藩篱的医改"三明路径"，整个报道再次历时 5 分多钟。新闻中提到三明市把医药作为医改的突破口，斩断医药与医院间的灰色利益链条，推进医疗、医保和医药等联动改革，探索出一条务实高效的医改"三明路径"。当年 3 月 14 日，中央电视台"问计两会"焦点访谈播出了题为《为看病难开"药方"》特别报道，专门报道"三医联动"的三明经验，得到两会代表和委员的一致认同。8 月 11 日，中央电视台

_____

① 来源于访谈资料。

《新闻联播》栏目再次关注三明，在系列报道"改革追踪看落实"栏目中播出《福建三明：医改补短板，医保再延伸》。12月24～26日，连续3天晚上，中央电视台更是火力全开连发三板斧，以三则专题新闻报道了虚高药价与医改路径。从《高回扣下的高药价》，到《向高价医疗耗材说不》，再到《"三医联动"向医疗痼疾开刀》，逐渐从舆论批判转向正面宣传，重点介绍了三明试点探索的"两票制"、"三医联动"经验。相应的，《人民日报》也多次在头版头条的"改革追踪看落实"专栏中刊登《三明医改（人民眼·医疗体制改革）》等文章，报道三明试点取得的成效，刊发记者的深度调查报告。2015年3月31日，《求是》杂志刊发题为《深化医改正当时——三明模式的启示》长篇评论文章。文章认为，三明市强化政府责任、破除以药补医机制等做法值得肯定，赞赏了三明市委、市政府敢于突破利益格局的决心和勇气。文章强调，医改迷信市场、把公立医院推向市场的做法，是和中国社会主义政治制度背道而驰。随后，新华社也发表新华时评，认为公立医院作为卫生服务体系主体，要姓公，不能再走市场化、商品化的老路。2016年3月，《人民日报》发表的《三明医改的事实真相》一文试图用一门三兄弟的小故事来描述、形容医疗、医药、医保的关系和现状。"有这样一门三兄弟：老大开店，老二供货，掌握着家里'钱袋子'的老三，则专职补贴老大的顾客。这是什么奇怪的生意？怎么还有补贴？这个老大叫医院，老二叫医药，老三叫医保。家门分户后，老二想赚钱，赚更多的钱。于是，便扯上老大，通过各种包装，把一种药变成五花八门的十种、百种，再借老大的手卖给患者，反正有老三在'兜底'；看着老二一副包赚不赔的神态，老大也不甘落后，除了帮着多卖药，还滥做检查、滥用耗材。最终，顾客受不了了，老三也兜不住了。"该文章用通俗易懂、形象生动的话语直接点明"药"是核心症结，认为这是"药价高"、"看病贵"的"病因"真实图谱。按照中国政府惯例，中央媒体如此大规模、高频率的宣传报道，实际上正是体现了决策者的意愿。

不过，医改通常所牵涉的相关利益群体之多，利益之大、之广，情况异常之复杂，往往导致强势利益集团阻碍改革或绑架决策。也就有怀着不同目的的媒体、政策专家、利益团体将符合他们自身利益，但未必符合公共利益的观点、经验和模式向决策者推销和兜售。① 改革初期，就曾有药品经销商以三明市场太小、降低药价会影响国内其他区域市场策略为由，扬言对三明进行"封杀"。国务院发展研究中心副研究员江宇认为："在医改中利益受损的群体——主要是药品流通及其寄生环节——更加担心。这就完全可以解释，一些由医药流通企业资助的研究机构，一些以医药流通利益集团为主要背景的媒体如'赛柏蓝'和'医学界'等微信号，一直是反对三明医改的主力军。"② 面对"三明联盟"不断扩大的市场，利益集团不得不重新考虑干扰改革进程的可能性了。不仅药品供应商，就是连一些掌握着决策权的政府官员也给出了各式各样的似是而非不跟进的理由③，反对者更是认为"三明模式"不可复制，导致"药不能用！医生跑光！患者不满！"等等种种责难。面对包括自媒体在内的媒体上转发的种种负面评论、新闻，三明市医改办某工作人员也忍不住说："我们常常听到这种警告，但是说这种警告的人却很少真正投入去改善社会。有些人甚至连社会公益都不付出。所以建议不要再转这类的消息了，讲很容易，做很难。经济学家认为社会是依照理性去运行，但是真实世界并不是这样。"④ G省S市医改办某负责人也表达了他的担忧和不满："这些文章哗众取宠，目的很明确，吸引眼球，提高知名度或者别有用心。这些文章大都是危言耸听，直接否定中央医改大方向，会让社会付出惨重的代价。这些年的医改虽然有很多考虑不周全的地方，但总体方向绝对是正确的，而且取得了巨大成就。这些年，我们政府投入真金白银大幅增加，医保广覆盖，基层硬件提升，（基层）社区医生待遇改善。有些问题被刻意放大，并不能说明问题没有得到解决，这是一个渐进的过程。这些文章慷慨陈词，仿佛自己是救世主，否定一切，其实并不利于社会进步，有时候会带来倒退！把医护人员当成不食人间烟火的泥菩萨来治不可取，让社会娱乐卫生行业，挑战医疗权威，挑衅医患矛盾更不可取，这是在挑衅社会道德

① 王绍光、樊鹏：《中国式共识型决策："开门"与"磨合"》，中国人民大学出版社，2013。
② 江宇：《客观、理性地看待三明医改》，求是网，2015年12月18日，http://www.qstheory.cn/laigao/2015-12/18/c_1117501480.htm，最后访问时间：2017年11月9日。
③ 赵鹏：《改革当有排除干扰的穿透力》，《人民日报》2017年2月22日第5版。
④ 来源于访谈资料。

底线。"① 江宇认为,要想避免被这些杂音所误导,就要区分清楚五个关系。"一要区分医改面对的主要矛盾和次要矛盾,抓住主要矛盾,矫枉必须过正。二要区分医药企业正当利益和不正当利益,不能嘴上说正当利益,心里想着不正当利益。三要区分哪些问题是改革前就存在的,哪些问题是改革带来的? 不能把改革前就普遍存在的问题算到三明医改头上。四要区分哪些事是三明能做到的,哪些是受到大环境限制,必须由党中央、中纪委、国务院出面才能解决的。五要区分哪些是医生和患者的正常诉求,哪些是利益集团假借医生和患者之口搅浑水。"②

(二) 专家

为了培育、推广"三明模式",国务院医改办甚至安排常驻联络员和专家、学者作为三明医改顾问,直接提供决策参考,以此来推动这一进程朝着中央决策者既定的改革方向发展。为此,以专家学者为代表的知识分子也在此试点中扮演着重要的角色③,他们的学术阐述分析功不可没。而受国家卫计委的委托,中国卫生经济学会张振忠教授带领一批团队甚至扎根三明市指导推广使用新版按疾病诊断相关组付费即 C-DRG。④ 认为"三明模式"可以推广的学者主要有李玲、应亚珍、钟东波、江宇等。钟东波认为,"三明公立医院改革代表正确方向可推广"⑤,并要"揭开三明医改不可复制论的画皮"。⑥ 试点初期就蹲点挖掘"三明模式"学者之一的国家卫计委发展研究中心原研究员应亚珍持续跟踪三明试点上进展,后来

① 来源于访谈资料。
② 江宇:《客观、理性地看待三明医改》,求是网,2015 年 12 月 18 日,http://www.qstheory. cn/laigao/2015－12/18/c_1117501480. htm,最后访问时间:2017 年 11 月 9 日。
③ 王浦劬、赖先进:《中国公共政策扩散的模式与机制分析》,《北京大学学报》(哲学社会科学版) 2013 年第 6 期。
④ 《三明市卫计委副主任于修芹在全面推开城市公立医院综合改革现场会上的发言》,三明,2017 年 4 月 24 日。
⑤ 叶龙杰:《三明医改模式推还是不推?》,《医院领导决策参考》2014 年第 13 期;谢丹:《北京市卫计委副主任钟东波:三明公立医院改革代表正确方向可推广》,"新华网福建频道",2014 年 6 月 6 日,http://www. fj. xinhuanet. com/news/2014－06/06/c_1111025858_2. htm,最后访问时间:2017 年 11 月 9 日。
⑥ 钟东波:《揭开三明医改不可复制论的画皮》,健康界网站,2015 年 12 月 13 日,http://www. cn-healthcare. com/article/20141221/content-466604. html,最后访问时间:2017 年 11 月 9 日。

成为三明市医改顾问，她的团队撰写了一系列推荐三明试点经验的文章。她认为："三明公立医院改革成效毋庸置疑，验证了其改革目标方向、设计思路的正确性、手段措施的有效性。值得推广借鉴，推广借鉴的难度只是在于政府改革决心。如果能以'三明模式'为蓝本，并更好地实现医保与医疗服务的统筹管理，公立医院体制机制转换有望在短时间内取得实质性进展，公益性实现、服务效率提升和群众受益等医改目标将可预期。"[①] 另一批学者则进行了针锋相对的争论、辨析。朱恒鹏等学者认为，类似三明这样的政府行政权力干预医药市场竞争的有较大风险。他们认为，应该放开市场竞争，让医药企业自由竞争公平竞争，把药品采购权和定价权完全交给医院，把处方权完全还给医生，市场化的"宿迁模式"更适合中国。尽管当前医改的一些制度设计问题被中国社会科学院"蓝皮书"《中国医药卫生体制改革报告（2015—2016）》所抨击，但作者在行文至三明医改时也禁不住感慨，回顾中国 30 多年的改革史，"发端于基层的改革往往对日益固化的体制机制最具有冲击性和震撼力。三明医改对我国现有医药卫生领域管理体制的改革措施最有借鉴价值"。[②] 即便朱恒鹏后来也认为，"从 1997 年算起，药改已经 20 年，能在整个地级市将药占比由 50% 左右降到 27% 的，唯三明一例"，"不到两年，三明药改便取得如此成就，如何称赞都不为过"。[③]

国际上，中国医改问题专家们包括哈佛大学萧庆伦、叶志敏教授，霍普金斯大学石磊玉教授等也非常关注中国医改，撰写了大量有关文章。叶志敏曾感慨道："已是 80 多岁高龄的萧教授不仅仅做学术研究，当年为了筹集试点资金甚至还抵押了房产，亲自在宁夏等地主持医保支付方式改革试点，为中国医改不遗余力。"[④] 2017 年 4 月，萧庆伦、叶志敏两位长

---

① 应亚珍：《三医联动多方共赢——三明市公立医院改革调研报告》，《卫生经济研究》2014年第 10 期。

② 文学国、房志武：《中国医药卫生体制改革报告（2015—2016）》，社会科学文献出版社，2016。

③ 朱恒鹏：《中国社科院经济研究所副所长：三明医改做对了什么?》，《财经》2017 年第 26期。

④ 叶志敏：《利用支付制度撬动医疗体系改革》，"共话中国医改：国际视角与地方实践"讲座，北京，2017 年 4 月 16 日。

期关注中国医改的著名华裔经济学家到三明调研，并在随后不久北京大学举办的"共话中国医改：国际视角与地方实践"讲座对三明试点给予了充分肯定。萧庆伦说道："三明执政者有先见之明，当地医改让我很兴奋"，"医改要成为一项优先改体制的改革，而不是头痛医头脚痛医脚。三明就是体制改革，有先进的观念和思路，这样的做法实属向前迈进了一大步"，"仅仅是三保合一，如果没有三明当地市委书记的坚持，根本无法撼动相关利益集团。现在它的经验在省里推开后，又遇到了新的更大的阻力。中国已经形成并固化了医改利益集团，而且非常强大"，"药品是特殊商品，中国推行'两票制'是正确之举，可以挤压药品流通过程中的水分，而且目前三明市的做法也仅仅挤出一半而已，未来还有空间。"①叶志敏认为，中国卫生体系改革主要核心任务的完成都离不开医保支付方式改革。② 如果中国政府不能应对卫生服务成本扩张的根源——非理性和挥霍无度，多数新增资金就会变成供方的高收入和利润。③ 为此，提高卫生服务体系的重要手段是改善对服务提供者的支付方式，削弱不恰当支付方式下服务提供者产生低效率行为的动机。④

（三）非政府组织

当然，"三明模式"不仅仅是引起了官方的重视，各类社会组织也纷纷把目光投向三明。比如，2016 年 4 月 25 日，中国卫生经济学会会长、卫生部原部长高强就带着副会长张振忠、葛延风等研究人员到三明调研公立医院综合改革。⑤ 更引人注目的是世界卫生组织和世界银行的目光也聚焦在了三明。2015 年 5 月 31 日~6 月 2 日，世界卫生组织西太平洋区域

---

① 萧庆伦：《从国际视角看中国医改的成就、挑战和展望》，"共话中国医改：国际视角与地方实践"讲座，北京，2017 年 4 月 16 日。

② 叶志敏：《利用支付制度撬动医疗体系改革》，"共话中国医改：国际视角与地方实践"讲座，北京，2017 年 4 月 16 日。

③ Winnie Chi Man Yip, William Hsiao, "The Chinese Health System at a Crossroads," *Health Affairs*, 2008, 27 (2): 460 – 468.

④ WHO, UNAIDS, "The world health report 2000. Health systems: improving performance," Geneva, 2000.

⑤ 颜学辉：《中国卫生经济学会调研组到三明调研医改工作》，《三明日报》2016 年 4 月 28 日。

主任申英秀（Shin Young-soo）到三明考察公立医院改革。① 2015 年 7 月 16 日，在与国务院总理的见面会上，作为内科医生和人类学家的世界银行行长金墉（Jim Yong Kim）表示，世界银行专家组在三明调研期间发现，当地建立起一套重新分配医疗收入的公开透明体系，并与公众等各利益相关方进行有效的沟通交流，成功让医院、医生把注意力从经济创收上转向注重公益效果和优质服务上。为此，金墉说："世界银行愿意为此提供资金支持并帮助规划实施，将成功的试点经验在中国更大范围内逐步推开。"② 2015 年 9 月 22～24 日，世界银行卫生、营养与人口全球实践发展局专家组再次到三明调研。③ "基于三明市的案例，福建省已经找到了将所有医疗保险整合为统一资金渠道的方法。"④ 2016 年 3 月 29～31 日和 8 月 25 日，世界银行先后在三明市召开医疗卫生改革促进项目鉴别会议、信托和安保评审会议。该 6 亿美金的贷款项目指向非常清晰，主要用于推广福建、安徽两省试点经验，特别是"三明模式"，包括公立医院改革和分级诊疗制度，并围绕这两项政策目标，"在提升医院的服务质量和服务效率；加强基层服务能力，建立分工明确，上下联动，以人为本的服务网络和分级诊疗体系；加强机制体制和筹资环境建设"等 3 个具体领域进行改革。此项目试图利用国际视野，借鉴国内试点和国际最佳实践经验，系统地推广三明成功的试点经验，在项目省、项目县探索建立新型的卫生服务体系，从而为中国公立医院改革提供实施路径和制度设计。⑤ 与此同时，代表医药行业利益的行业组织则多次上书各级政府及

① 国家卫计委国际合作司：《世界卫生组织西太区主任申英秀考察福建三明公立医院改革工作》，国家卫生和计划生育委员会网站，2015 年 6 月 3 日，http://www.moh.gov.cn/gjhzs/s3578/201506/6fc1654bc1da4b3d9843e34968dd9e43.shtml，最后访问时间：2017 年 11 月 9 日。
② 郭金超：《世行行长"力挺"中国政府稳定资本和货币市场举措》，中国新闻网，2015 年 7 月 17 日，http://www.chinanews.com/gn/2015/07-17/7412774.shtml，最后访问时间：2017 年 11 月 9 日。
③ 刘莉婷：《世界银行专家团莅临我市调研医改工作》，《三明日报》2015 年 9 月 25 日。
④ 佟静：《世界银行：中国医改是场巨大变革，正在朝正确方向发展》，中国网，2017 年 9 月 5 日，http://www.china.com.cn/fangtan/2017-09/05/content_41535020.htm，最后访问时间：2017 年 11 月 9 日。
⑤ 刘莉婷：《世界银行专家组来三明考察医改促进贷款项目》，《三明日报》2016 年 8 月 29 日。

中央部委,"善意"提醒"三明模式"及其升级版(福建模式)的种种弊端。

第三节 "条""块"分割的制度环境

当"三明模式"得到中央高层肯定并自上而下推广后,政策扩散就进入了"纵向推进"模式,也具有了不同程度的强制性。"三明模式"的经验之火开始逐步形成燎原之势,不再是试验室里的"试管"培育出来的胚胎。但这是否又会时过境迁,随着人事变动,也就不了了之?"三明模式"能否摆脱层次低、不可持续、难以向上和在同级扩散的宿命呢?事实上,政策扩散仍受到制度环境的种种约束。中国行政管理体系的"条块"关系不仅影响着下级政府对上级政府所推动的政策创新的采纳,也限制了水平方向上的政策扩散,体现"条块"部门的偏好。正因为中国卫生政策过程存在多层级性、多部门性,使卫生政策过程面临政府间、部门间、主体间的协调、整合困难问题,从而导致卫生政策扩散过程有其内在规律。同时,也可能是因为地方政府"锦标赛式"压力的缘故,作为公共政策扩散主体的地方政府之间有着强烈的政策竞争效应,导致卫生政策无法有效扩散或者影响了政策扩散的纯度、速度。

一 "条":"碎片化"的部门结构

长期以来,中国的政策创新与扩散过程带有"碎片化"特征,各相关政府部门(尤其是那些相关行业的主管或监管部门)根据各自的职责、资源、人员和偏好在决策中谈判、讨价还价,为自己的权利近乎肉搏地讨价还价。[①] 体制机制创新试点在纵向"条条"治理模式下各自独立,整合性不足,跨部门决策较为困难。多年来,从政府领导体制层面看,涉及医改的主要工作,在绝大多数地方,往往由两个或更多的政府领导分管,很容易导致政令不一,相互推诿扯皮,决策和管理效率低下。从管理机制上

---

① 余晖:《一个独立智库笔下的新医改》,中国财富出版社,2014。

来看，相关政策竟然涉及 20 多个行政部门。卫生计生和中医药部门负责医疗服务、公共卫生、干部保健、新农合、计划生育和疾病应急救助，财政部门负责公费医疗、资金和财务管理，人社部门负责人事制度、薪酬分配、城镇职工和居民医疗保险制度，编制部门负责机构、职能和编制核定，发展改革（物价）部门负责医疗发展规划、健康产业、基本建设项目管理、医疗服务价格的制定和管理，食品药品监管部门负责药品、医疗器械的审批、质量和监管，民政部门负责医疗救助，同时还牵涉到商务、教育、经济和信息、国资委、工会、残联、宣传、组织、农业、林业、军队、武警、司法等多个部门和系统，职责交叉重复和多头管理现象严重，造成了医改"九龙治水"的乱象和人人都是"龙王爷"的怪象。比如，这些年来，职工医保、新农合和城镇居民这"三保"由两个不同的部门管理，导致了在资金使用效益上存在问题。如果政策方案无法合理平衡各方的利益或协调各种分歧，改革就很容易被拖延、变味，甚至无疾而终。中国政府行政管理体系的"碎片化"，各个政府部门试图最大化其自身利益，在政策制定、形成和实施中，部门间协调和合作特别不稳定且困难重重。① 这种相互冲突的利益集团大量聚集的现象，是许多国家医改过程中无法突破、跨越的主要决策难题。② 这充分彰显出卫生政策过程的复杂性、广泛关联性和特殊性。这种治理机构导致了中国卫生政策呈现以下特点。首先，差异化。由于存在着严重的城乡二元社会，相比城市卫生体系，农村卫生体系更加不健全而且水平较低，卫生政策"城乡分治，一国两策"特征明显。其次，"碎片化"。与卫生政策相关的事务大致可以划分为健康核心事务、核心关联事务和其他相关事务三个层次。这些事务分别横向上由 20 多个部委局管理，纵向上由国家、省、市、县四级政府管理。旨在维护弱势群体成员基本生存权利的补偿性卫生政策和旨在增进弱势群体成员社会参与机会与能力以消除社会排斥、实现社会整合的发展性卫生政策分别由不同级别政府、部门负责。特别是，补偿性卫生政策由于实现途径简

---

① Kenneth Lieberthal, Michel Oksenberg, *Policy Making in China: Leaders, Structures, and Processes*, Princeton, N. J.: Priceton University Press, 1992.

② 王绍光、樊鹏：《中国式共识型决策："开门"与"磨合"》，中国人民大学出版社，2013。

单、感官效果强往往更受到重视，而更具有本质性的、更为关键的发展性卫生政策却往往未能给予足够的关注。再次，表象化。也正是因为涉及卫生的公共事务分散在各级政府、各个政府部门，导致了卫生政策的制定缺乏总体规划和宏观战略，属于典型的"头痛医头，脚痛医脚"、"事后补救"型的政策范畴。"屁股指挥脑袋"，各个部门往往从本身部门角度出发，无法从深层次、本质性去研究，政策缺乏连贯性、整体性、全局性和前瞻性。

由于缺乏实质的干预工具与经济杠杆，与医疗业务有关的卫生行政部门实际处于弱势地位。[①] 副部级的国务院医改办，要协调中央编办、财政部、发改委、人社部等正部级强势部门，难度不小。2015 年以来，尽管国务院医改办克服重重困难出台一系列相关的配套政策文件，但似乎始终难以打破中央部委利益格局。正如国务院医改办某位工作人员说："一份设计方案原本是一顿美味大餐，经过一轮部门征求意见后，往往就只剩下一堆骨头了。给人'食之无味，弃之可惜'的感觉。"[②] 即便政策方案在最高决策层面获得通过和确定，在具体的政策执行过程中仍然需要中央层面不断协调和推动。[③] 事实上，包括劳动和社会保障部[④]、卫生部[⑤]等部门退下来的政府高官纷纷站在不同立场上评论现有医改政策。

正因为任何一个部门都没有独立提出、通过、推广一项新卫生政策的能力，就更需要从两个维度来看待政府间关系，即纵向和横向关系。一项创新性政策是否能够有效扩散，很大程度上与纵向政府间、横向部门间在政策网络内的频繁互动相关。中国卫生政策创新、扩散主要受制于政府

---

① William Hsiao, "The Chinese Health Care System: Lessons for Other Nations," *Social Science & Medicine*, 1995, 41 (8): 1047 – 1055.

② 来源于访谈资料。

③ 杨鸣宇：《超越"碎片化威权主义"——评〈中国式共识型决策："开门"与"磨合"〉》，《山东行政学院学报》2014 年第 7 期。

④ 王东进：《从三可视角看三明医改》，《中国医疗保险》2014 年第 12 期；《医保管理体制另起炉灶纯属瞎折腾》，《中国医疗保险》2016 年第 8 期等。

⑤ 凤凰卫视：《问答神州》之专访人体器官捐献与移植委员会主任委员黄洁夫（下集），2015 年 1 月 17 日；黄洁夫：《医患签协议就真没人收红包?》，《新京报》2014 年 3 月 5 日，http://www.bjnews.com.cn/news/2014/03/05/307475.html；李丹丹、王贵彬：《黄洁夫：用计划经济手段断绝号贩子不可行》，《新京报》2016 年 3 月 9 日，http://www.bjnews.com.cn/news/2016/03/09/396489.html，最后访问时间：2018 年 4 月 7 日。

间、部门间关系，所谓相互制衡的稳定模式，是难以推动改革的。在中央最高层支持下，上级政府主导部门通过行政命令试图将他们推崇的政策强加给地方政府，地方政府被迫进行卫生政策扩散。但在利益受损的"条、口"中央部委的默认及原来的法律法规、部门规章制度下，地方政府可能存在"伪扩散"。① 往往是一些政策出台，就被地方政府广为宣传，迎合上级政府的胃口，似乎仅仅这些措施就可以解决"看病难"、"看病贵"问题。把公众的期待值高高举起，却轻轻放下。几次过后，公众自然也就不再相信改革措施了。不仅仅是公众，政府对于医院承诺的补偿大多不到位，"主力军"慢慢地也就变成了"阻力军"了。G省S市医改办某处长认为："取消医院药品加成，在于扭转医院运营导向机制，促进医院药学服务专注于指导临床，而不是专注于服务市场。为什么这么多人依然执着于医院要收取药品加成费用，其原因在于改革后，财政补助跟不上，医院人事分配制度、价格调整和医保政策等运行机制改革跟不上，造成医院的惶恐。"②

部门利益仍然是政策扩散的"绊脚石"。③ 因为权力的"碎片化"和下放会激励部门更多地追求自身利益，使其未必按照中央的既定方针来行动。④ 面对巨大政治风险、个人仕途变数的时候，在创新与保守之间，大多数官员选择了后者。根据具体的政策问题、政策环境的差异、推行新政策意愿的强烈程度以及政策本身的特点要求，各地、各部门政策主导者出于自身考虑采取了不同的政策扩散路径。也正是基于此，除了福建省外，其他各试点省份并不急于立刻执行自上到下的纵向扩散，不管是采取了所谓理性主义分析还是部门利益作祟，都使观望状态成为可能。一些缺乏创新动机的地方政府也仅仅是完成试点的最低要求。⑤ 例如，人社部门担心"三

---

① 由于到三明调研学习的各地考察团太多、太分散，给三明市当地的接待工作带来了很大工作量。为此，2016年，三明市向国务院医改办建议各地以省为单位进行统一集中安排学习考察。
② 来源于访谈资料。
③ 应亚珍：《福建医改的示范效应》，《中国卫生》2016年第4期。
④ 杨鸣宇：《超越"碎片化威权主义"——评〈中国式共识型决策："开门"与"磨合"〉》，《山东行政学院学报》2014年第7期。
⑤ Ann Florini, Hairong Lai, Yeling Tan, *China Experiments: From Local Innovations to National Reform*, Washington DC: Brookings Institution Press, 2012.

明模式"的扩散会导致自己失去医保统一管理权，因而对政策扩散采取"不配合"、"不参与"的态度。① 从某些旗帜鲜明的言论也可以看出②，该部门对于"三明模式"扩散的立场。不少处于医改一线的省级政府官员表示："其实也未必是各省都不想改革，这里面来自中央主管部门某些条口机关的阻力尤为明显。每个部委都有自己的立场、利益。一旦涉及体制方面的

---

① 应亚珍：《福建医改的示范效应》，《中国卫生》2016 年第 4 期。
② 比如，"由财政与卫生联手既管医疗又管医保（把社保部门排拒在外），虽然被某些论者冠之以'一肩挑''一手托两家'的名头，但这并非改革创新而是旧的管理体制的复归"，"回头路不能走，也是走不通的"，"会直接冲击基本医疗保险的制度安排"。"有的人明知中央已经决策，却罔顾政治纪律和政治规矩，非但不贯彻执行，而且变换身份、变换手法，不是上'折子'，就是写'条子'，依然故我，固执己见，这不是干扰、搅局又是什么?!""明眼人一看便知，这个'××模式'，仅就其医保的管理体制而言，并非什么新鲜玩意儿，不过是个'借壳上市'的把戏，或者叫作'明修栈道暗度陈仓'的古法——假改革创新之名，行回归旧体制之实——改革前的公费、劳保医疗制度的管理，就是由卫生和财政部门主导、主管的。'××模式'的'改革创新'就在于它比计划经济时期更加强化了卫生、财政管制权力罢了。""就有那么为数不多的威权人士，偏要置常识、通识、规律和不争的现实成就于不顾，固执己见，刚愎自用。他们看到由社会保障部门统管各项基本医疗保险已成必然趋势，而'一手托两家的一肩挑'的体制梦已是'落花流水春去也'，但仍不心甘，于是又脑洞大开，另起炉灶，虚妄地设想一个所谓'第三方'机构管理基本医疗保险。如'××模式'那样，撇开社会保障部门，另设一个与财政部门'合署办公'的'医保管理局'，或者交给商业保险公司管理；或者成立一个'大健康委员会'，把医疗、医药、医保全管起来，等等"，"非要'另起'一个所谓'第三方'管理的'炉灶'不可，恰恰是于理不通、于法无据，纯属无益有害的瞎折腾。""坚守由社会保障部门统管包括医疗保险在内的各项社会保险事务的现行体制乃是符合客观规律的'人间正道'，任何形式的另起炉灶的想法和做法都是倒行逆施、有百害而无一利的瞎折腾，是不会有什么生命力的，也是根本行不通的。必须警惕，必须防范，必须打住！"详见《从"三可"视角看三明医改》《管理体制回避不得也回避不了——关于整合城乡居民医保制度的深度思考》《医保管理体制另起炉灶纯属瞎折腾》，这些文章分别载于《中国医疗保险》2014 年第 12 期、2016 年第 6 期、2016 年第 8 期，以及《中国劳动保障报》2014 年 11 月 7 日第 3 版等。"个别省份甚至错位发力或逆向发力，管理体制另起炉灶，极大损害了社会保险的统一性和整体性，背离了医疗保险的第三方原则，走向与中央提出的建立城乡统一的社会保险制度的整合目标相背离的方向，为今后在全国范围建设'四更'全民医保增添了麻烦，留下新的隐患"；"极个别地方把医保的管理职能从法定社会保险主管部门分割出去、搞所谓的'三保合一'，或让临时机构医改办制定医保政策、把法定社会保险主管部门抛在一边等乱象，与十九大报告关于加强社会保障体系建设的精神严重抵触，与总书记在报告中提出的建立全国统一的社会保险公共服务平台的要求严重对立，割裂了社会保险的整体性、系统性和养老、医疗等各个社会保险项目之间的协同性，必将在贯彻落实十九大精神中得到有效治理，正本清源，回归制度本位、法治轨道。"详见《城乡居民医保从整合到融合的思考》《谱写新时代医保改革新篇章》，分别载于《中国医疗保险》2017 年第 4 期和 2017 年第 11 期。

改革，省里有关部门总以国家部委或者上位规章制度不允许为由不配合改革。"[1] 比如，反对"三明模式"扩散者的一个理由便是其违反了《中华人民共和国社会保险法》等法律法规。[2] 然而，"法治是一种趋于保守的思维倾向，它维护现行法确定的秩序，捍卫现行法倡导的价值；改革则是要突破现行法约束，改变现有秩序，改造传统价值，实现社会制度和观念的变迁。"[3]

二 "块"：弱制度化的央地关系

从改革 30 多年来至今无法建立全国统一的社会保障体系这一事实可以看出，有些涉及全国统筹的社会政策很难推进[4]，因为中央与地方、地方和地方之间的利益很难协调。财政部时任部长楼继伟也认为，中国是一个过度分权的国家。[5] 三明试点经验的推广遇到一系列阻力，除了因为触动了医药公司、医生灰色收入等多重利益外，这其中更有与"碎片化"行政管理体系有关。福建省医改领导小组副组长、省医疗保障管理委员会主任、原副省长李红说："很多人问我，中央已经发了整合基本医保制度的文件，你们为什么不按照要求合并，或者交给人社部门，或者交给卫生计生部门，为什么要创造第三种模式？"[6] 她坦言，做出这个决定，就是因为在实践中遇到了瓶颈，发现不这样改革，硬仗就打不下去了。"我们不是理论家，我们是改革实践者，认认真真地沉入改革深水里面去，才知道要做这样的模式。如果只做简单的整合，恐怕到了后面还是要'翻烧饼'。"她透露说，医保管理体制改革的重大决策是经过充分酝酿、深思熟虑、精心策划的。福建省委为此在半年内专门开会讨论了两次，才做出

---

[1] 来源于访谈资料。

[2] 《中华人民共和国社会保险法》规定，国家建立基本养老保险、基本医疗保险、工伤保险、失业保险、生育保险等社会保险制度，保障公民在年老、疾病、工伤、失业、生育等情况下依法从国家和社会获得物质帮助的权利。即社会保险包括基本养老保险、基本医疗保险、失业保险、工伤保险、生育保险等五项保险。

[3] 陈金钊：《建立化解法治与改革冲突的协调机制》，《中国社会科学报》2015 年 2 月 4 日。

[4] 熊跃根：《社会政策：理论与分析方法》，中国人民大学出版社，2009；岳经纶、陈泽群、韩克庆：《中国社会政策》，上海人民出版社，2009。

[5] 楼继伟：《中国政府间财政关系再思考》，中国财政经济出版社，2013。

[6] 韩璐：《福建：聚集力量啃硬骨头走》，《健康报》2016 年 11 月 4 日。

成立省医疗保障管理委员会这一举足轻重的决定。李红解释道，"我们为什么有底气做出这个决定？因为这种模式在三明医改实践中已经被证明是行之有效的做法。三明医改为什么能够红旗不倒，就是因为从一开始就整合医保制度，逐渐发展为现在这种模式。经过实践检验的经验，我们没有理由不学，也没有理由不推广。"①

有学者认为，中国的省级政府常常是自下而上的吸纳辐射公共政策扩散模式的首创主体。② 也就是说，在有限理性之下，福建省最具有可获得性的经验即在空间上最接近的三明案例，方便进行学习、复制，即近邻效应。福建省决策者直接套用、复制三明市的"政策克隆"过程，实际上就是一种模仿、学习机制。2017 年 8 月，国务院时任副总理刘延东在福建调研时强调："福建省抓住医保制度改革这个牛鼻子，坚持问题导向，理顺管理体制，同步推进药品招标和公立医院等相关改革，闯出了三医联动改革的新路子，各地区要结合实际加以借鉴。"③ 然而，即便如此，由于各省一样存在利益集团的阻力至今并未能很好扩散，在目前"碎片化"行政管理体制下，社会政策很难得以扩散，即自上而下的层级扩散模式也并不顺畅。正如国家卫计委卫生发展研究中心医保政策研究室某负责人所认为的，"目前，真正在体制方面改革的省份只有福建，那才是真正革命式的改革。其他省都是进行机制方面的修修补补，并没有进行体制方面改革"。④ 李玲认为："福建省突出的是医疗保障管理要素大整合，而不仅仅是医疗保险经办机构归卫生还是归人社的简单机构整合。"⑤ G 省医改办原负责人认为："要成立省医保办这样一个新机构，没有省里一把手同意，是绝对不可能的。事实上，早在 2013 年 3 月 18 日，国务院总理主持召开新一届国务院第一次常务会议，研究加快推进机构改革，在医疗保险管理层面实行'三保合一'的改革决心也得以印证。当年的深化医改年

---

① 韩璐：《福建：聚集力量啃硬骨头走》，《健康报》2016 年 11 月 4 日。
② 王浦劬、赖先进：《中国公共政策扩散的模式与机制分析》，《北京大学学报》（哲学社会科学版）2013 年第 6 期。
③ 新华社：《刘延东在福建调研时强调：强化试点示范带动，确保医改任务落实落地》，《经济日报》2017 年 8 月 26 日。
④ 来源于访谈资料。
⑤ 《李玲教授在广州市城市公立医院综合改革专题讲座上的演讲》，广州，2017 年 1 月 3 日。

度主要工作安排也明确提出，整合职工医保、城镇居民医保和新农合的管理职责，做好整合期间工作衔接，确保制度平稳运行。"① 为此，不仅省级层面，乃至中央层面也先后有中央深改组、国务院医改办肯定了三明试点经验，并形成改革共识和制度。

许多学者都曾或明或暗地表示，将制度扩散寄托于强制性制度变迁，通过国家权威或法律强制推广②，特别是社会政策领域。然而，以这种方式来推行社会政策，难免会形成制度仪式化，即"一种有制度的制定与增加，但却没有真正实现组织的制度化，不断制定出来的制度被仪式化，发生了目标和规则的替代"。③ 也就是，卫生政策扩散，如果不能像中央、福建、三明那样在国家、省、市三级政府之间形成默契，这种纵向政策扩散仍将步履蹒跚，异常艰辛。

当不必受到中央规划的约束的时候，各地试点往往各具特色，可为上级政府乃至中央正式制定政策提供多种选择，成为中央政府政策学习的来源。尽管这些试点经验在当地已经被实践证明是有效的，不过，试点往往还是"盆景"多，参观考察的多，得到广泛推广的少。这些年医改涌现的"子长模式"、"神木模式"、"高州模式"等都仅仅停留在政策测试阶段，而与之前的这些模式有着千丝万缕的三明试点探索则上升到政策生成阶段。这在某种程度上，也印证了地方试点被全国推广的概率性很小。更多时候，在政策改变的方向被决定后，地方试点不过是限定政策细节的工具。④ 而将三明试点的经验做法推广到全国，整个行业面临更为深刻的利益调整，也会引起各方行动者的更为激烈的反弹，这也将进一步考验国家卫生治理体系和能力。

---

① 来源于访谈资料。
② 毛铖、任晓林、田丽娜：《地方政府创新的热点领域与制度化研究——对中国地方政府创新奖入围项目的分析》，《云南行政学院学报》2012 年第 3 期。
③ 黄冬娅：《中国政府制度建设的影响因素：文献综述》，《公共管理研究》2006 年第 4 期。
④ Ciqi Mei, Zhilin Liu，"Experiment – based Policy Making or Conscious Policy Design? The Case of Urban Housing Reform in China," *Policy Sciences*，2014，47（3）：321 – 337.

第四节　结语：未竟的整合

　　这些年来的卫生领域改革试点明星，包括宿迁、高州、神木以及三明等，大都是近似的偏远地区、近似的标杆意义、近似的巨大争议、近似的铁腕政策企业家，却有着不同的结局。不难发现，中国特有的组织架构、人事与政治，决定或者影响着政策试验经验扩散的节奏和进度。卫生政策领域各级政府中的政策行动者、致力于卫生体系改革的政策企业家、由政策问题与各级政策行动者交织而成的特定的政策情景，以及权力集中而财政分散的单一制政体等因素影响了卫生政策扩散。没有来自地方财政的压力和主要领导人的决心，三明市政府不会对卫生领域进行大刀阔斧的革命性变革；没有以詹积富为代表的政策企业家的坚持和努力，三明试点难以持续并取得成效；没有因中央政府的政策创新焦虑和其他试点城市的创新滞后而形成的特定政策情景，三明试点实践得不到媒体和学者的关注；没有来自财政部对医保基金收不抵支的强烈关注，三明试点经验得不到全国的扩散。三明试点经验的扩散表明，在中国单一制政体和分割的权威体系下，特有的府际、部门间博弈可以为政策扩散创造条件。

　　"三明的改革思路和主要做法，已经在（国家）公立医院改革的相关政策文件、福建省的改革实施方案中，都得到了充分的吸收、借鉴。所以，三明的贡献不仅在于本地区改革取得了实质性的进展和成效，还为全国的医改政策、省级医改，提供了可资借鉴和推广的思路、框架和路径。"[1] 三明试点经验的推广说明了医改顶层设计力度明显加大、节奏明显加快了。三明试点经验得到全国推广，这动态地反映了政策试验的成功，而不仅仅是从效果层面静态反映政策的成功。其间，全国人大多次就

---

　　[1]　杨晓慧、张凌：《"复制"三明，取其精髓》，《中国医院院长》2016 年第 6 期。

制定基本医疗卫生法到三明调研。① "调研组充分肯定我市工作，指出我市医改方向正确、思路清晰、措施有力、效果很好，取得成果来之不易。调研组表示，将在工作中充分考虑和吸收我市的好经验、好做法，进一步做好基本医疗卫生立法工作。" 2017 年 12 月 22 日，充分吸收了三明等地试点经验的《基本医疗卫生与健康促进法（草案）》首次提交全国人大常委会审议。12 月 26 日下午，第十二届全国人大常委会第三十一次会议分组审议了该草案。全国人大常委会副委员长陈竺认为，"草案应充分体现以立法推动医药卫生改革的思路，将医改经验上升到法律制度，社会保障法与本法关于基本医疗保险的内容应充分衔接，尤其应充分发挥医保的杠杆作用，推动组建三保合一、功能综合、运行独立的医疗保障机构，注重建立医疗服务与医疗保障、药品供给之间的统筹协调机制"，"其实在这方面，我们已经有了相当好的探索和经验，比如福建，在医保的'三保合一'方面已经产生了非常好的经验，得到中央深改组的肯定，关键是现在涉及所谓的'部门利益'，如何突破这些'部门利益'，真正推进'三医联动'的改革。"② 可以说，三明试点基本完成了韩博天政策试验相互衔接的 8 个基本阶段的闭环过程（见图 2 - 2）。

"国家层面整体推广是三明医改复制效应最大化的最优选择。"③ 三明试点能够获得中央高层认可，正体现了中国政策试验的特点。在中央既定的医改目标方向和原则方案框架下，由地方来具体探索实现路径。这种自

① 杨燕蓉：《全国人大就制定基本医疗卫生法和深化医改工作到三明调研》，《三明日报》2015 年 6 月 8 日；杨燕蓉：《全国人大常委会副委员长陈竺莅临三明调研医改》，《三明日报》2015 年 12 月 20 日；林芳芳：《全国人大教科文卫委员会调研组到我市调研》，《三明日报》2016 年 12 月 17 日。

② 赵实：《陈竺：推进"三医联动"改革，关键是突破所谓"部门利益"》，《澎湃新闻》2017 年 12 月 27 日，http://www.thepaper.cn/newsDetail_forward_1923978，最后访问时间：2017 年 12 月 27 日。

③ 资料来源于 2016 年 11 月 28 日毕马威企业咨询（中国）有限公司在福州发布的《三明医改，星星之火》报告。该报告是毕马威中国受毕马威全球医疗卓越研究中心的委托，对三明进行为期三周的现场调研的基础上形成的调研报告。该调研团队对三明医改核心成员、12 家医疗机构院长与医务人员、医保与商保机构管理者、药品生产与配送企业管理者、患者等 90 余人进行了深度访谈，覆盖医药卫生服务监管方、服务提供方、服务支付方、服务产业方等主要利益相关方，同时结合座谈会、现场考察等多种形式对三明医改进行了全方位的了解。

上而下、自下而上、上下贯通、允许试错、政府可控的中国式政策探索，既保证了中央政府把握方向和目标，又可以充分发挥地方的积极性、创造性、主动性，从而，可以因地制宜地探索改革方法和路径。

从三明试点到省级乃至中央层面的政策扩散可以发现，中国卫生政策创新、扩散活动的发生和发展，除了时间、空间这些自然要素维度之外，推动卫生政策试验、扩散的行动主体具有特别的重要性和特殊性。第一，卫生政策创新、扩散与部门利益密切相关。当"碎片化"行政管理体系内部的各级政府间关系主体的利益一致性认知主导了政策创新、扩散的进度和广度。第二，可以明显地发现卫生政策中利益集团的强大力量，药企作为既得利益集团与医院、医生合谋，杯葛医改政策，影响了政策创新、扩散的速度。第三，对卫生政策的制度扩散，在上级政府部门利益格局难以打开的局面下，上级政府官员到下级政府任职和上级专家常驻地方以此来推动这一进程朝着既定的改革方向发展，以保证政策扩散的力度和纯度。第四，制度化才是推广政策创新最有效的方式。要想继续政策创新与扩散，就需要建立制度化平台来加强利益相关者之间的协调，将问责机制和激励机制正规化。[①] 另外，受到制度环境制约，政策扩散的速度并没有想象中那样迅速。如果政策试验导致试点公立医院和非试点公立医院"同步"、"并轨"的时间过长，可能会造成社会公众预期混乱，并且引发地区、医院之间的利益矛盾，进而造成一些公共事务因规则相异乃至相斥而难以有效完成，有时甚至还可能出现腐败行为。

围绕三明试点的争议从未停止，仍有一些学者对三明试点提出了不同观点和看法。政策试验在某种程度上就是一个"试错"过程。三明也并没有回避社会上的这些质疑，也在不断及时调整，尝试新的政策。毕竟从目前以医院为中心、侧重服务数量和药品销售的模式，转向以基层卫生服务为中心、注重慢病预防和疾病一体化综合管理、建立高价值的卫生服务体系的目标尚在路上。[②] 正如顾昕认为，如果医保支付制度改革不力，医

---

① 世界银行集团、世界卫生组织、财政部、国家卫生和计划生育委员会、人力资源和社会保障部：《深化中国医药卫生体制改革——建设基于价值的优质服务提供体系》，北京，2016。
② 世界银行集团、世界卫生组织、财政部、国家卫生和计划生育委员会、人力资源和社会保障部：《深化中国医药卫生体制改革——建设基于价值的优质服务提供体系》，北京，2016。

疗服务仍按项目行政定价，那么药价的实质性降低，可能导致医疗机构运行的困境。① 为此，2016 年，三明市开始探索全民健康四级共保工程。主要采取以医保打包支付为利益纽带，试图打破县、乡、村三级医疗机构行政壁垒，实行人财物集中统一管理，建立责任和利益共同的紧密型的医联体，促使县域医疗资源均衡下沉。按照"统筹包干、结余归己、超支自付"原则，将医保基金统筹包干给尤溪县和将乐县，扩大医保基金用途，既可以用于治已病又可以用于治未病。2017 年，三明市在县级层面，将县级综合医院与基层医疗卫生机构进行服务体系整合，组建 10 个县级总医院，在每个县（市、区）组建 1 个紧密型医联体；在市区层面，市第一医院、市中西医结合医院分别与梅列区、三元区基层医疗卫生机构进行体系整合，组建 2 个市区医疗联合体，实行人、财、物统一管理。这是否可以尽快提升基层服务能力，还是会产生垄断？是否又是单纯行政式帮扶和管控？政府能否将县域内医疗卫生机构具体业务的运营管理权限充分授权给县级总医院？政府部门又该如何强化对县级总医院的考核监督，如何促使县级总医院加强自我管理的内生动力？县域内医疗卫生机构如何差异化、错位化发展，引导医保基金向县域内回流？在取得前期不菲成绩后的三明能否"戒骄戒躁"，继续保持初心，继续前行？这些都还有待时间来进一步考证。也许，若干年后，当我们回望三明试点经验与教训的时候，才能看得更加清晰，就犹如现在我们回看当年小岗村 18 位村民摁下的"红手印"！随着时间的推移，特别是在中央主导了试点经验推广后，某种程度上讲，"此三明"已非"彼三明"了。"三明公立医院改革至今，一直处在解决旧问题、破解新问题的循环前进状态中。"② 詹积富也认为："三明的医改，目前还处在治理以赚钱为中心、巩固以治病为中心的阶段，距离以人民健康为中心的路还很长。"③ 这种螺旋上升式的自我纠偏机制有利于中国卫生政策试验向纵深推进。卫生领域改革的过程是漫长并且容易出现反复的，不能指望一次的改革尝试就达到目的，每一次试点都

① 顾昕：《突破去行政化的吊诡——剖析三明模式的可复制性和可持续性》，《中国医院院长》2016 年第 22 期。

② 应亚珍：《最新调研：揭示真实的三明医改》，《中国卫生》2015 年第 5 期。

③ 吴绵强：《福建三明医改："三医联动"为何能成功》，《时代周报》2016 年 8 月 30 日。

是在发现目前体制机制问题，并且寻找解决答案和路径，以便在下一次尝试时能够避免这些问题的发生。2018 年 3 月，国家卫生和计划生育委员会、国务院深化医药卫生体制改革领导小组办公室、全国老龄工作委员会办公室的职责，工业和信息化部的牵头《烟草控制框架公约》履约工作职责，国家安全生产监督管理总局的职业安全健康监督管理职责整合，组建国家卫生健康委员会，作为国务院组成部门。这可视为对 2016 年 8 月 19 日全国卫生与健康大会的中央精神的贯彻落实：推动实施健康中国战略，树立大卫生、大健康理念，把以治病为中心转变到以人民健康为中心。目前中国人均 GDP 已超过了 8000 美元，有 4 亿人左右的中等收入群体，蕴含着庞大的健康需求。根据国家大健康的路径，先是医保统一，医疗统一，再有医保、医药与医疗统一，还有大健康的统一。按照这个思路，不久的将来，新的组织整合、制度整合是难免的。已是 80 岁高龄的北京大学公共卫生学院原院长陈育德认为："尽管中央决策层为改善就医环境、缓解就医难等明确了时间表，但包括民众在内的舆论各界都应该对医改新政持有足够耐心，毕竟公立医院改革无法一蹴而就，也不能一步登天，需要按部就班、有的放矢地逐步推进。"① 卫生领域"看病难"、"看病贵"等问题不可能短时间内有效解决。李红说："医改事业很长远，需要一茬人接着一茬人干。我们这茬人的责任，就是要探索出新的体制。"② 同人类追求健康的理想永远不会停止脚步一样，这场改革也将永无止境，试点仍会一直持续下去。

---

① 李海楠：《应对医改新政持有足够耐心》，《中国经济时报》2016 年 3 月 23 日。
② 韩璐：《福建：聚集力量啃硬骨头走》，《健康报》2016 年 11 月 4 日。

第七章 讨论与结论[*]

第一节 卫生治理机制的变迁：
从政策选择到体系整合

卫生体系改革研究实际上就是寻找"从哪里来，到哪里去"问题的答案。"从哪里来"就是要将这几十年的卫生政策试验历程，特别是造成现阶段态势、局面的内在本质原因找出来，归纳出规律性、本质性的东西，并遵循它，而不是随意改变它。"到哪里去"就是用公共治理、公共服务的理念，分清和落实政府、医疗、医保、医药和患者等各方的责任，寻求合适的作用机制。^① 中国的实践告诉我们，为了解答上述两个问题，寻找合适的治理之道，中国的卫生政策试验改善卫生治理的作用机制有两个比较明显的阶段，并从原来的单纯选择逐步转型到整合为主的作用机制。这与十八届三中全会以来，中国整个国家治理格局变化是相吻合的，各项主要权力正在重新整合，呈现了改革与整合权力相结合的特征。^②

---

* 本章节部分内容来自于作者发表于《中国公共政策评论》2017 年第 12 卷第 1 期的《政策试验是中国卫生治理能力提升的实现途径》，以及《中国社会保障》2017 年第 6 期的《深化医改的政策建议》。

① 王虎峰：《解读中国医改》，中国劳动社会保障出版社，2008。

② 覃爱玲：《新一轮改革权力重整：总趋势向中央最高层集中》，《南风窗》2013 年 11 月 18 日。

一 各自独立的选择

改革开放以来，在治理经验欠缺的背景下，中国首先采取了方案选择作为卫生政策试验作用机制。卫生体系各个领域、各个子体系结合自身发展需求，学习借鉴西方先进经验和做法，进行不同的政策方案选择。这一阶段卫生体系改革是一个渐进式改革过程，同时也是一个"摸着石头过河"的不断"试错"过程。① 因而，各地为了印证某个已经成型的政策方案文本在当地实施的正确性、可行性，并在一定范围内进行的一种局部性、探索性的决策实施行为。经过30多年的选择，在医疗方面，中国基本建成了覆盖城乡的基本卫生服务体系，明显改善了卫生服务设施条件，增强了卫生服务可及性，居民健康水平总体上处于中高收入国家水平。在医保方面，基本医保参保率超过95%，基本医保、大病保险、医疗救助、商业保险、疾病应急救助、慈善救助等医疗保障制度相继建立，织起了世界上最大的基本医疗保障网。在医药方面，在高科技药品、器械的支持下，一些科技创新取得重大成果。建立了基本药物制度，以省为单位进行集中采购，对用量小、临床必需的基本药物实施定点生产试点。基本药物制度在政府办基层医疗卫生机构全面实施。

尽管医改的目标和方向都值得肯定，其实现逻辑也合理，但是不管是官方还是学界都认为，与政府财政不断增加的巨额投入不相符合的是，"看病难"、"看病贵"的顽疾始终无法有效解决，公众似乎没有改革的获得感。② 国家卫计委卫生科技发展研究中心副主任代涛认为："很多改革总会有一部分人满意，唯有医改做到让所有人不满意，医生不满意、患者不满意、政府也不满意。"③ 究其原因，各方都认为自己做得不错了，主要问题是其他相关方不配合导致的。"医疗"认为，由于是"医保"和政

---

① 李卫平：《公立医院的体制改革与治理》，《江苏社会科学》2006年第5期。
② 文学国、房志武：《中国医药卫生体制改革报告（2014—2015）》，社会科学文献出版社，2015。
③ 《代涛教授在"中国企业家博鳌论坛"分论坛"健康中国"上的演讲》，博鳌，2016年6月18日。

府财政对公立医院"补偿不足"，医院只能被迫通过扭曲的方式"挣钱"来提高医务人员收入。"医保"则认为，医保基金与医院之间是平等的交易关系，不可能按照医院定义的"成本"进行"足额补偿"。"医药"则认为"医改"不能只是停留在"药改"，在集中招标采购、取消加成管制等政策下，不通过回扣无法保证销售额；"医药"还认为，试图通过大幅降低医药的价格来降低医保支出，势必影响医药产业的政策发展，是不可取的、不可持续的。基于上述思路，各子体系从各自角度出发，提出了解决方案，探索"三医联动"模式。例如，医改办（卫生计生部门）负责公立医院综合改革，试图以"医疗"为切入点推动"医药"和"医保"改革，期望形成"药品零差率政策＋管制型市场化医疗体制＋控费制医疗保险制度"的联动改革模式；医保部门负责医疗保险改革，试图以"医保"为切入点推动"医疗"和"医药"改革，期望形成"预付费方式＋竞争性医疗体制＋市场化医药制度"的联动改革模式。[1] 然而，在实际操作中，医院最期待的是医疗服务价格调整，而"医保"、"医疗"、服务价格隶属于不同部门管理，缺乏有效的沟通联系，各自为政，致使医疗服务价格长期不能有效理顺。要调整医疗服务价格就需事先腾出空间，在政府财政不大可能持续较大增加投入的情况下，空间在哪里？同时，医保支付价格与医疗服务价格不能有效衔接，医疗服务项目调价之后，医保政策不能及时跟进报销，患者医药费用自付比例增高，患者肯定不满。加上这些年遗留的医院、药品供应商、医保机构之间扯不清的"三角债"问题，这些都提示了卫生体系改革有着与以往改革不同的特殊性，国外的经验不能照搬，要有合适的理论来指导改革。[2] 这不仅激发了全民讨论，也不断进入最高决策层的视野。

由于中国幅员辽阔、地大物博及独特的政治体制，各地的社会经济、卫生资源与公众的健康需求和条件不完全一致，尽管各个子体系选择了微观上适合自己的政策方案，却始终无法达到宏观上整个体系的最优状态。随着改革不断纵深前行、推进，卫生管理体制、医疗保障体制、药品供应

---

① 赵云：《老三医联动模式向新三医联动模式的转型》，《医学与社会》2015 年第 11 期。
② 王虎峰：《解读中国医改》，中国劳动社会保障出版社，2008。

体制均产生了很大的变化，改革的复杂性和艰巨性也日益显现，牵涉面、覆盖面越发广泛，开展单一性的试点已难以达到预期目标，需要对试点类型、顺序及方法进行相应的调适。一个子体系的改革政策表面看来是积极、进取、有效的，但往往由于没有顾及改革政策效果的外溢性，部门之间或是同一部门的不同政策之间的政策冲突就会显现。单一政策是整个卫生政策网络体系中的一个构成部分，每项政策彼此关联，某项政策的创新有时意味引起着多项政策甚至整个政策体系的调整，无论从成本的角度还是从卫生治理的角度都会使卫生政策创新停滞不前。因此，中国需要寻找新的有效卫生治理途径。事实上，早在 2000 年国家层面就明确提出要同步推进医疗保险制度、医疗机构管理体制和药品生产流通体制改革。[①] 然而在具体试点操作中，三个领域的改革显然仍是割裂的。比如，2002 年 4 月，国家计委、卫生部等九部委联合下发了《关于完善"三项改革"试点工作的指导意见》，竟然是选定青岛、西宁、柳州 3 个城市分别作为城镇职工基本医疗保险、医疗卫生和药品生产流通体制 3 项改革的试点城市，借此试图探索推进医药分家的改革经验。之后，上海等地也进行了试点。其实质都是割裂的"三项改革"，而不是联动的"体系改革"。既要避免个别地方试点出现"孤岛"、"洼地"现象，又要避免"三医"各自单兵突进、孤军奋战。"说的是三医联动，做的是联而不动、不联自动（甚至盲动、乱动）。"[②] 在许多领域和环节出现"各吹各的号，各唱各的调"的不协调甚至互相掣肘的尴尬局面。各方政策主体无法有效协商、整合，"鸡同鸭讲"、没有共同语言，甚至互相指责、谩骂的现象经常出现。

这种政策方案选择的试点事实与裴敏欣（Minxin Pei）的观点是不同的[③]，政策试验特别是卫生政策试验并不都是为了突破现有制度障碍而进行的"试对"，"试错"也是可能的答案。而之后的整合历程则又提示了，政治层面对于政策试验的宽容并不等于政治权力不会干预政策试验内容的

---

① 《国务院办公厅转发国务院体改办等部门关于城镇医药卫生体制改革的指导意见》（国办发〔2000〕16 号），2000 年 2 月 21 日。
② 王东进：《三医联动是深化医改的不二方略》，《中国医疗保险》2015 年第 11 期。
③ Minxin Pei, "Is CCP Rule Fragile or Resilient?" *Journal of Democracy*, 2012, 23（1）：27-41.

选择和政策试验结果的评估。[①] 毕竟，卫生这类社会公共事务更多的要靠政府、社会及个人共同推动。

二 协同的互动整合

世界银行认为卫生体系改革不仅是一个技术问题，而且是政治的挑战和伦理道德观的选择。[②] 卫生体系改革是一个系统的工程，任何政策的出台都会涉及各利益相关方之间的利益调整。如果不能有效整合，各行其道，势必四分五裂，形成"共输"的局面。如果仅仅增加医保基金投入，不进行支付方式的改革，非理性和挥霍无度的卫生服务体系只会将医保基金转变为个人的高收入和利益集团的高利润。[③] 整合主要涉及五类利益主体，包括医疗机构、医疗保险机构、医药生产和流通企业、政府以及患者。它不是"三医"统一管理，形成一个巨无霸部门，因为统一管理并非整合的概念。需方、保方、供方构成筹资、支付与服务的关系，有效处理和协调各方关系。这里面，政府的角色不可或缺。但卫生治理不只是政府部门间的联动，更是上述各利益主体之间建立在利益基础上的合作、约束、共赢。比如，各方利益在三明市医保中心的一个框架下平衡，医药资金链条在一个平台上连接。医保代表的是全体参保人的利益，应从参保人的利益出发，依医疗服务的质量和价格选择不同的供给方进行支付，而不是以公立还是民营、营利性还是非营利性作为支付标准，更不能成为公立医院的"成本补偿"渠道；医药应能够准确反映市场真实成本，消除价格扭曲，更不能存在"藏污纳垢"的灰色、黑色地带；医疗特别是公立医院，要依靠自身提供质优价廉的服务来实现收支平衡，而不是依靠行政权力牟利；[④] 患者要理解医学的局限性，科学就医，及时就诊，遵医嘱治

---

① Ciqi Mei, Zhilin Liu, "Experiment-based Policy Making or Conscious Policy Design? The Case of Urban Housing Reform in China," *Policy Sciences*, 2014, 47 (3): 321–337.

② 胡善联：《"三医联动改革"中的集团利益分析》，《卫生经济研究》2002 年第 11 期。

③ Qingyue Meng, Liang Xu, Yuanbo Zhang, et al., "Trends in Access to Health Services and Financial Protection in China Between 2003 and 2011: A Cross-sectional Study," *The Lancet*, 2012, 379 (9818): 805–814；姜德超、吴少龙、魏予辰：《新医改缓解了看病贵吗？——来自两省家庭灾难性卫生支出分析的证据》，《公共行政评论》2015 年第 5 期。

④ 王震：《公立医院改革与三医联动》，《中国医疗保险》2016 年第 10 期。

疗，理性对待诊疗结果，提升自身的健康素养、依从性、自我管理的能力。各利益主体，在政府主导下，上下联动、内外联动、区域联动，形成一个整合的利益体。

随着中国经济增速放缓和地方政府债务进入偿债高峰期，公共财政对医保的投入力度无法持续增长，如不及时控制医疗费用不合理增长、消除医患冲突，最终势必会危及医保基金安全，无法保障卫生事业的公益性、可及性，影响 2020 年 "全面建成小康社会" 目标的实现。如果继续放任金钱对生命的伦理底线践踏，如果希波克拉底宣言、"生命所系，健康相托" 誓言荡然无存，后果将不堪设想。这些冲突的背后反映的是整个卫生治理模式的问题。这单系统、单向的分散式政策方案选择措施，与医改的方向、目标、手段不吻合，甚至存在冲突，很难完全达到预期效果。反思前 30 多年的改革历程，中央决策者开始觉察卫生体系改革不能仅仅是 "摸着石头过河" 了，不能再贸然单兵突进了，需要从社会发展的高度进行系统、全局的整体设计。2012 年以来，国家层面连续出台了多份公立医院综合改革试点的指导性政策文件。从 2009 年新医改方案中 "公立医院改革" 到 2012 年试点方案中 "公立医院综合改革" 的文字表述中增加 "综合" 两字可以从侧面说明，这是一项复杂的、全面的改革。也侧面印证了中央决策层已经决定需要从整合的角度出发来试点尝试全面、综合、整体的改革措施。中央政府开始以直接或间接的方式，对地方试点工作的内容和方式提出明确的要求，提升了政策干预程度，"深度" 参与到卫生政策试验的整个过程。2009 年以来的实践经验证明，凡是改革获得比较成功的地区或经验均与政府主导的医保、医疗、医药的协同、联动改革分不开。① 这种新的中国式解决办法是一个 "顶天立地" 的设计。所谓 "顶天" 就是具有顶层设计，注重方案设计的连续性、系统性、整体性和协同性。所谓 "立地"，是指在总结、推广地方试点取得先进经验和做法的时候，也发现并推广福建三明等 "三医联动" 的做法。②

在整合机制中，中央政府充分体现了 "顶天" 的设计。吴昊等认为，

---

① 孟宪鹏：《"三医联动"是医改的魂》，《中国卫生》2016 年第 7 期。
② 孟宪鹏：《"三医联动"是医改的魂》，《中国卫生》2016 年第 7 期。

中国的重大改革决策权一直由中央掌握，且这些年来中央的权威性和掌控能力在不断加强，不可能存在利益集团绑架中央决策的情况。[①] 近年来，随着地方政策试验式改革局限性日益突出，中央对需要重点推进的改革任务和关键领域的认识越来越清晰，并且不断加强改革的顶层设计力度。2014 年 5 月 10 日，国务院办公厅印发的《深化医药卫生体制改革 2014 年重点工作任务》明确提出，以公立医院改革为重点，深入推进医疗、医保、医药三医联动，统筹推进相关领域改革，用中国式办法破解医改这个世界性难题。因而，这份文件也被誉为"三医联动"的实施方案。需要指出的是，"三医联动"中的"三医"是泛指，不是三个、四个或几个政府部门的联动，而是相关几套体系的联动。《深化医药卫生体制改革 2014 年工作总结和 2015 年重点工作任务》进一步提出，推进医疗、医保、医药联动，上下联动，内外联动，区域联动。2016 年 3 月 5 日，国务院总理李克强在政府工作报告中，明确要求"协调推进医疗、医保、医药联动改革"。这是首次在政府工作报告明确提出"三医联动"改革。紧接着一个月内，国家层面多次密集动作，以高级别、高规格的形式，在《关于促进医药产业健康发展的指导意见》、《国务院批转国家发展改革委关于 2016 年深化经济体制改革重点工作的意见》、《深化医药卫生体制改革 2016 年重点工作任务》等政策文件中，细化、明确"三医联动"改革的顶层设计。之后，又在《关于进一步推广深化医药卫生体制改革经验的若干意见》、《"十三五"深化医药卫生体制改革规划》等一系列重大政策文件中多次重申坚持医疗、医保、医药联动改革的基本原则，提高卫生政策衔接和系统集成能力。

中央全面深化改革领导小组会议深刻介入了医改工作。习近平总书记先后 10 次主持第 18 届中央深改组会议研究医改工作，并在第 21 次[②]、第

---

① 吴昊、温天力：《中国地方政策试验式改革的优势与局限性》，《社会科学战线》2012 年第 10 期。

② 新华社：《习近平主持召开中央全面深化改革领导小组第二十一次会议强调：深入扎实抓好改革落实工作，盯着抓反复抓直到抓出成效》，2016 年 2 月 23 日，http：//www.xinhuanet.com/politics/2016－02/23/c_1118135058.htm，最后访问时间：2018 年 4 月 8 日。

33 次①会议分别专门听取福建三明医改、福建省医改情况汇报。2015 年 4 月 1 日，习近平总书记主持第 18 届中央深改组第 11 次会议审议通过城市公立医院改革文件②，也表明高层更加重视医改顶层设计。在会上，特别强调要破除公立医院的逐利机制，把深化公立医院改革作为保障和改善民生的重要举措，着力解决好公众看病就医的问题。当时各大媒体纷纷评论，总书记为什么要亲自上阵抓医改，正印证了这场改革太难了！毫无疑问，只有破除公立医院的逐利机制，折腾了数十年的这项试点才有出路！之后，第 18 届中央深改组第 19 次、第 22 次、第 23 次、第 27 次、第 31 次、第 34 次、第 35 次和第 37 次会议分别讨论整合城乡居民基本医疗保险制度、儿童医疗卫生服务改革与发展、家庭医生签约服务、推广深化医改先进经验、药品生产流通改革、现代医院管理制度、短缺药品供应保障机制、深化医改进展情况以及药械创新等。第 19 届中央深改组第 1 次、第 2 次会议又分别专门讨论了改革完善全科医生培养与使用激励机制、仿制药供应保障及使用政策。中央深改委第 1 次会议则讨论了加强公立医院党的建设工作的意见。不难发现，国家顶层设计上，涉及医改重大问题已由深改组（深改委）决策。2015 年以来，国务院常务会多次议讨论审议医改重要文件。改革文件密集出台，政策措施相继推出。以 2015 年为例，全年以国务院办公厅名义下发了 96 个文件，相比往年出台 1～2 个以国务院办公厅名义下发的医改政策文件，这一年包括全面推开县级公立医院综合改革、城市公立医院综合改革试点在内的医改政策文件竟已到达 14 个之多了。"坚持党的领导，是一切工作的前提。"不难发现，这意味着中国卫生治理体系改革的升级，从一个政府部门到多个政府部门；从政府重视，到党中央统筹。在具体实践中的公立医院综合改革试点逐步充分体现了顶层设计的思路。

在整合机制中，中央政府充分借鉴了"立地"的经验。三明试点

① 新华社：《习近平主持召开中央全面深化改革领导小组第三十三次会议强调：实事求是求真务实把准方向 善始善终善作善成抓实工作》，2017 年 3 月 24 日，http://www.gov.cn/xinwen/2017-03/24/content_5180471.htm，最后访问时间：2018 年 4 月 8 日。
② 新华社：《习近平主持召开中央全面深化改革领导小组第十一次会议强调：深刻把握全面深化改革关键地位，自觉运用改革精神谋划推动工作》，2015 年 4 月 1 日，http://www.xinhuanet.com/politics/2015-04/01/c_1114842146.htm，最后访问时间：2018 年 4 月 8 日。

的经验说明，只有"三医联动"、"三保合一"，才能够顺利、高效推进医改。① 试点以来，三明市医改领导小组的实权化，打破了部门利益藩篱，某种程度上实现了"三医合一"。顾昕认为，在一个诸多政府部门权力错综复杂的环境中，推动去行政化的必要条件之一是再行政化。② "三医联动"一词早为非业界人士熟知，但绝大多数地方，要么是"联"而"不动"，要么是"动"而"不联"，甚至"不联"又"不动"，真正能做到既"联"又"动"、既"动"又"联"的，少之又少！造成改革的时间成本、经济成本、政治成本、国民健康成本的巨大浪费。"三医联动"本质上是为了解决医改中遇到的一个共性问题，即部门之间各自独立运作，甚至利益冲突及由此导致的卫生政策"碎片化"。詹积富认为，"将健康融入所有政策"，卫生政策制度设计必须从"大健康、大卫生"的角度来考虑，必须上下联动：城市公立医院、县级公立医院、基层医疗机构、社区医养结合和健康保健统筹协调推进，按照"医药→医保→医疗"的先后顺序推进，才能保证改革"不掉链子"，特别是要实行整合才能扭转扭曲的医保支付制度。③ 这就迫切需要推出"医疗、医保、医药"三医联动改革的顶层设计。三明试点不仅形成了完整的"三医联动"的组织领导体系，还探索出了推进卫生体系改革的内在逻辑、关键政策、实施路径。钟东波认为，在三明试点中，各种情况、关系和利益都得到最好展示，它印证了："在中国药品浪费之庞大、制度扭曲之严重、无所作为之普遍、改革红利之巨大。"④ 政府既是行业的监管者，也是公共服务机构的治理者。2015 年以来国家层面出台的一系列公立医院综合改革试点政策文件要求通过降低药品价格、完善绩效工资制度，从而倒逼供给侧、医保支付和药品流通体制机制的改革，推动卫生体系改革向纵深发展。应亚

---

① 那非丁：《深化医改正当时——"三明模式"的启示》，《求是》2015 年第 7 期；李玲：《中国新医改现状、问题与地方实践研究》，《中国市场》2014 年第 32 期。
② 顾昕：《突破去行政化的吊诡——剖析三明模式的可复制性和可持续性》，《中国医院院长》2016 年第 22 期。
③ 詹积富：《三明市公立医院综合改革》（第 1 版），海峡出版发行集团、福建人民出版社，2014。
④ 钟东波：《三明公医改革的三大亮点》，《医院领导决策参考》2014 年第 14 期。

珍认为，这些"立柱架梁"思路正是来源自三明试点经验。①

　　同时，在整合机制中，"顶天"和"立地"是充分结合起来进行的。三明案例虽然是地方政府推动卫生政策试验，却不能被简单地看作纯粹是地方政府的自发行为。中央政府从此轮公立医院综合改革试点开始，就一直紧紧把握着政策试验的进程和节奏，许多试点内容都是由中央政府设计、建立并实施的，这些实践经验并没有脱离 2009 年新医改方案的顶层设计思路。"到试点的后半阶段，由于国家层面派驻联络员和顾问专家，三明试点就未必全是地方的探索了。"② 实际上，地方政府大都只能在政策工具方面进行卫生政策试验。特别是 2015 年以后，中央政府加强对地方公立医院综合改革实践和试点工作的统筹，及时开展评估，总结实际成效、经验，发现存在的问题和不足，对实践证明了的、行之有效的经验和做法及时推广应用，从而更好地发挥地方试点经验对全局改革的示范、引领、突破和带动作用，由点及面、重点突破，形成总体效应，一扫前些年公立医院改革试点进展缓慢的颓势，试点进程和推进速度明显加快。

　　在中央政府主导下，各地方政府在自己权限范围内进行决策实施行为。2016 年，中共中央办公厅、国务院办公厅转发的《国务院深化医改领导小组关于进一步推广深化医药卫生体制改革经验的若干意见》将"深化医改工作由地方各级党政一把手负责"放在改革内容开篇位置，"一把手负责"也是新医改强调的"三医联动"在领导体制上的要求。③正是基于前期卫生政策试验的经验积累，无论在国家层面还是地方层面，改革正在以超越领域、超越部门的视野，与其他各个领域的改革通盘考量，齐步走。可以说，为了配合新的试点内容，实现新的试点目标，卫生政策试验正在经历一个由单一到多样、单项向综合、局部向全面、割裂向整合的演变过程。试点的前瞻性、整体性、综合性、规范性、技术性和系统性程度也越来越明显，对试点的统筹也越来越强。国际经验也表明，良

---

① 应亚珍：《三医联动及三明模式创新经验》，〔2016 年（第八届）中国医药战略峰会上的发言〕，成都，2016 年 12 月 18 日。

② 来源于访谈资料。

③ 王宇：《医改迈入新阶段：一把手负责，聚焦"三医"联动》，《21 世纪经济报道》2016 年 11 月 10 日。

好的卫生制度都是有权威的政府主动进行顶层设计的结果，且主动进行卫生制度建设的，往往都是带有社会主义和左翼色彩的政党。[①] 对于卫生这类涉及重大民生问题、重要标准、重要制度改革的政策试验，由于复杂性、敏感性、系统性强，更需要中央层面从改革开始阶段就直接进行统筹谋划，在做好整体设计的基础上再统一组织实施，以克服利益集团的阻力[②]，才能有效推动治理体系整合。

"突破在地方，规范在中央"是中国这些年经济体制改革的基本经验。制度本身是一种公共物品，按照公共物品的一般理论，国家（政府）生产公共物品要比私人更有效。国家的基本功能在于提供博弈的基本规则和平台，即制度供给。因此，对于卫生这类公益属性强的领域，唯有建立高瞻远瞩的顶层设计，进行治理体系整合，改革才能取得最终的胜利。[③]这种治理体系整合比较接近裴敏欣（Minxin Pei）的观点[④]，在充分借鉴前期"试错"经验的基础上，卫生政策试验开始是为了突破现有制度障碍而进行的"试对"。需要注意的是，在治理体系整合的同时，各个子体系政策方案选择并没有完全停止，对自身存在问题继续改革与完善，医疗、医保、医药等各方主体联动改革也在不断完善自身系统建设，也就是说选择和整合并不是割裂的，不断探索卫生治理有效路径。比如，2017年最后一天，国家食品药品监督总局公布了仿制药一致性评价首批17个目录。这是否意味着医药领域的整合将进一步加速？正如当年日本一样，在步入制药工业强国以后，药品品牌由几万种降为几百种，未来中国的仿制药市场是否也将延续如此路径？这是有待观察的。

第二节　政策试验与卫生治理能力

伴随着经济自由化、一体化的进程，越来越多的各种形式国际合作组织跨越国家、地区、边界发挥着重要作用，由此学界产生了一种设想：国

① 李玲：《医改和国家治理现代化》，《中国机构改革和管理》2014年第12期。
② 岳经纶：《社会政策与社会中国》，社会科学文献出版社，2014。
③ 庄一强：《公立医院改革顶层突围》，《中国医院院长》2013年第1期。
④ Minxin Pei, "Is CCP Rule Fragile or Resilient?" *Journal of Democracy*, 2012, 23 (1): 27-41.

家弱化是世界政治发展大势所趋。为此，自 20 世纪 80 年代以来，学界主流论调是：批判"大政府"，推崇"小政府－大社会"，并探讨如何在现实运作中限制国家的角色。从文字表述上，"小政府－大社会"很容易造成一种误解，即将国家与社会置于互相对立的位置。这一概念也很容易让人产生"去国家化"的思想。[①] 然而，"小政府"并不意味着是"弱政府"，"小政府"也可能是强而有力的政府。也就是说，现在的问题不是要不要政府，也不是政府权力应该有多大，而是强调如何构建强的国家能力。这便是弗朗西斯·福山提出要强化国家的本质。

在分析二战后一些新兴发展中国家和地区政治不稳定问题时，福山就曾一针见血地指出：这些国家和地区没有将国家职能范围的最小化与国家政权强度的最大化区分清楚，"在缩减国家职能范围的进程中，它们一方面削弱国家力量的强度，另一方面又产生出对另一类国家力量的需要，而这些力量过去不是很弱就是并不存在"。[②] 它们在削减国家职能范围的同时也削减了国家能力，从而直接导致国家陷入无法有效治理的困境：一方面，它既不像计划体制那样，牢牢地掌握控制社会，形成超稳定的社会形态；另一方面，它也不像市场体制那样，以健全的法律体系和自由竞争来调节国家与社会的关系。如此一来，就很容易导致国家和社会机制的双向失控，陷入了"无政府"的状态。所以，一定要注意不能简单地弱化国家能力，弱化国家的公共权威。之后，福山又进一步提出，良治社会离不开三块基石：强大的政府（State）、法治（Rule of Law）和民主问责（Accountability）。这三者的实现顺序也非常关键，民主并不是第一位，强政府才是王道。[③] 因而，一个国家的政治制度能否保持强大的生命力，一个国家能否保持兴旺发达、繁荣昌盛，不仅仅取决于国家制度的性质，而且还要取决于制度的实际运行情况，取决于在根本制度下的国家治理能力。

实际上，早在福山之前，王绍光、胡鞍钢在 1993 年就发表的《中国

---

① 岳经纶：《社会政策与社会中国》，社会科学文献出版社，2014。

② 弗朗西斯·福山：《国家构建：21 世纪的国家治理与世界秩序》，黄胜强等译，中国社会科学出版社，2007。

③ 弗朗西斯·福山：《政治秩序与政治衰败：从工业革命到民主全球化》，毛俊杰译，广西师范大学出版社，2015。

国家能力报告》一书中，便主张加强国家能力建设，提出中国迫切需要一个更具权威和强有力的中央政府，不断提高国家汲取财政能力，即提高中央政府控制宏观经济的能力，推进改革开放的能力，以及加速工业化与现代化的能力。① 种种迹象表明，中国国家治理体系面临的外部压力以及该体系内部的结构性紧张日趋严峻，各种政治、经济和社会问题对当下国家治理产生的严峻的治理困境和巨大压力，全面深化改革已箭在弦上。② 在卫生领域，对内而言，弱的治理能力会使国家无法向其民众提供有效的卫生领域公共产品，从而降低其合法性，进而引起社会动荡和国家失败，甚至带来更为严重的后果。对外而言，大规模传染病的暴发势必会带来无法衡量的经济损失，削弱国家整体实力，从而危机国家安全。③ 中国迫切需要尽快寻求如何最好地治理越来越多的社会需求的解决方案④，才能实现追求美好生活的中国梦。事实上，中国国家治理在政策和战略选择上继续采取"渐进的方式"。⑤ 尽管改革开放已经快 40 年了，中共中央仍然强调重要方法经验——试点。"试点是重要改革任务，更是重要改革方法"，"试点目的是探索改革的实现路径和实现形式，为面上改革提供可复制可推广的经验做法"，"要加强改革试点工作统筹，分析各个改革试点内在联系，合理把握改革试点工作节奏"。⑥ 在卫生领域，通过这种渐进式的试点，确保卫生政策措施的稳定有序推进，减少不可预见的政策措施所带来的违反公平公正、影响社会稳定的因素，寻找多方利益相关者可以接受的平衡点，构建强大的国家卫生治理能力，进而通过政府再分配的方式实现卫生资源的帕累托最优，实现改革成果由全民共享，满足人民对美好生

---

① 王绍光、胡鞍钢：《中国国家能力报告》，辽宁人民出版社，1993。

② King Lun Ngok, Chak Kwan Chan, *Social Policy in China*, Bristol: Policy Press, 2008.

③ Mark Zacher, Tania Keefe, *The Politics of Global Health Governance: United by Contagion*, New York: Palgrave Macmillan, 2008.

④ Sarah Barber, Michael Borowitz, et al., "The Hospital of the Future in China: China's Reform of Public Hospitals and Trends from Industrialized Countries," *Health Policy and Planning*, 2014, 29 (3): 367-378.

⑤ 徐湘林：《转型危机与国家治理：中国经验》，《经济社会体制比较》2010 年第 5 期。

⑥ 新华社：《习近平主持召开中央全面深化改革领导小组第三十五次会议强调：认真谋划深入抓好各项改革试点，积极推广成功经验带动面上改革》，《人民日报》2017 年 5 月 24 日。

活的健康需求。

一　政策试验与国家能力

公共政策理论通常将政策过程分为政策制定、政策执行、政策调整三个阶段，尤其关注公共政策是怎么制定出来的。金登（John W. Kingdon）的多源流理论认为，当问题流、方案流和政治流在机会窗口中耦合时，政策便制定出来了。[①] 在更一般的意义上，西蒙（Herbert A. Simon）也指出，决策就是针对问题寻找各种解决方案，根据每个方案的后果做出选择。[②] 政策制定也是一种决策过程，作为政策问题，通常是众所周知的。然而，政策方案是如何产生的呢，又是如何选择的呢？林德布洛姆（Charles Edward Lindblom）认为，政策总是在不断地被制定并修订。政策制定是一个逐渐接近人们所期待目标的过程。在这个过程中，人们经过反思不停修正自己的目标。[③] 对于选择问题，西蒙指出价值是主要的判断依据。而对于备选方案，西蒙认为"在任何时候，都存在着大量（实际）可能的备选行动方案"[④]，并没有提出方案是如何产生的一般性理论。

公共政策理论指出，政策方案通常是由议员或行政机构提出的，调查研究、理论分析和实践是产生政策方案的主要方式。当然，政策分析机构和智库在其中也扮演了重要角色，政策方案很多是由他们草拟的。接下来，这些政策方案要经过议会辩论和广泛的社会讨论，最终通过投票形成法案。

韩博天指出，西方的公共政策过程通常以立法为核心，而中国的公共政策过程却是通过分级政策试验的方式确立的。[⑤] 也就是说，政策方案的形成，是各地通过试验的方式形成的。正是分级政策试验这种迥异于西方的公共政策过程，才使中国具有高超的政策制定和实施能力，取得了经济发展的巨大成功。也就说，尽管在中国政策制定议程中并不缺少宏大、高屋建瓴的中央规划纲要和技术官僚们制定的详细、科学的现代化方案，但

①　约翰·W. 金登：《议程、备选方案与公共政策》（第二版），中国人民大学出版社，2004。
②　赫伯特·A. 西蒙：《管理行为》（第四版），机械工业出版社，2007。
③　林德布洛姆：《决策过程》，上海译文出版社，1988。
④　赫伯特·A. 西蒙：《管理行为》（第四版），机械工业出版社，2007。
⑤　韩博天：《中国经济腾飞中的分级制政策试验》，《开放时代》2008 年第 5 期。

在国家政策制定之前，分级进行政策试验可以在很多方面起到有效的纠错功能。王绍光进一步将政策试验的描述性研究推进到"学习机制"，并且指出学习的来源不只是地方政府的试验，还有地方政府的实践。政策试验不但在经济领域可行，而且在社会领域也是可行的①，如卫生领域，它能够提高国家治理能力。

王绍光指出，国家能力是指"国家将自身意志转化为现实的能力"，并用公式表达为：国家能力＝国家实际实现的干预程度/国家希望达到的干预范围。② 也就是说，国家能力受到实际实现的干预程度和希望干预的范围两个方面的影响。国家能力分为濡化能力、社会控制能力和实施社会经济政策的能力，其中动员、分配和使用各种资源实现其既定目标的能力对于现代国家是最为重要的。类似的，福山也指出："有必要将国家活动的范围和国家权力的强度区别开来，前者主要指政府所承担的各种职能和追求的目标，后者指国家制定并实施政策和执法的能力特别是干净的、透明的执法能力——现在通常指国家能力或制度能力。"③ 国家能力是"国家制定并实施政策和执法的能力特别是干净的、透明的执法能力"，并且，由于"国家构建就是在强化现有的国家制度的同时新建一批国家政府制度"，国家能力的核心是国家的制度能力。④ 社会主要矛盾既是决定国家治理性质和方式的关键变量，也是国家治理的首要聚焦点。社会主要矛盾的演化则是国家治理模式变迁与现代化转型的直接推动力。⑤ 简言之，国家能力就是指国家实现其治理目标的程度。国家治理能力是国家通过制定、执行规则和提供服务而与社会实现"双赢"的能力。⑥

---

① 王绍光：《学习机制与适应能力：中国农村合作医疗体制变迁的启示》，《中国社会科学》2008 年第 6 期。

② 王绍光：《学习机制与适应能力：中国农村合作医疗体制变迁的启示》，《中国社会科学》2008 年第 6 期。

③ 弗朗西斯·福山：《国家构建：21 世纪的国家治理与世界秩序》，黄胜强等译，中国社会科学出版社，2007。

④ 弗朗西斯·福山：《国家构建：21 世纪的国家治理与世界秩序》，黄胜强等译，中国社会科学出版社，2007。

⑤ 唐皇凤：《社会主要矛盾转化与新时代我国国家治理现代化的战略选择》，《新疆师范大学学报》（哲学社会科学版）2018 年第 7 期。

⑥ 薛澜、张帆、武沐瑶：《国家治理体系与治理能力研究：回顾与前瞻》，《公共管理学报》2015 年第 3 期。

社会主要矛盾的转化是确定国家治理体系和治理能力现代化愿景目标、战略路径和行动议程的客观基础。国内生产总值不是测量民众生活与人类社会发展最准确的指标，完全以经济增长或国内生产总值增长为目标来治理国家并不能建立一个美好社会。① 中共十九大报告提出了社会主要矛盾的转化②，这将导致国家治理的根本任务与工作重点的重新聚焦。③ 新的根本任务与工作重点必然引起多面向、多领域的深度探索、创新。在卫生领域，就是要着力解决好公众日益增长的健康需求和发展不平衡不充分之间的矛盾。这些矛盾具体表现在：城乡之间、区域之间、中西医之间、预防与治疗之间、不同学科之间发展不平衡不充分，资源配置存在明显结构性矛盾；制度、卫生资源总量、优质卫生服务、卫生人才等供给严重不足；基层医疗与公共卫生服务能力、中医药服务能力、药品生产供应、药品质量与创新、信息化建设、人才培养等方面存在明显短板；特别是"三医联动"积极性不高，对阻碍改革的利益格局触动不深等。④ 这就迫切需要提升国家治理能力，才能补齐发展不平衡、不充分的短板。政府是在公共物品与公共服务的生产与供给方面具有比较优势、承担直接责任的首要主体。因而，社会领域的创新不足、区域差异必将处于探索、尝试的优先地位。正由于是试点，范围一般不广、影响未必深、作用往往有限，可以起到瓦解利益相关方的联合力量和"温水煮青蛙"的效果。通过政策试验的方式逐步推进健康服务均等化，不断满足民众美好生活的健康需求，中国卫生治理体系和卫生治理能力现代化的水平和境界也将得到

---

① 马骏：《治理、政策与美好生活：不丹经验》，《公共行政评论》2013 年第 1 期。

② 中国共产党十九次代表大会报告对中国的社会主要矛盾的转化进行了阐述，即"中国特色社会主义进入新时代，我国社会主要矛盾已经转化为人民日益增长的美好生活需要和不平衡不充分的发展之间的矛盾"。继而提出两个"必须认识到"，即"必须认识到我国社会主要矛盾的变化是关系全局的历史性变化对党和国家工作提出了许多新要求"，"必须认识到我国社会主要矛盾的变化，没有改变我们对我国社会主义所处历史阶段的判断，我国仍处于并将长期处于社会主义初级阶段的基本国情没有变，我国是世界最大发展中国家的国际地位没有变"。

③ 唐皇凤：《社会主要矛盾转化与新时代我国国家治理现代化的战略选择》，《新疆师范大学学报》（哲学社会科学版）2018 年第 7 期。

④ 魏子柠：《中国进入新时代，医改重在供给侧》，求是网，2017 年 11 月 22 日，http://www.qstheory.cn/society/2017－11/22/c_1121994033.htm，最后访问时间：2017 年 11 月 27 日。

稳步提升。

二 卫生治理能力

任何一个国家都面临着如何为社会提供必要卫生福利和保障的问题，并不可避免地受到一定的经济和社会条件的约束。自 20 世纪 70 年代以来，在政府财政压力与公众健康需求持续增长的双重困境下，各国卫生体系改革与健康服务模式转型一直是国际社会关注的主题。[①] 世界卫生组织曾表示，中低收入国家的医疗系统普遍存在 20% ~ 40% 的浪费。[②] 更好地保障其民众对美好生活的健康追求，这既是世界各国卫生体系改革的基本诉求，也是国家卫生治理体系和卫生治理能力现代化的基本立足点。从国际经验来看，世界各国也都在不断进行公立医院的改革，其主要原因是医疗卫生费用不断攀升，特别是在一些福利国家，卫生投入已成为公共财政的重要负担。不过，与中国不同的是，由于西方发达国家已经有较为成熟的卫生福利制度，其公立医院改革也主要集中在微观层面，如：如何加强医院管理，提高绩效。宏观层面改革是改革政府的治理，也就是要改革和完善政府如何举办与管理公立医院。美国与英国这两种典型模式的代表国家，也均在进行卫生体系改革，均出现了向对方靠拢的趋势，但变化并不明显。主要是因为西方国家在卫生领域已有较为成熟的治理体系和较高的治理能力。非洲等落后国家，在西方出于自身全球传染病防控等需要提供卫生帮扶后，国家职能范围和能力均有所提升，但变化也不明显。[③] 相反的，1949 年以来，卫生领域治理方面左右摇摆非常明显，在政府和市场的选择上有点南辕北辙的味道，国家治理能力和职能范围变化相应较大。为什么有些国家为公众卫生服务提供比较成功，而有些则失败了呢？为什么公众对卫生服务的不满是如此普通，甚至是在能够提供最先进的干预的富裕国家比如美国也是如此？

---

① 刘丽杭：《卫生部门治理：战略与机制》，《中国卫生政策研究》2014 年第 11 期。

② Chisholm, D., Evans, D. B., "Improving Health System Efficiency as A Means of Moving Towards Universal Coverage," *World Health Report*. 2010.

③ Zacher, Mark W., Tania J. Keefe, *The Politics of Global Health Governance*: *United by Contagion*, New York: Palgrave Macmillan, 2008.

2000 年，世界卫生组织认为，卫生系统有服务供给、资源配置、卫生筹资、"领导和治理" 4 项功能，只有 "领导和治理" 能够统筹其他 3 项功能来完善卫生系统的结构以及改善卫生系统的绩效。① 在经济合作与发展组织的计量经济预测中，每年政府卫生支出增量的很大一部分都可以归咎于政策、制度因素。② 因而，可以认为，卫生事业的发展最重要的制约因素是 "国家能力"③，国家卫生治理能力是关键。非洲国家正是由于国家能力不足才导致难以彻底遏制艾滋病、疟疾等重大传染病的蔓延。④ 卫生服务体系为需要保护生命和生命改善的人们提供了很重要的联系。如果缺少了国家卫生治理能力，这种联系也同样会削弱，甚至消失。经济学家们常常指出卫生服务是市场失败的经典例子，因为许多最需要卫生服务的人往往是那些最没有能力支付卫生服务的人。

国家治理的基本任务是平衡各种利益诉求，化解各种社会矛盾。现代政府最重要的职能就是处理社会危机，社会保障是最基本的社会治理工具。⑤ 因而，社会政策是国家治理的重要组成部分。⑥ 所谓国家治理体系和治理能力现代化的一个重要内容是社会建设。而卫生政策又关乎全民健康权益，无疑也应在推进国家治理体系和治理能力建设中发挥重要作用。卫生制度包括宏观层面的政府治理制度和微观层面的医院内部管理制度，这其中的关键环节和内容在于政府治理机制的改革与完善。⑦ 为此，卫生治理的关键问题是，将监管权力从政府宏观层面转向中期层面的医院和各种利益相关者和专业人士。⑧ 同时考虑卫生政策实施的复杂性，更需要政

① WHO, UNAIDS, "The World Health Report 2000. Health Systems: Improving Performance," Geneva, 2000.
② 世界银行集团、世界卫生组织、财政部、国家卫生和计划生育委员会、人力资源和社会保障部：《深化中国医药卫生体制改革——建设基于价值的优质服务提供体系》，北京，2016。
③ 印石：《论"国家能力"与"卫生事业发展"》，《卫生经济研究》1996 年第 6 期。
④ 曲鹏飞：《非洲卫生公共产品供给不足成因探析》，《国际政治研究》2015 年第 2 期。
⑤ 陈金甫：《浅议全民医保与国家治理》，《中国医疗保险》2014 年第 9 期；岳经纶：《社会政策与社会中国》，社会科学文献出版社，2014。
⑥ 熊跃根：《社会政策：理论与分析方法》，中国人民大学出版社，2009。
⑦ 孙梦、刘志勇、王潇雨：《看三明医改话三医联动》，《健康报》2016 年 3 月 10 日。
⑧ Richard Saltman, Antonio Durán, Hans Dubois, *Governing Public Hospitals*, *Reform Strategies and the Movement Towards Institutional Autonomy*, Brussels: European Observatory of Health Systems and Policies, 2011.

府在制定卫生政策目标和支持卫生体制变革中发挥治理方面的作用。[①]

关于国家的概念可以区分为国家活动的范围和国家权力的强度。[②] 因而，卫生领域国家需要干预的范围包括健康教育与健康促进、预防保健、治疗、康复。对国家卫生治理能力的大小还没有普遍公认的衡量标准，然而，根据时间的推移，我们可以进行自我比较。也就是说，强的国家卫生治理能力突出表现在提高健康水平和配置、增强符合人民正当健康愿望的体制的责任以及确保公平的卫生财政投入等三个方面。[③] 一是，强的国家能够促进良好的健康的改善。一方面是个体健康状况的改革。这里的良好健康水平的衡量，不是依据传统的预期寿命的提高，而是通过衡量健康期望寿命和疾病负担的减轻。另一方面健康状况的改善主要是要减少群体健康状况的分布不公平，重点是要改善贫困群体的健康状况。二是，强的国家能增强反应性，卫生服务体系满足公众期望的程度。反应性是指对机构以及机构间的关系的设计，是根据个体的普遍合理要求和对这一要求做出适宜反应的结果（非健康的结果）。反应性的衡量包括两个部分，既包括尊重个人尊严、隐私、自主权等，也包括及时关注、基本设施的质量、服务提供者的选择等以服务对象为中心的服务提供。三是，强的国家能够确保卫生筹资的公正性，包括筹资的公正性、大病风险保护两个方面。公平筹资是指在每个家庭对卫生服务体系的筹资贡献率相同的状况下，这个卫生服务体系的筹资可视为是公正的；大病风险保护是指保护每一个体不会因为卫生费用的支出而带来经济上的风险。如果家庭可支配资金用来支付高额大病费用，这种筹资系统则是不公平的。公正合理的筹资是根据支付能力分散每个家庭因支付卫生费用而面临的风险，一个强的国家应该能够保护全体国民，包括贫困者；而不至于使一些家庭因支付医疗费用而陷入贫困之中。

国家能力可以定义为执行正式目标的能力，特别是当遇到强大的社会

---

① Xiulan Zhang, Gerald Bloom, Xiaoxin Xu, "Advancing the Application of Systems Thinking in Health: Managing Rural China Health System Development in Complex and Dynamic Contexts," *Health Research Policy and Systems*, 2014, 12（44）: 1 - 9.

② 刘亚平：《走向监管国家：以食品安全为例》，中央编译出版社，2011。

③ WHO, UNAIDS, "The World Health Report 2000. Health Systems: Improving Performance," Geneva, 2000.

群体阻挠或者面临不利、突发的社会经济处境时。① 福山认为，包括疾病预防、小学教育等在内公共服务领域的事务量大且绩效标准模糊，很难为公共医疗、公共教育等建立一套问责机制。② 这是全世界各国都感到非常头疼的领域。福山也就如何提高这个领域的国家治理能力给出了几个思路，但没有深入卫生领域。目前，世界上还没有一个完美的卫生治理模式。因为无论医疗科学技术怎么发达，人类都不可能长生不老，医疗服务供给永远只会处在短缺状态。保罗·J. 费尔德斯坦（Paul J. Feldstein）认为"当今世界各国的医疗服务需求以及医疗费用都在持续攀升。在卫生保健领域，各国都面临两大难题。一是经济效率问题，即应当怎样把医疗服务产业、保险公司、医生和医院更有效地组织起来，把经济激励机制和政府宏观调控更加有机地结合起来，进一步提高效率。第二个是再分配问题，即应该为低收入人群提供多少医疗补助，如何对这部分弱势群体提供补助，补助资金又如何筹集？"③ 也就是说，尽管各国政治社会制度不同，经济发展水平差异也很大，但卫生体系发展面临的许多问题却是相似的，改革也相应呈现出一些共同的特征和规律。健康是人类永恒的追求，发展卫生事业是各国政府提高公众健康素质的必然选择。如何分配有限的卫生资源，实际上就是一个社会如何决定"谁该生存"的价值观问题，涉及一个社会如何看待公平，如何看待生命。④ 在这样一个宏大的命题中，政府自然是最重要的、决定性的决策者。如何合理、公平、公正分配与有效利用有限的卫生资源，关系到一个国家或地区公众的健康公平以及卫生资源利用效率，直接体现了国家卫生治理能力。李玲认为，卫生制度是现代国家制度的重要组成部分，卫生也是最能体现国家治理能力的领域，良好

① Theda Skocpol，"Bringing the State Back in：Strategies for Analysis in Current Research," In Peter Evans，Dietrich Rueschemeyer & Theda Skocpol（eds.），*Bringing the State Back*，Cambridge：Cambridge University Press，1985.
② 弗朗西斯·福山：《国家构建：21世纪的国家治理与世界秩序》，黄胜强等译，中国社会科学出版社，2007。
③ 保罗·J. 费尔德斯坦：《卫生保健经济学》（第四版），费朝晖、李卫平、王梅等译，经济科学出版社，1998。
④ 莫家豪、岳经纶、黄耿华：《社会变迁中的社会政策：理论、实证与比较反思》，社会科学文献出版社，2013。

的卫生制度被公认为国家的软实力象征。[①] 正如伦敦奥运会开幕式上的国家健康服务体系（National Health System，NHS）表演环节被认为是英国国家形象的代表，是国家软实力的象征。决策者们需要从经济学、社会学、政治学、管理学等多角度出发，将有关理论、卫生资源性质以及区域实际有效结合起来进行分析研究，才能有效解决卫生服务提供的公平性与效率问题。

卫生体系为保护生命和干预生命改善与有此需要的人们之间提供了很重要的联系。如果缺少了国家卫生治理能力，这种联系也同样会削弱，甚至消失。那什么是卫生治理的能力的呢？卫生治理的能力可以理解为，国家通过政策干预实现卫生治理中间目标和最终目标的程度。在最近二三十年以来，强化监管已经成为现代国家如何治理和引导其经济和社会的重要而显著的特征。有研究比较了荷兰社团医疗保险制度、英国高度集中的国家健康服务体系和意大利联邦区域性国家健康服务体系体系发现，在过去 20 年中，世界各国确实存在卫生体系监管状况日益增加的趋势。[②] 虽然计划经济国家过去也与公共产权（如医院）、规划（数量和容量规划）和集中管理（如固定价格和预算）密切相关，但新的监管国家与此不同，更主要是依赖政策工具实现其目标。因此，卫生体系改革由政府主导是不错的选项，对卫生政策和制度格局进行变革的持续性过程，通过改革卫生服务体系的管理、服务提供、筹资和资源配置等，改善卫生服务的效率、公平、质量和可持续性。公共卫生和基本卫生服务公平可及、较高的成本效益、良好的患者感受和满意度都直接反映了各国在卫生领域的国家治理能力。因而，卫生政策的决策者们需要考虑许多复杂的问题、探索解决方法并做出明智的选择。

卫生治理体系更多强调卫生治理结构层面，它是一个国家卫生治理进程中逐步形成的多层次、多因素、多关系有机结合而成的系统框架。卫生

---

① 李玲：《求解公立医院改革》，《中国医院院长》2014 年第 22 期。

② Jan-Kees Helderman, Gwyn Bevan, George France, "The Rise of the Regulatory State in Health Care: A Comparative Analysis of the Netherlands, England and Italy," *Health Economics, Policy and Law*, 2012, 7: 103 – 124.

治理能力的提升需要卫生治理体系的不断优化。[①] 比如，基本公共卫生服务均等化的实施必须依赖有效的卫生服务供给体系和治理体系。只有政府、市场与社会自身的变革以及三者之间整合、协同与互动，并形成系统完备、科学规范、运行有效的制度体系[②]，才能形成国家卫生治理能力的现代化，进而实现基本公共卫生服务的均等化。William P. Maoran 从治理主体的角度将各国的卫生治理模式分为政府主导型、社团主导型和市场主导型，分别以英国、德国和美国为代表。[③] 有新加坡学者通过回顾中国卫生筹资、服务提供、药品保障和公共卫生方面的监管举措，证明了提升卫生治理体系的能力和激励措施有利于卫生治理的政策执行。特别是一些新的体制安排对于提升卫生治理体系的能力和激励措施尤其重要。[④] 因而，卫生治理需要一整套的政治、法律和组织结构，通过与健康相关的多部门间的协调运作，来解决健康状况不佳的现状。[⑤]

三 卫生治理能力的获得途径——卫生政策试验

纵观中国历史，健康一直被视为是一种个人责任，而非个人权利。这些年来，中国"看病难"、"看病贵"问题本质上是支出责任缺失和治理的危机，也说明中国现有的卫生治理体系的低效率和国家卫生治理能力亟须提升。可以说，卫生体系改革反映出的不仅是卫生服务体系的问题，而且是整个国家卫生治理体系和治理能力的问题。[⑥] 健康需要已成为中国社

---

① 李蔚：《十三五时期中国医疗卫生领域面临的问题及其治理》，《甘肃社会科学》2015 年第 6 期。

② 胡宁生：《国家治理现代化：政府、市场和社会新型协同互动》，《南京社会科学》2014年第 1 期；莫家豪、岳经纶、黄耿华：《社会变迁中的社会政策：理论、实证与比较反思》，社会科学文献出版社，2013。

③ Judy Allsop, Mulcahy Luke, *Regulating medical work: Formal and informal controls*, Berkshire: Open University Press, 1996.

④ Jiwei Qian, *Rise of the Regulatory State in the Chinese Health-care System*, New Jersey: World Scientific, 2017.

⑤ David McQueen, et al., *Intersectoral Governance for Health in All Policies: Structures, Actions and Experiences*, Copenhagen: WHO Regional Office for Europe/European Observatory on Health Systems and Policies, 2012.

⑥ 张墨宁：《医改是对国家治理能力的考验——专访北京大学国家发展研究院教授李玲》，《南风窗》2015 年第 7 期。

会最主要的社会需要，成为最主要社会矛盾，成为最易引发社会不满、敌对情绪和社会冲突的导火线，也是最容易得民心和提高政治权威的领域。① 为此，卫生体系改革已成为中国国家治理体系创新的聚集热点命题。出现尴尬的"看病难"、"看病贵"的局面是因为我们并不了解现代国家卫生治理体系，对"政府该干什么"、"怎么干"认识不清，能力不足。② 也就是说，要花好公共财政这些钱，增进人民的健康福祉，国家迫切需要提高卫生治理能力，以确保资源的合理、高效地利用。改革的关键点也就在于促进卫生领域逐步形成一个政府、市场、社会各司其职，而且还能够互相合作的多元卫生治理模式。如何平衡各利益相关方的不同诉求，如何通过制度创新来解决卫生领域的制度"碎片化"和治理"碎片化"问题，建立现代卫生治理体系和提升卫生治理能力，突破利益固化藩篱，化解卫生领域中的矛盾与问题，已成为学界和政府关注的焦点。③

中国政府决策者一直善于利用各种形式的试点进行学习和获取必要的经验和教训，进而调整政策目标和政策工具以回应不断变化的社会制度环境，从而形成高适应"中国模式"。④ 事实上，世界各国的卫生筹资模式、支付方式和卫生服务提供者方面的经验已经得到了学者们充分的总结和理论化，基本的理论模式和政策方案是非常明确的。后发国家的市场发育与扩张主要依赖政府强制性制度变迁与诱导性制度变迁，通过这些制度创新来逐步完善卫生服务中的公共物品和准公共物品供给体系。⑤ 中国的医改可以借鉴吸收这些经验或者理论模式，而不用另辟蹊径。这相当于做一道选择题，由于答案已经给定，从而大大减少了改革和探索的风险。如筹资

---

① 刘继同、吴明：《卫生政策的"国策"地位与卫生政治学的独特视角》，《中国医院管理》2006 年第 9 期。

② 张墨宁：《医改是对国家治理能力的考验——专访北京大学国家发展研究院教授李玲》，《南风窗》2015 年第 7 期。

③ 世界银行集团、世界卫生组织、财政部、国家卫生和计划生育委员会、人力资源和社会保障部：《深化中国医药卫生体制改革——建设基于价值的优质服务提供体系》，北京，2016。

④ 王绍光：《学习机制与适应能力：中国农村合作医疗体制变迁的启示》，《中国社会科学》2008 年第 6 期。

⑤ Sherman Folland，Allen C. Goodman，Miron Stano：《卫生经济学》，海闻、王健、于保荣译，中国人民大学出版社，2010。

模式，萧庆伦认为存在六种基本的筹资来源：政府预算、社会保险、商业保险、储蓄账户、社区保险和个人自付。经过几十年的政策选择，尤其是农村医疗保险的探索，社会医疗保险成为主流的卫生筹资模式。

医疗、医保、医药三大领域改革步调不一，会使卫生体系的建设陷入相互脱节、错位甚至冲突的复杂局面。[1] 在各个子治理体系基本上完成方案选择的基础上，中国的"看病难"、"看病贵"却依旧噩梦萦绕。卫生总费用上涨一直没人管，也没有部门、没人愿意且有能力去管。新医改之前全国卫生总费用只有 1.2 万亿元，据李玲团队当时做的模拟仿真测算，政府财政投 6000 亿元就能解决免费医疗，8 年来已经投了 6 万多亿元，却离免费医疗越来越远。[2] 政府的大量投入没有实实在在转化为公众的福利。[3] 尽管政府努力扩大了基本医疗保险，但从某种程度上讲这个钱都被医疗、医药给吞噬了。地方政府在落实医改政策方面，往往聚焦于医保提标、取消药品加成、医院发展等"浅水区"的运行机制改革，对于行政管理、治理结构等"深水区"的体制改革相对滞后。在公立医院改革试点内容上，中央层面本应在药品招采机制、医保体制整合和保障水平确定、医务人员薪酬待遇、绩效考评体系和核心指标开发等方面有所作为。但事实上，这些年来，中央政府对上述问题一直未能提出有效的解决办法。[4] 这是否也说明了整个国家卫生治理体系有问题？中国卫生治理是"一体多中心或一元多点化"模式，卫生治理模式处于多重结构转型阶段等时代特征。[5] 每每中国两会，总能听到学界、医疗界与企业界代表们多个版本截然不同的批评。这些众多杂乱的声音难免会扰乱视听，但这也说明了，中国卫生治理能力不强是不争的事实。[6] 要打造全面小康社会，发展卫生事业，提升人民福祉，中国迫切需要不断提升卫生治理能力。

---

① 郑功成：《找准三医联动着力点》，《人民日报》2015 年 8 月 24 日第 14 版。

② 健康报评论员：《用治理能力助推健康中国》，《健康报》2015 年 3 月 11 日。

③ 李玲：《医改和国家治理现代化》，《中国机构改革和管理》2014 年第 12 期。

④ 应亚珍：《公立医院改革现里程碑意义》，《中国卫生》2015 年第 6 期。

⑤ 刘继同、左芙蓉：《中国卫生政策法规历史、类型、特征与卫生治理模式战略转型》，《东岳论丛》2011 年第 10 期。

⑥ 江宇：《中国医改要防止"颠覆性错误"》，《医院领导决策参考》2015 年第 6 期；俞卫：《我的期待：体制与治理都要创新》，《中国卫生》2017 年第 2 期。

政策选择主要是依靠各部门、各地各自摸索，这是探索式试点的需要和必然。但如果长时间维持这种分散摸索，既不利于试点政策措施的有效落实，久而久之容易形成路径依赖。只注重某一领域的改革，就必然加剧其他领域的失衡，使社会的发展凸显木桶效应。[①] 随着医改的不断深入，"碎片化"、分散式的改革已较难再现奇效了。医疗、医保、医药三个方面的关联性、互动性、系统性明显增强，仅仅单项推动，很容易造成改革"孤岛"或"洼地"，甚至出现"拆东墙补西墙"、"先行先试，先试先死"现象，影响整个改革全局性成效。比如，如果医保支付制度改革推进缓慢，医疗供给侧就没有改革的动力。而一味地通过行政手段去压低药价，势必影响到医疗技术水平的提升。这意味着"零打碎敲"、"修修补补"的方式已经远远不能满足改革的需求了，需要的是由整体上的推进、实质上的变革，重新凝聚改革共识。务必使各项改革举措在政策上相互配合、在操作中相互促进、在成效上相得益彰。为此，还是需要继续厘清政府与市场的责任关系，明确政府与市场仍然是协同演进的关系，而不是政府替代市场或市场替代政府的演进逻辑。[②] 继续推进卫生体系改革依赖于在逻辑上系统化的理论体系重建。整合是治理的基础，治理促进整合。[③]这就需要明确协同治理主体，进行有效的治理体系整合。打破单项分头推进的政策选择方式，整合医疗保障体系、政策体系、管理体制和运行机制，提升社会功能的一致性、公共政策的协同性和行政管理效能。[④] 这与党的十八届三中全会明确提出全面深化改革必须更加注重改革的系统性、整体性、协同性是高度一致的。卫生政策试验更需要强调总体设计、间接指导与自发探索之间的相互补充和配合，推动医疗、医保、医药联动改革。中共十九大报告提出："实施健康中国战略。要完善国民健康政策，为人民群众提供全方位全周期健康服务；深化医药卫生体制改革，全面建立中国特色基本医疗卫生制度、医疗保障制度和优质高效的医疗卫生服务

---

① 周望：《"政策试验"解析：基本类型、理论框架与研究展望》，《中国特色社会主义研究》2011 年第 2 期。

② 张宇：《政府与市场的协同关系及其实现路径研究》，《求实》2013 年第 8 期。

③ 杨燕绥、胡乃军、赵欣彤：《以城乡居民医保整合为起点构建综合治理机制》，《中国医疗保险》2016 年第 4 期。

④ 岳经纶：《社会政策与社会中国》，社会科学文献出版社，2014。

体系，健全现代医院管理制度；全面取消以药养医，健全药品供应保障制度。"这进一步彰显中国卫生治理体系改革的升级、深化，从一个部门到多个部门；从政府重视，到党的统筹；从以前单纯关注治疗疾病，未来则变成关注保持健康。

政府干预方式可包括产权安排、微观管制、筹资付费、公共生产、宏观调控、转移支付（或再分配）等六种形式。从政府的影响力和干预力来讲，医保领域属于政府政策直接调整范围，最容易受政府干预；公立医院占主体提供了优越的组织基础，医疗领域次之；而医药领域由市场主体的企业组成，市场规则运作明显，政府干预最弱、自主性最强。因此，可以从整治医药领域入手。可通过推广各地先行的试点经验来实现卫生治理能力的提升。① 三明也正是在政府主导下按照这个思路进行试点的。其实质就是在政府－社会关系中重新划分卫生服务和健康照顾等责任，转变现存的卫生资源分配价值及其格局，并最终实现扩大卫生服务范围和提高卫生治理能力。从国际比较经验看，在卫生体系改革中，简政放权很容易实现，但是提升卫生治理能力则做得很少、很难达到。为此，新一轮公立医院改革强调政府要履行办医职责，加大投入的同时，做好监管。三明试点强化政府对公立医院的监管责任，特别是对医务人员行为方式的监管，对医院进行财务核算监督、结余分配监督和运行情况的审计监督。不过，很多改革者可能忘了"大棒"和"胡萝卜"应该是要兼顾的。很多其他地区推不动试点，反对声音此起彼伏，就是医务人员认为在改革过程中对其要求越来越苛刻，但是待遇却没有提高。没能"堵小道"，"开正门"。一些地方改革只是取消了15%药品加成或者只调整了医疗服务价格，并没有建立与之相适应的新的医生薪酬制度。当然，医院和医生也适应改革的进程，应该看到改革难免会触动自己原有的既定利益，新的利益来源将与患者利益和政府利益绑在一起。为此，设计合理的医生激励机制是公立医院改革的核心② 三明试点在这方面进行了不少探索。比如，大幅提高医

① 世界银行集团、世界卫生组织、财政部、国家卫生和计划生育委员会、人力资源和社会保障部：《深化中国医药卫生体制改革——建设基于价值的优质服务提供体系》，北京，2016。
② Winnie Chi Man Yip, William Hsiao, Wen Chen, et al., "Early Appraisal of China's Huge and Complex Health-care Reforms," *The Lancet*, 2012, 379（9818）：833-842.

生的阳光收入，让医务人员的劳动获得应有的回报。尽管有少数中层干部和知名专家希望能获得更高的收入，但大部分普通医务和后勤人员支持薪酬制度改革。①

全面深化改革的核心目标是通过改变旧的国家治理体系，建构新的现代国家治理体系，迅速提高国家的治理能力。中国卫生政策法规框架与卫生治理模式具有诸多特有元素、结构、机制、体制和传统。西方发达国家的西医特色的卫生服务体系和卫生法律现代化体系，尤其是国家卫生治理模式并不能完全解释、适应中国现实状况。② 全面深化改革和反腐的大背景为中国卫生治理体系与国家卫生治理能力现代化提供了机遇与平台。治理体系重构是一项具有重要意义同时也蕴含高风险的活动。一方面它是提升国家卫生治理能力的一种重要、有效的手段；另一方面它又是一项需要支付较高成本，且具有较高技术含量的政策活动和过程。也正是基于上述考虑，多样化且差异巨大的中国仍然需要"摸着石头过河"的渐进性试点。因为试点可以为中央政府的政策推行提供更灵活的操作空间和合理性基础，也为下级政府提供试错、灵活性和揣摩的空间。③ 通过试点方式深化医改，进而用于提升国家治理能力的总目标，落实医改的大目标，协调各领域的分目标。④ 试点的成功与否，主要看国家的治理能力，能否合理使用各种政策工具，形成合理配置各种复杂且相互关联的激励机制。

按照政策试验的逻辑，中国在此轮公立医院综合改革中，又选择了三明等地方政府进行了大量治理体系整合试验探索。通过这些年的政策试验，三明市重建了公立医院运行体制和机制。从试点内容来看，三明试点主要围绕解决公立医院逐利机制等目标来探索改善公立医院治理结构和调整医生激励机制；从试点成效来看，在没有降低卫生服务供给效率和质量

① 沈汝发：《从"迷雾中"走到"阳光下"——为何这里的医生薪酬让人更有"获得感"》，新华网，2017 年 4 月 10 日，http://news.xinhuanet.com/politics/2017 - 04/10/c_1120783439.htm，最后访问时间：2017 年 11 月 9 日。
② 刘继同、左芙蓉：《中国卫生政策法规历史、类型、特征与卫生治理模式战略转型》，《东岳论丛》2011 年第 10 期。
③ 陈那波、蔡荣：《"试点"何以失败？——A 市生活垃圾"计量收费"政策试行过程研究》，《社会学研究》2017 年第 2 期。
④ 陈金甫：《浅议全民医保与国家治理》，《中国医疗保险》2014 年第 9 期。

的前提下，试点显著降低了卫生费用特别是药品费用，提高了卫生治理绩效和整体表现①，也没有出现"大锅饭"、"养懒人"等严重的负面效果。基于三明市的案例，福建省已经找到了将所有医疗保险整合为统一资金渠道的方法。②实践表明，相比于以前单一化的改革措施，多因素、多层面、综合协调的系统性改革更有利于提高地方卫生治理能力。整合资源和制度为推进和深化改革奠定基础。③相反的例子是前文所述的重庆新医改之所以失败，最大的教训莫过于改革的单兵突进，缺乏联动性。原本出发点是要破除"以药养医"、减少大型设备的检查费用等问题，缓解公众"看病贵"问题，结果却南辕北辙。设想一下，如果此政策是中央政府出台的，势必将会极大地负面影响国家和政府执政能力的形象。由于政策不公平、效果不均衡等一系列问题，可能会导致试点单位、地区或部门与非试点单位、地区或部门之间出现争执、摩擦、矛盾，甚至会给试点带来一定的风险。为此，2016年，国务院医改办开始大力推广三明试点经验，要求各个试点省份在省级层面上率先借鉴三明经验。在政府主导下，医保的三保合一、统筹层次提升，医疗的医联体建设等开始走向整合的路径。相应的，市场主导的医药领域受到前两者引导下的整合也开始显现。从市场占有率来看，2016年前100位药品批发企业主管业务收入占全国医药市场总规模的70.9%，比上一年提高2个百分点。其中前4位药品批发企业占37.4%，比上一年提高0.5个百分点。④促进医药生产流通企业的联合、兼并、重组，提高规模化、集约化水平，改变目前企业数量多、规模小，能力不强、水平低的状况。不过，卫生体系改革在很大程度上受政策和治理水平的制约，短时间内要在全国实行统一的模式可能有些难度。⑤

---

① Hongqiao Fu, Ling Li, Mingqiang Li, et al., "An Evaluation of Systemic Reforms of Public Hospitals: the Sanming Model in China," *Health Policy and Planning*, 2017, 32 (8): 1135–1145.

② 佟静:《世界银行:中国医改是场巨大变革，正在朝正确方向发展》，中国网，2017年9月5日，http://www.china.com.cn/fangtan/2017–09/05/content_41535020.htm，最后访问时间:2017年11月9日。

③ 《李玲教授在广州市城市公立医院综合改革专题讲座上的演讲》，广州，2017年1月3日。

④ 李志刚:《关于进一步深化医药卫生体制改革对医药流通企业未来发展影响的思考》，《中国市场》2017年第27期。

⑤ 俞卫:《公立医院改革:公益性、财政补偿和治理模式》，《中国卫生政策研究》2011年第7期。

一些地区的试点经验在全国不能复制推广，根源不在于试点经验不好，而是其他地方政府卫生治理能力不高，特别是对改革创新管理理念缺乏认同。① 而且，在国家层面上尚未进行卫生治理体系的重构、整合，试点经验是否可以提升到国家层面还有待观察，中央政府以一贯的试点思路在等待省级层面试点的治理效果。这也在一定程度上加深了一些地方、部门的犹豫，"三医"的联动性仍不强。但是因地制宜发展、探索并不等于没有共同目标和原则，那就是必须进行整合。

由于改革的深刻性、复杂性和艰巨性，卫生体系改革不是"昙花一现"，也不可能"一劳永逸"、"一了百了"，仍然只能是渐进改革，"摸石头过河"仍然非常具有生命力。② 卫生体系改革要充分考虑到中国的历史文化土壤及环境，由于国情不同，不能简单随便照搬国外经验。中国一直试图通过政策试验来建立一套卫生治理体系，也就是说通过试点的方式达到在医疗、医保、医药、"患者"，即卫生服务体系、卫生筹资与支付体系、药品供应体系以及公众有效干预，从而实现卫生治理目标，提高国家在卫生领域的治理能力。从试点内容的角度对哪些领域进行改革，还是从试点范围的角度在哪些地区进行改革，这对国家治理是重要的选择问题。从试点内容的角度来看，如果是顺序改革，可以依次逐个开展，先解决前一个问题再解决后一个问题，这样的内容试点改革比较容易成功；如果是系统性、关联性改革，即多项改革内容相互影响，甚至互为因果、互相制约，采取内容试点的方法只进行部分领域的改革，很可能未改革领域会将先期改革效应对冲掉。③ 也就是说，要能够在一定的时间窗口形成改革措施的闭环，这就是三明试点能够给予的最具参考意义的"经验"之一。④ 而同期进行的很多其他地方公立医院改革，要么仅仅取消了加成，没有调整医疗服务价格，要么调整了医疗服务价格，医保报销没有跟上，要么没有改变医生薪酬制度。又或者降低了药品价格后的红利，没有及时

---

① 俞卫：《我的期待：体制与治理都要创新》，《中国卫生》2017年第2期。

② 徐晓波：《政策试验：顶层设计阶段的考量》，《湖北社会科学》2015年第2期。

③ 陈秋霖：《医改避免出现"改革洼地"》，《中国卫生》2017年第10期。

④ 张潘、陶红兵、孙杨：《我国公立医院医生薪酬制度改革的逻辑分析——以福建省三明市为例》，《中国卫生政策研究》2017年第6期。

给医生和患者，等等。这些没有及时形成闭环的改革，导致了改革的失败。从试点范围的角度来看，试点地区改革中利益的调整是否帕累托改进和改革要素是否可流动，对于改革能否成功影响很大。对于非帕累托改进改革，在要素流动性强的情况下，可能出现利益受损的改革要素用脚投票，产生"改革洼地"现象，使试点成效受损，导致对改革成效和方向的误判。[1] 这些年社会领域的明星试点，比如高州、神木都在经济不发达地区，要素流动性不大，却也往往没能推广开来。更不要说经济发达地区的要素流动性大，更加难以复制。"这恐怕也是福建省内的福州、厦门等经济发达地区对于三明试点曾经嗤之以鼻的原因之一"。[2] 这也是网传三明市高素质医生流失的一个主要猜想来源。对于帕累托改进改革，试点的成功率相对较高，如果要素的流动性较弱，则其复制性也较强；反之则其复制性可能较差。要达到帕累托改进的改革少之又少，难度大。当然，任何改革都需要看清其所处的历史阶段和发展方向，重大改革更须如此。十八大以来，中国政府正在全面推进深化改革的历史时期。政府内部的主动诉求和政府外部的被动压力都触发和推动了卫生政策试验，但仍以被动的社会压力作为激励机制居多。正是由于有这样大的历史背景，卫生政策试验才得以进行。否则，再强势的政策企业家、再完美的试点方案，也会被历史风吹雨打去。卫生政策试验涉及公民与政府关系的调整，其实质就是试图在国家－社会关系中重新划分卫生服务和健康照顾等责任[3]，转变现存的卫生资源分配价值及其格局，并最终实施国家扩大健康服务范围和提高卫生治理能力。中国卫生体系改革是提升卫生治理能力和走向卫生治理体系现代化必须迈过去的槛。迈不过去，卫生治理能力和卫生治理体系现代化就会成为无源之水、无本之木。通过这种遵循渐进性推进模式的卫生实践，可以解决卫生领域的制度"碎片化"和治理"碎片化"问题，可以突破利益固化藩篱，破除药品流通体制机制弊端，化解卫生领域中的矛盾与问题，进而从提高健康水平和配置、增强符合人民正当健康愿望的体制的责任以及确保公平的卫生财政投入三个方面体现强的

---

① 陈秋霖：《医改避免出现"改革洼地"》，《中国卫生》2017 年第 10 期。

② 来源于访谈资料。

③ 岳经纶：《中国的社会保障建设：回顾与前瞻》，东方出版中心，2009。

卫生治理能力，在健康领域推动"社会中国"的形成①。实现卫生治理要注意推进决策科学化、民主化，广泛听取意见，寻求最大公约数，汇聚改革发展的正能量。② 2016年中国政府提出了新时期卫生与健康工作方针"将健康融入所有政策"。由于"健康的决定因素是多维度的，卫生服务只占10%左右"③，为"将健康融入所有政策"的政策提供了很强的科学依据。也正印证了居于主导地位的政府各个部门都要从上到下协同合作，以横向整合的思路，以系统治理的方向致力于解决复杂的卫生问题。2017年，中国政府开始从国家层面强推多种形式的医联体建设试点，试图突破大医院和小医院分裂提供服务低效率的格局，整合区域内卫生资源。而这种纵向整合，并不是强调政府的强制性干预，不能行政主导地"包办婚姻"、"拉郎配"。这需要各级政府把一些重要的决策权让渡出来，但又要创造事权人权财权结合起来的机制，引导各级各类医疗机构"自由恋爱"，这也包括医疗机构和其他健康相关的所有机构，比如和养老机构的医养结合，形成利益共同体。比如，以深圳罗湖医院集团、安徽省天长市等④为代表的"医疗＋医保""横向整合"改革，

---

① 岳经纶：《社会政策与社会中国》，社会科学文献出版社，2014。

② 健康报评论员：《用治理能力助推健康中国》，《健康报》2015年3月11日。

③ M. Marmot, S. Friel, R. Bel. l, et al., "Closing the Gap in a Generation: Health Equity Through Action on the Social Determinants of Health," *The Lancet*, 2009, 372 (9650): 1661–1669.

④ 2015年8月，深圳市罗湖区整合5家区属医院和35家社康中心成立唯一法人的罗湖医院集团。通过建立医保基金"总额管理、结余奖励"机制，改变医保支付激励导向，打造医疗、医保、居民目标一致的"利益共同体"；通过引入打破行政层级的管理模式，构建政府、医院、社会、患者责权利清晰的"责任共同体"；通过做强社区康复中心，做实家庭医生签约服务，打造覆盖健康促进、疾病预防、治疗、康复和临终关怀等服务的"健康共同体"；秉承以"治病为中心"向以"健康为中心"转变的服务理念，努力探索使"重预防、少生病、少住院、少花费、看好病"成为政府、医院与居民共同利益追求的卫生服务新模式。安徽省天长市建立了"以县级医院为笼统，上联三甲，下联乡村"的医共体模式，牵头医院对医共体内人、财、物统一管理，医保对医共体实行按人头总额预付，变"医疗收入"为"医疗成本"，倒逼医疗机构主动控费。

北京儿童医院自2013年开始组建跨省医院集团，通过集团成员间专家、临床、科研、教学、管理、预防6个共享，建设远程会诊中心，并向下延伸组建地方儿科联盟，以2015年为例，该院门诊量较2014年下降20万人次。2017年1月12日，国务院医改办主任王贺胜在全国医改研讨班上明确指出：在城市，主要推广深圳市罗湖区医院集团等紧密型医联体形式；在县域，主要推广安徽省天长市等医疗共同体模式；跨省域，主要组建北京儿童医院等专科联盟；在边远贫困地区，大力发展远程医疗协助网。

加上医疗联合体的医疗"纵向整合"（医联体内的上下级医疗机构联动，如上下转诊）＋医保"纵向整合"（医联体内部的医保统筹，如打包付费）有机结合后，整合的效果将更为明显。这就某种程度上实现了健康的"包产到户"，将患者这个"户"的"长期"整体健康状况承包给医疗集团，由其负责，从而实现责权利捆绑。这些年来，中国的卫生治理体系一直缺少专门为公众健康负责的专业机构，没有机构愿意具体承担健康的"包产到户"的职责。中国政府也正是通过体制机制改革、政治制度优势克服强势利益集团的重重阻碍，强力推行前期的卫生政策试验经验，努力实现构建有效卫生治理体系，实现长期卫生治理目标。

国务院医改专家咨询委员会委员、北京大学吴明认为："尽管如今关于医改的争论与质疑声仍未平息，不过许多学者认为，目前决策层对于医改的方向和路径已有定论，无须再争论，关键在于落实。"[1] 李玲认为，公立医院改革试点的运行机制实际上是一条具有中国特色的社会领域改革操作路径。[2] 这些年的经验和教训，证明了采用"选择＋整合"机制的卫生政策试验对于提升卫生治理能力具有一定的可行性和有效性。这种模式不仅适用于医改，也可为其他社会领域的改革带来有益启示。同样，一直密切跟踪中国医改的哈佛大学叶志敏教授也认为，中国医改目前正在沿着正确的轨道前进。[3] 中国卫生体系改革是复杂而有活力的。对于其他追求全民健康保障的国家来说，中国的改革目标和系统战略具有是示范性的。[4] 国际期刊《柳叶刀》刊发的 2015 年医疗服务可及性及质量（Healthcare Access and Quality Index）全球排名显示，中国医疗质量指数为 74，而 1990 年此指数仅为 49.5，进步幅度位居全球第三。当然，在

---

[1] 陈霄：《新医改的"八年抗战"》，《法治周末》2016 年 11 月 23 日。

[2] 新华社记者：《三年磨一剑—剑舞三年——新医改制度设计凸显"中国特色"》，《人民日报》2012 年 8 月 9 日第 22 版。

[3] 叶志敏：《中国医改评述：供给侧改革是关键》，健康界网站，2017 年 2 月 27 日，http：//www.cn-healthcare.com/article/20170114/content–488839.html，最后访问时间：2017 年 11 月 9 日。

[4] Winnie Chi Man Yip, William Hsiao, Wen Chen, et al., "Early Appraisal of China's Huge and Complex Health-care Reforms," *The Lancet*, 2012, 379 (9818): 833–842.

195 个国家中，中国还仅排第 82 名，处于中流水平。[①] 在"云深不知处"的卫生体系改革路上，中国决策者还要持续不断地试点。比如，体系整合不能停留在医保、医疗、医药之间的政策联动，更需要内在的利益联动。必须建立"三医"之间新的正向利益联系，促动各方自发构建起结构合理的卫生治理体系。[②] 不断地吸收过去尝试的试点经验，不断地汲取过去积累的试点教训，继续参照借鉴西方先进做法进行政策选择，更需要推动治理体系整合，形成新的系统化的政策设计。而当改革进行到一时期后，还要用法治的思维和办法来确保卫生政策执行，使卫生治理真正在法制的轨道上前行。这样的话，就能从体系设计上、从体制机制上、从单个医院到整个卫生体系进行全面的调整、融合，真正实现需求侧、供给侧结构性改革的目标，建立现代化卫生治理体系，提升卫生治理能力，促进实现"健康中国"，更好地满足民众美好生活的健康需求。

第三节　结论与政策建议

一　基本结论

1. 政策试验理论也适用于卫生领域

卫生政策试验的内涵是丰富多彩的，涵盖卫生政策的价值理念、目标、政策工具及其设定，乃至政府的卫生政策制定过程。这是一个不断试错的过程，也是个连续、渐进的政策学习过程。卫生政策试验有其必须遵循的逻辑和规律。一方面，卫生政策试验具有方向性和阶段性；另一方面，卫生政策试验具有相对明确的目标和路径。只有上下联动的政策途径才能生成全国推广的卫生政策。在卫生政策试验的各个政策行动者中，政府及其官员充当着发起者和推动者的中心角色，社会各团体、个人同样不

---

① R. M. Barber, N. Fullman, R. J. D. Sorensen, et. al., "Healthcare Access and Quality Index Based on Mortality from Causes Amenable to Personal Health Care in 195 Countries and Territories, 1990 – 2015: A Novel Analysis from the Global Burden of Disease Study 2015," *The Lancet*, 2017, 390 (10091): 231 – 266.

② 李红梅：《整合医保，牵起医改"牛鼻子"》，《人民日报》2017 年 11 月 1 日第 5 版。

可或缺地参与了试验过程。

卫生政策试验要遵循两大政策取向。其一，要整体设计，统筹规划。提高制度的整体性和整合能力，防止制度"碎片化"。特别是应进一步改革和完善费用分担机制。"钱"是非常有效的政策试验工具。在新常态下，持续的增量（政府财政投入）不大可能的背景下，减少存量的浪费（注重节约的医保基金），也可以有效地推动政策试验。其二，要立足现实，正视差距。在统一框架和法律规范下，又要给地方政府实施政策试验以一定的弹性和空间，以便充分发挥其创新能力。要努力创造条件实现顶层制度供给和地方实际需求有效匹配。

同时，由于缺乏有效的政治、经济激励机制，卫生政策试验又是一项有成本的活动、其收益具有滞后效应甚至较难以衡量，还有既得利益集团的反对和路径依赖等阻碍因素影响，卫生政策试验取得成果的推广应具有一定的强制性，中央政府应在制度设计上强化法律效力。对于好的经验做法要及时依靠制度固化政策试验的经验，以克服试点政策的持续性较弱、"人离政息"的现象，避免长时间持续处于试点状态。卫生政策领域各级政府中的政策行动者、致力于卫生事业改革的政策企业家、由政策问题与各级政策行动者交织而成的特定的政策情景，以及权力集中而财政分散的单一制政体等因素，可以构成分析卫生政策扩散的府际关系视角。中国政府正在通过体制优势、政治优势克服强势利益集团的重重阻碍，强力推进既定卫生政策试验。对于卫生政策试验的效果评估，不仅仅要关注其平均效应，还要考虑同样的政策对于不同的利益相关方、个体可能产生不同的效应，要保证政策相关各方的利益诉求在政策设计中得到充分的表达，并从"集体效应"的角度对试验效果进行评估。

2. 政策试验是提升卫生治理能力的有效途径

近年来，中国一直未能有效缓解"看病难"、"看病贵"的问题，证明了国家卫生治理体系和卫生治理能力出了问题。[①] 中国卫生体系改革是提升卫生治理能力和走向卫生治理体系现代化必须迈过去的槛。鉴于卫生

---

① 《李玲教授在广州市城市公立医院综合改革专题讲座上的演讲》，广州，2017 年 1 月 3 日。

体系多产出、多目标的情况，中国一直试图通过政策试验来建立一套卫生治理体系，也就是说通过试验的方式达到在医疗、医保、医药、患者等各个主体间的有效治理状态。

改革开放以来的卫生政策试验经验和教训说明，这是一个不断"试错"的过程，也是个连续、渐进的政策学习过程。决策者针对公立医院综合改革的重点难点问题，通过地方试点形式的实践探索路径，对药品供应、医疗保险、医疗服务提供等内容干预范围不断进行试验，积累经验，逐步扩大，以重点突破带动全局。利用后发国家制度优势，中国充分借鉴吸收世界各国卫生治理的先进经验或者理论，而不是另辟蹊径、盲目瞎闯。由于预设的答案已经给定，大大减少了改革和探索的风险。不过，问题是"纸上谈兵"出来的政策，执行中效果却可能是"淮南为橘，淮北为枳"。特别是中国幅员广阔，地区差异大，卫生体系需要在不同的时间点选择性地吸收，而不是简单地混合几种方案，进而调整政策目标和政策工具以回应不断变化的社会环境，从而形成高适应性、高灵活性的中国体制。同时，由于卫生领域的社会性日趋凸显，改革的协同性、系统性要求增高，卫生体系改革涉及多方利益相关者的博弈，卫生体制存在的问题无法仅仅通过卫生系统自身改革加以解决。由于相当多民众对美好生活的健康需求尚未得到满足，更大程度地满足民众对美好生活的健康需求应该是国家卫生治理的重点领域，也是现代化国家卫生治理体系的目标指向和根本归宿。新一轮的公立医院综合改革试点过程，特别是三明的经验则告诉我们：仅仅依靠政策选择是不够的，还需要有体系整合才能生成全国推广、复制的卫生政策。这种体系整合的难度比先前的政策选择要来得复杂，难度高。整合是治理的基础，治理促进整合。① 在资源、技术等增加有限的情况下，三明市注意具体试验政策措施的先后顺序，通过腾空间、调结构、保衔接的"三医联动"，调整利益格局和价值重塑，克服制度环境制约，促进各方利益主体联动，协调了医疗、医保和医药等各方主体之间的关系。特别是整合、赋权医保履行医疗保障制度重要主体和载体，发

---

① 杨燕绥、胡乃军、赵欣彤：《以城乡居民医保整合为起点构建综合治理机制》，《中国医疗保险》2016 年第 4 期。

挥着保障患者、收集医药信息的重要作用，实现了和患者合理"共谋"，充分利用信息化手段消除医疗信息不对称弊端，促使医疗提高服务供给水平和质量，迫使医药净化空间、降低用药成本，有效化解"看病难"、"看病贵"难题，也可以弥补落后地区政府财政投入不足的困境。从短期成效看，三明试点起码短时间内"实现了政府、医院、医生与患者的互利共赢"，治理目标、治理绩效都凸显其成效。实践证明，体系整合可以实现筹资方和服务提供方的契约内部化，降低了契约不完全的程度，有利于激励相容，降低交易成本。为此，中国政府正在通过体制优势、政治优势克服强势利益集团的重重阻碍，通过遵循渐进性推进模式的卫生实践，解决卫生领域的制度"碎片化"和治理"碎片化"问题，突破利益固化藩篱，破除卫生领域的体制机制弊端，化解矛盾与问题，进而提升国家卫生治理能力。当然，要注意的是，当国家治理能力强大到一定程度时，国家往往会通过制度设计重塑社会和个体。如果国家对社会和个体采取简单化的处理方式，就会抹杀和掩盖社会和个体的复杂性。① 中央政府卫生决策往往要顾及治理者的处境，不能忽视治理对象的诉求，不能忽视公众的多样化需要，不能忽视各地的治理能力水平差异和实际情况，切勿"一刀切"。

二　政策建议

一是，切实树立卫生治理的理念。要切实解决卫生（健康）含义的广泛性与行政体制分割性之间的矛盾，就必须树立卫生治理的理念。卫生治理理念的树立，可以促进各部门的共同行动，把健康价值融入各项经济社会政策，从而推动卫生资源的合理配置、卫生总费用支出的控制、建立起卫生管理权力和责任对等的机制，进而实现健康战略目标。中国具有社会主义国家的制度优势，应当在卫生治理理念下将卫生相关领域的管理职能进行相应的整合，建立起有效的联动工作机制。这需要卫生领域各个主体在人民健康利益至上的原则下进行平等对话，协商议价和协同合作。权力、责任和利益在政府、医疗、医药、医保和社会公众之间的合理分配和

---

① 彭勃：《民主也是一种有效的国家治理工具》，《探索与争鸣》2015 年第 6 期。

相互间的钩嵌关系将最终决定卫生治理的效果。卫生治理并不是政府包办，其精髓在于让政府充当协调者，将社会、市场与个人整合起来，通过政策和制度安排形成合力，以真正实现"病有所医"，实现满足美好生活健康需要的愿景。

二是，改革和完善公共费用分担机制。要解决人民群众日益增长、不断升级和个性化的对美好生活需要和不平衡不充分的卫生发展的主要矛盾，需要推进健康中国的建设，需要强化中央政府和省级政府的社会政策责任。[①] 社保体制是在社会分层不可避免的情况下保持社会的和谐稳定和融合的一种制度安排。正因为政府对民众健康服务的可得性起到了决定性的作用，需要重新改革划分卫生领域中央与地方政府共同财政事权和支出责任。强化中央政府以及省级政府对地方政府的一般性转移支付，均等化各级政府财力，履行政府的健康责任。要花好财政的钱，增进人民健康福祉，迫切需要新的卫生治理模式，提升国家卫生治理能力，以确保资源的合理、高效使用。通过社会化（主要是政府干预）的方式为社会中的个体和群体，特别是弱势群体，或者说某个时刻面临健康风险的人提供生存保障，使其免受健康风险的威胁。增加卫生财政投入占公共财政支出的比例及人均卫生财政投入经费；探索建立更为合理的卫生财政绩效考核机制，使财政经费投入到迫切需要改善的地区、设施和人力资源方面，使卫生财政经费产生的健康效益最大化。转变现存的卫生资源分配价值及其格局，进行个人需要与国家供给结构的升级，提升人民生活质量和社会福利水平，并最终实现扩大政府卫生服务范围和提高政策制定能力的目标。同时，要加强政府财政投入的基本医疗保险基金有效合理使用的考核评价，避免采取简单、粗暴"限额控制"的方式来确保基金安全。改革目前卫生财政投入按人员编制、床位数核定的方法。比如，政府可以采取对公立医院的基本医疗卫生服务补助与人员编制"脱钩"，与基本医疗卫生服务的数量、质量、群众满意度等挂钩。

三是，完善卫生政策的决策模式。创造各类主体参与卫生政策制定途

---

① 岳经纶：《社会政策与社会中国》，社会科学文献出版社，2014。

径和提升公众政策参与能力。政府、医生、病人和药企等利益主体在新制度的框架下追求自己的利益。中共十九大报告进一步提升健康在国家治理的地位与意义，即"人民健康是民族昌盛和国家富强的重要标志"。这就要求整个制度体系都向着有利于人民健康的方向聚焦，重新把健康权与卫生事业变成为各方利益主体都享有并为之改善而共同奋斗的事业，确保公众共享卫生领域改革成果。相应就要调整改革中国官员的任期制和政绩考核体系。改变卫生政策主要是服务于经济的思维，建立卫生政策创新鼓励机制，引导将政策资源投向体现为长远效果的卫生政策。切实打破官员部门化，可以通过加强卫生领域政府官员跨条块跨领域交流使用，以便尽快实现"将健康融入所有政策"的目标。卫生政策创新实际上是提供对全社会有益的公共产品，但卫生政策试验中"搭便车"现象很明显。目前的"双轨制"具有强大的体制惯性，尤其是卫生体系改革触动很多既得利益，使仅仅靠地方政策企业家很难进行长期、有效的改革。要允许他们在改革中出于公心的"犯错"、"试错"。只有真正愿意冒风险推动卫生政策创新的政府官员越来越多，才能打破卫生政策试验的"惰性"。因而，尤其要更加注重大量选拔对下负责并有能力负责的卫生领域官员，才能更加贴近社情民意，取得公众的支持，提高政府威望和公信力。新常态下，卫生体系改革只有快速扩展、提升国家治理能力，才能建设公平、正义的秩序，才能解决人民日益增长的美好生活的健康服务需要和不平衡不充分的发展之间的矛盾。同时，根据各国既往经验，提高健康服务的效率不仅仅需要政府部门努力，它更需要社会及广泛的大众参与。需要重点围绕基本健康知识和概念、健康生活方式与行为、基本技能等方面着力提高国民健康素养。引导公众树立正确的生死观、疾病观和良好的医学伦理观，通过健康消费减少疾病发生，提升全民健康水平。

四是，强化横向和纵向整合作用机制。要切实解决健康需要的快速增长与健康服务供给不足之间的矛盾，各政府部门要切实把健康融入所有政策。中共十九大报告再次明确了大健康观的核心要义，即"为人民群众提供全方位全周期健康服务"，使之上升到国家战略高度。这不仅要求转变医学模式，实施社会大卫生，把健康列入社会目标，引导预防医学向社会医学、社区预防和社会健康的方向发展，还包括生活环境、食品安全的健康。公共政策决策者和管理者应该采取更积极主动的手段，使整个社会特别是拥有信息优势的卫生服务提供者对社会变迁所产生的健康风险有更多的理解和共识。突出行政管理体制改革，整合政府办医职责，整合全要素管理。在重点强化医疗、医保干预的基础上，受市场明显影响的医药自动适应前两者，形成三者的有效整合。通过医疗保险制度向健康保障制度转变，引导医疗机构的纵向整合。实施并扩大新的卫生服务提供模式，构建利益共同体。医院应从过去追求规模速度型的粗放发展模式向质量效益型的集约发展模式转变。通过正式的上下协作的安排、服务和信息共享、患者在就医过程中的积极参与等，基层医疗机构与二、三级医院实现服务一体化，构建协同、整合型卫生服务提供体系。打破"双轨制"、"多轨制"。不仅要把城镇职工、异地务工人员、未成年人、城乡居民等各类群体的医保政策整合在一个制度框架内，更要提升医保统筹层次，尽早实现全国统筹，再进行制度整合，构建全国统一的国民健康保险制度，提供均等化保障。[①] 比如，在"横向整合"上，福建省医保委将原先分散在多个部门的医疗保障服务相关管理职能进行梳理和归拢，将医药、"价格"、医保（药品采购、医疗服务价格管制、医保基金管理）三项要素职能有机组合成一个新机体的经验值得借鉴。上海、深圳等地设立了公立医院管理中心，使其代表政府统一履行举办公立医院的职责，并合理界定政府作为出资人的举办监督职责和公立医院的自主运营管理权限。在"纵向整合"上，各地正在探索医共体、医疗集团、专科联盟、远程医疗协助网等多种形式的医疗联合体建设。事实上，无论是英国的国家型医疗制度，还是美国的市场型医疗制度，都普遍采用医疗服务和医疗保障合二为一的统一管理模式，这有利于更好地使用有限的卫生资源，减少管理摩擦和管理成本，降低各要素之间的信息成本，提高卫生服务效率、效能。在深圳罗湖医院集团、安徽省天长市等为代表的地方试点将医疗、医保"横向整合"改革的基础上，进一步与以医疗联合体形式的"纵向整合"有机结合后，卫生治理效果将更为明显。特别是随着老龄化快速发展，老年人的卫生服务需求和生活照料需求叠加趋势更加显著。医疗服务以疾病、生

---

① 申曙光：《全民基本医疗保险制度整合的理论思考与路径构想》，《学海》2014 年第 1 期。

命为代价，降低生命价值和社会福祉；健康服务则服务于健康生活，因此促进生命价值和社会福利。① 为此，更要转变观念，实行以健康为中心，而不是以治病为中心，可采取健康的"包产到户"的方式。另外，信息化是个有效、可行、简便的整合途径。② 统筹、整合医疗、医药、医保信息，实现互联互通，为政府公共决策提供支撑，及时发布监测与预警信息。在规制和市场化工具之外，还可使用志愿性工具引导公立医院向社会公布费率和临床效果等关键信息。③ 信息披露机制可以缓解信息不对称，鼓励公立医院不断提高服务水准，并降低费用。

五是，构建现代化国家卫生治理体系，提升国家卫生治理能力，降低政策试验的风险和成本，提升政策对象的医改"获得感"。政府可以通过技术和制度创新更好地满足民众对美好生活的健康需求。对既得利益分而治之，建立利益超脱、权力大、超越部门局限性的政策设计和推进改革的有效治理机制，打破部门藩篱。"碎片化"的改革难有规模和整体效益。鉴于中国存在巨大的地区差异，还需要针对不同地区制定和实施有所差别卫生政策。同时，公共政策和公共管理应该采取更积极主动的手段，使整个社会，特别是拥有信息优势的医疗卫生服务提供者对社会变迁所产生的健康风险有更多的理解和共识。应积极扶持和培育健康领域的非营利社会组织，强化公众健康意识。充分发挥互联网、自主创新等领域已经达到或接近世界先进水平的优势，推动现代化的卫生治理体系的构建。从战略意义角度而言，卫生体系改革是全面改革的重要组成部分，但并不意味着所有的子体系改革都在同一个时间段展开，它们往往环环相扣、互为因果，要有整套的步骤、时间表和路线图。卫生体系改革是个长期的系统工程，任何短期内过高、过多的目标设定不仅不能达到预期效果，而且还会挫伤改革者和改革对象的积极性，欲速不达。在顶层频繁出台政策措施的同时，要特别关注政策执行问题。要确立打"持久战"的战略思维，明确

---

① 刘国恩：《经济增长与国家医改——关于"中国梦"的实质》，《卫生经济研究》2014 年第 1 期。

② Jia Hu, Elisa Mossialos, "Pharmaceutical Pricing and Reimbursement in China: When the Whole is Less than the Sum of its Parts," *Health Policy*, 2016 (5): 519 – 534.

③ 和经纬：《"医改"的政策学习与政策工具——中国公立医院改革与新加坡经验》，《东南学术》2010 年第 3 期。

每个历史时期、每个阶段的改革优先顺序和战略突破目标，采用"小步快跑"形式。

六是，以立法形式明确各治理主体的责任。要切实解决体制机制的创新滞后与卫生事业持续发展之间的矛盾，应以立法的形式明确各治理主体的责任。中国卫生体系改革路径探索属于试点先导的政策推动型改革，法律制度的支撑保障尚未进入决策日程。当改革进行到一定时期后，实践证明行之有效的改革经验和措施需要及时上升为法律。要运用法治的思维和手段来确保卫生政策的有效执行，实现立法和改革决策相衔接，使卫生治理真正在法制的轨道上前行。以立法的形式明确政府、社会以及个人在健康维护上的责任，实现制度的法律化和法律的制度化。在政府方面，要明确政府投入到哪些方面、到哪些领域，以及保障到什么程度。要建立稳定的财政投入保障机制，同时明确不同层级政府间规范的责任分担与资金筹集机制。医保机构需要转变为主动的健康服务购买者，发挥战略购买者的职能。医务人员是"健康中国"的脊梁，应该给予他们应有的尊重和价值。要彻底解决卫生资源不均衡不充分的问题最终只能依靠供给侧结构性的改革，而供给侧结构性改革的关键又是经济利益的结构性调整，不能脱离经济因素的空谈改革。在社会方面，要从健康影响因素的广泛性、社会性、整体性出发，激发全社会共同承担健康责任。在个人方面，要确保"每个人都是自己健康的第一责任人"。健康是国家和社会的财富，更是个人的福祉。

三 存在不足及下一步研究方向

公共政策的研究既是挑战，又会遭受挫折。不仅公共政策的制定过程而且其结果均可能不符合人们的期望。[①] 本书由于是将公立医院改革试点的案例研究成果扩展到卫生政策领域，可能还只是一个框架性的分析，从理论研究上，还缺乏系统、深入、全面的论证，其理论深度也有待进一步的探讨、研究。特别是区区一本书不可能对卫生政策试验和卫生治理内容

---

① Daniel Bromley, *Economic Interests and Institution: The Conceptual Foundations of Public Policy*, Oxford: Blackwell, 1989.

进行全面的评价、梳理，不可能完全剖析、准确把握两者之间的关系，解决所有问题，这样的目标显然太过宏大，显得不切实际。由于本书从事这项研究的时期正是中国卫生领域发生着快速变化的时期，因此结论应该是开放的。作者希望本书不被视为一个或多或少失败的预测。本书的目标不是对未来进行理论分析，而是提出一种分析当代变化或者有益处的视角。本书能做的只是撷取一角，以公立医院综合改革试点为突破口，对两者之间的一些问题进行剖析，提出自己的理解和建议。同时，本书通过个案来总结分析卫生领域的政策试验，但难免会以偏概全，因为并不是说所有的卫生政策试验均会完全复制这一机制，仅仅是投砖引玉的功能。另外，尽管本书重点在于分析整个卫生政策过程，难免对涉及的具体试点卫生政策的评析未必精准。对于多产出、多目标卫生治理目标的效果评估尚没有统一的标准，要进行全面试验效果评估有一定难度。而政策试验的效果又往往是阶段性、短期性的，是否具有可持续性，能否真实体现长期的治理效果，还需要时间进一步观察。目前，虽然"市场派"和"政府派"学者似乎对三明试点的争议已经减少了不少[1]，但仍然纷争不断。为此，三明试点的成效也需要持续跟踪。这一理论能否广泛适用于复杂的其他社会领域现实问题，还需要进一步检验。

另外，定性研究的局限性也是显而易见的。首先，定性研究对研究者个人素质的要求高，定性研究的目的是寻求复杂性、解释性理解并提出新问题，在研究设计的时候研究内容多比较宽泛，需要研究者在研究过程中反复归纳、积累，这不是一般的研究人员所能迅速掌握和达到的；其次，定性研究的主观性也的确存在，定性研究的结果多以描述为主，研究者个人的思考及理解贯穿其中，研究者的理论储备、归纳技能、同感能力乃至责任心都是影响结果效度的影响因素；最后，案例研究具有很强的归纳性，定性研究的主观性描述性的结论缺乏客观的评价标准，少数的专家、

---

① 2017年11月13日，"市场派"学者朱恒鹏在《财经》杂志发表《中国社科院经济研究所副所长：三明医改做对了什么？》一文。文章中，作者除了含蓄地坚持自己一贯的观点外，在文章开头开宗明义地表达："不到两年，三明药改便取得如此成就，如何称赞都不为过"，并强调三明的成功是由于在保持党的统一领导下，"分灶吃饭、分级管理"和部委分行业（业务）管理体制的优势所造成的。

学者主观性的评价很难令大多数人信服，同时不利于同行之间的比较和检验。而且，案例研究的结果往往容易被反例所驳斥。这需要进一步的研究进行检验。这为今后的研究提供了研究的空间。就作者目前所处于的学术生涯阶段而言，相关专业知识和各种研究工具的使用都还有些许欠缺、不足，在总结、提炼论点方面也存在一定的不足，再加上时间、精力等其他因素的限制，上述问题都是后续的研究中应该注意克服的地方。今后，还可以考虑在结合府际关系视角分析三明试点、通过多案例研究分析政策试验提升卫生治理水平的深层次原因等方面做进一步深入研究、分析，同时还需要用更长的时间来观察地方治理效果和政策扩散结果。

附录 2012～2016 年三明市出台的主要医改政策文件目录

《中共三明市委、三明市人民政府关于进一步深化医药卫生体制改革工作的意见》（明委发〔2015〕3 号），2015 年 3 月 19 日；

《三明市人民政府关于努力降低医疗成本提高"三险"资金运行使用效益的专题会议纪要》（明政文〔2012〕11 号），2012 年 3 月 1 日；

《三明市人民政府关于加强公立医疗机构建设的意见》（明政文〔2012〕70 号），2012 年 4 月 16 日；

《三明市人民政府关于县级以上医院实施药品零差率销售改革的通知》（明政文〔2013〕22 号），2013 年 1 月 30 日；

《三明市人民政府批转市卫生局等部门关于实行公立医院院长年薪制和医生（技师、临床医生）年薪制的通知》（明政文〔2013〕23 号），2013 年 1 月 31 日；

《三明市人民政府关于将三明市增补为国家联系指导的公立医院改革试点城市的请示》（明政文〔2013〕55 号），2013 年 3 月 16 日；

《三明市人民政府批转市卫生局等单位〈关于三明市住院患者单病种付费工作实施方案（试行）〉的通知》（明政文〔2013〕67 号），2013 年 3 月 26 日；

《三明市人民政府批转市公务员局等部门关于核定试行年薪制公立医院工资总额有关事项的通知》（明政文〔2013〕80 号），2013 年 4 月 7 日；

《三明市人民政府关于印发 2013 年新型农村合作医疗市级统筹管理实施方案的通知》（明政文〔2013〕82 号），2013 年 4 月 8 日；

《三明市人民政府关于研究市医疗保障基金管理中心机构建设专题会议的纪要》（专题会议纪要〔2013〕42 号），2013 年 5 月 17 日；

《三明市人民政府关于进一步深化公立医疗机构药品采购改革专题会议的纪要》（〔2013〕53 号），2013 年 6 月 15 日；

《三明市人民政府关于市医改工作协调小组第一次成员单位会议的纪要》（〔2013〕102 号），2013 年 10 月 16 日；

《三明市人民政府关于扶持和促进中医药事业发展的实施意见》（明政文〔2013〕255 号），2013 年 12 月 6 日；

《三明市人民政府关于深化基层医疗卫生机构第二轮改革的通知》（明政文〔2014〕110 号），2014 年 5 月 20 日；

《三明市人民政府关于印发〈三明市医药产业升级发展规划（2016—2020）〉的通知》（明政〔2015〕17 号），2015 年 10 月 29 日；

《中共三明市委办公室、三明市人民政府办公室关于成立公立医院管理委员会的通知》（明委办〔2016〕3 号），2016 年 1 月 21 日；

《三明市人民政府办公室转发市发展改革委等单位〈关于进一步完善城乡居民大病保险工作实施方案〉的通知》（明政办〔2013〕7 号），2013 年 1 月 7 日；

《三明市人民政府办公室关于印发〈公立医院管理委员会工作规程〉的通知》（明政办〔2016〕30 号），2016 年 4 月 18 日；

《三明市人民政府办公室关于印发〈三明市"十三五"卫生计生事业发展专项规划〉的通知》（明政办〔2016〕136 号），2016 年 11 月 16 日；

《三明市深化医药卫生体制改革领导小组关于进一步深化公立医疗机构药品采购改革的意见》（明医改组〔2013〕9 号），2013 年 6 月 15 日；

《三明市深化医药卫生体制改革领导小组关于恳请将三明市第一医院等 4 家市直属公立医院增补为国家联系指导的城市公立医院综合改革试点医院的请示》（明医改组〔2013〕11 号），2013 年 9 月 29 日；

《三明市深化医药卫生体制改革领导小组关于恳请将永安市立医院等 18 家县（市）直属公立医院增补为国家联系指导的县级公立医院综合改

革试点医院的请示》（明医改组〔2013〕12号），2013年9月29日；

《三明市深化医药卫生体制改革领导小组关于兑现2013年度医院院长年薪和医生（技师、临床药师）年薪的通知》（明医改组〔2014〕1号），2014年1月27日；

《三明市深化医药卫生体制改革领导小组关于修订三明市公立医院院长年薪制考核办法及指标的通知》（明医改组〔2014〕2号），2014年1月27日；

《三明市深化医药卫生体制改革领导小组关于建立治理医药购销领域商业贿赂院长负责制的通知》（明医改组〔2014〕3号），2014年3月1日；

《三明市深化医药卫生体制改革领导小组关于印发三明市城乡居民基本医疗保险2014年统筹管理实施方案的通知》（明医改组〔2014〕5号），2014年3月27日；

《三明市深化医药卫生体制改革领导小组关于建立分级诊疗和双向转诊制度的意见》（明医改组〔2014〕6号），2014年4月8日；

《三明市深化医药卫生体制改革领导小组关于三明市医疗保障基金管理中心承办城乡居民基本医疗保险大病补充补偿的通知》（明医改组〔2014〕7号），2014年4月16日；

《三明市深化医药卫生体制改革领导小组关于进一步完善城镇职工基本医疗保险住院医疗费用结算工作的通知》（明医改组〔2014〕8号），2014年5月19日；

《三明市深化医药卫生体制改革领导小组关于开展全市公立医院专项审计调查的通知》（明医改组〔2014〕9号），2014年5月21日；

《三明市深化医药卫生体制改革领导小组关于调整县级以上公立医院部分医疗服务项目价格的通知》（明医改组〔2014〕10号），2014年5月23日；

《三明市深化医药卫生体制改革领导小组关于开展择日住院试点工作的通知》（明医改组〔2014〕14号），2014年5月28日；

《三明市深化医药卫生体制改革领导小组关于确定青纸医院等医保定点医疗机构住院医疗费用2014年度结算限额标准的通知》（明医改组

〔2014〕15 号），2014 年 5 月 28 日；

《三明市深化医药卫生体制改革领导小组关于印发〈三明市城镇职工基本医疗保险定点零售药店管理试行办法〉的通知》（明医改组〔2014〕12 号），2014 年 5 月 28 日；

《三明市深化医药卫生体制改革领导小组关于印发〈三明市基本医疗保障定点医疗机构管理试行办法〉的通知》（明医改组〔2014〕13 号），2014 年 5 月 28 日；

《三明市深化医药卫生体制改革领导小组关于做好全市县级以上公立医院药品统一配送结算工作的通知》（明医改组〔2014〕11 号），2014 年 5 月 28 日；

《三明市深化医药卫生体制改革领导小组关于调整 2014 年度三明市公立医院院长年薪制考核指标的通知》（明医改组〔2014〕16 号），2014 年 7 月 21 日；

《三明市深化医药卫生体制改革领导小组转发市财政局等部门关于调整公立医院工资计提比例等规范医院财务管理的通知》（明医改组〔2014〕17 号），2014 年 9 月 15 日；

《三明市深化医药卫生体制改革领导小组关于印发三明市 2014 年深化公立医院综合改革实施方案的通知》（明医改组〔2014〕18 号），2014 年 10 月 13 日；

《三明市深化医药卫生体制改革领导小组关于进一步规范社区卫生服务机构管理的通知》（明医改组〔2014〕19 号），2014 年 10 月 20 日；

《三明市深化医药卫生体制改革领导小组关于兑现 2014 年度院长年薪和医生（技师、临床药师）年薪的通知》（明医改组〔2015〕1 号），2015 年 2 月 9 日；

《三明市深化医药卫生体制改革领导小组关于促进中医药事业发展的通知》（明医改组〔2015〕2 号），2015 年 2 月 12 日；

《三明市深化医药卫生体制改革领导小组关于进一步规范医务人员诊疗行为的通知》（明医改组〔2015〕4 号），2015 年 3 月 16 日；

《三明市深化医药卫生体制改革领导小组关于进一步完善三明市住院患者单病种付费工作的通知》（明医改组〔2015〕3 号），2015 年 3 月

17 日；

《三明市深化医药卫生体制改革领导小组关于进一步加强医疗机构药事管理工作的通知》（明医改组〔2015〕5 号），2015 年 3 月 25 日；

《三明市深化医药卫生体制改革领导小组关于基层医疗卫生机构第二轮改革督查情况的通报》（明医改组〔2015〕8 号），2015 年 3 月 26 日；

《三明市深化医药卫生体制改革领导小组关于印发 2015 年三明市公立医院院长年薪制考核办法及指标的通知》（明医改组〔2015〕7 号），2015 年 3 月 27 日；

《三明市深化医药卫生体制改革领导小组关于调整二级以下定点医疗机构 2015 年度住院医疗费用次均限额标准的通知》（明医改组〔2015〕10 号），2015 年 4 月 13 日；

《三明市深化医药卫生体制改革领导小组关于印发三明市城乡居民基本医疗保险 2015 年统筹管理实施方案的通知》（明医改组〔2015〕9 号），2015 年 4 月 13 日；

《三明市深化医药卫生体制改革领导小组关于开展三明市临床合理用药专项巡查工作的通知》（明医改组〔2015〕11 号），2015 年 4 月 16 日；

《三明市深化医药卫生体制改革领导小组关于加强社区卫生服务机构建设做好医养结合和分级诊疗工作的通知》（明医改组〔2015〕12 号），2015 年 5 月 15 日；

《三明市深化医药卫生体制改革领导小组关于调整县级以上公立医院部分医疗服务项目价格的通知》（明医改组〔2015〕13 号），2015 年 5 月 15 日；

《三明市深化医药卫生体制改革领导小组关于开展首届"最美医务工作者"评选活动的通知》（明医改组〔2015〕14 号），2015 年 7 月 13 日；

《三明市深化医药卫生体制改革领导小组关于进一步完善公立医院薪酬制度的通知》（明医改组〔2015〕16 号），2015 年 8 月 13 日；

《三明市深化医药卫生体制改革领导小组关于进一步调整普通门诊诊查费的通知》（明医改组〔2015〕17 号），2015 年 8 月 21 日；

《三明市深化医药卫生体制改革领导小组关于开展公立医疗机构医用耗材（试剂）联合限价采购的通知》（明医改组〔2015〕19 号），2015

年 8 月 24 日；

《三明市深化医药卫生体制改革领导小组关于开展公立医院院长任期年度述职的通知》（明医改组〔2015〕20 号），2015 年 8 月 27 日；

《三明市深化医药卫生体制改革领导小组关于三明市基本医疗保险大病患者实行第三次精准补偿的通知》（明医改组〔2015〕15 号），2015 年 8 月 3 日；

《三明市深化医药卫生体制改革领导小组关于将三明市社区医养结合卫生服务站普通门诊诊查费纳入医疗保险基金支付范围的通知》（明医改组〔2015〕21 号），2015 年 10 月 10 日；

《三明市深化医药卫生体制改革领导小组关于 2016 年度城乡居民基本医疗保险参保缴费工作的通知》（明医改组〔2015〕22 号），2015 年 10 月 14 日；

《三明市深化医药卫生体制改革领导小组关于调整理顺基层医疗卫生机构医疗服务价格的通知》（明医改组〔2015〕23 号），2015 年 11 月 6 日；

《三明市深化医药卫生体制改革领导小组关于成立世界银行卫生贷款项目办公室的通知》（明医改组〔2015〕24 号），2015 年 11 月 12 日；

《三明市深化医药卫生体制改革领导小组、中共三明市委宣传部、中共三明市委精神文明建设办公室、三明市人力资源和社会保障局、三明市卫生和计划生育委员会关于表彰首届"最美医务工作者"的决定》（明医改组〔2015〕25 号），2015 年 12 月 17 日；

《三明市深化医药卫生体制改革领导小组关于乡镇卫生院在行政村设立卫生所的通知》（明医改组〔2015〕31 号），2015 年 12 月 26 日；

《三明市深化医药卫生体制改革领导小组关于兑现 2015 年度公立医院院长年薪和全员目标年薪的通知》（明医改组〔2016〕1 号），2016 年 2 月 2 日；

《三明市深化医药卫生体制改革领导小组关于调整三明市城镇职工基本医疗保险待遇的通知》（明医改组〔2016〕2 号），2016 年 2 月 25 日；

《三明市深化医药卫生体制改革领导小组关于印发三明市城乡居民基本医疗保险 2016 年统筹管理实施方案的通知》（明医改组〔2016〕3

号），2016 年 2 月 25 日；

《三明市深化医药卫生体制改革领导小组关于将乡镇卫生院在行政村设立的卫生所纳入医保定点机构管理的通知》（明医改组〔2016〕6 号），2016 年 3 月 14 日；

《三明市深化医药卫生体制改革领导小组关于印发社区医养结合卫生服务站和乡镇卫生院在行政村设立的卫生所医疗服务价格的通知》（明医改组〔2016〕7 号），2016 年 3 月 15 日；

《三明市深化医药卫生体制改革领导小组关于在县级以上公立医院设立医保服务站的通知》（明医改组〔2016〕5 号），2016 年 3 月 3 日；

《三明市深化医药卫生体制改革领导小组批转市财政局等部门〈关于推进乡村医养服务一体化有关工作的通知〉》（明医改组〔2016〕8 号），2016 年 4 月 8 日；

《三明市深化医药卫生体制改革领导小组关于调整我市城镇职工基本医疗保险门诊特殊病种医疗待遇的通知》（明医改组〔2016〕9 号），2016 年 4 月 11 日；

《三明市深化医药卫生体制改革领导小组关于调整中药饮片药事服务费和定点医疗机构精神专科住院限额标准的通知》（明医改组〔2016〕10 号），2016 年 4 月 11 日；

《三明市深化医药卫生体制改革领导小组关于在医养结合点和民营医疗机构实行药品零差率销售的通知》（明医改组〔2016〕11 号），2016 年 4 月 11 日；

《三明市深化医药卫生体制改革领导小组，三明市卫生和计划生育委员会，三明市医疗保障基金管理中心关于开展住院费用全部按病种付费工作的通知》（明医管〔2016〕27 号），2016 年 5 月 17 日；

《三明市深化医药卫生体制改革领导小组关于启用基本医疗保险在线监控审核系统的通知》（明医改组〔2016〕12 号），2016 年 5 月 27 日；

《三明市深化医药卫生体制改革领导小组关于在县级以上公立医院设立总会计师岗位的通知》（明医改组〔2016〕13 号），2016 年 5 月 27 日；

《三明市深化医药卫生体制改革领导小组关于印发三明市公立医院院长年薪制考核办法及指标的通知》（明医改组〔2016〕14 号），2016 年 6

月6日；

《三明市深化医药卫生体制改革领导小组关于开展公立医疗机构耗材（试剂）联合限价采购的通知》（明医改组〔2016〕15号），2016年6月7日；

《三明市深化医药卫生体制改革领导小组关于开展公立医疗机构医用耗材（试剂）联合限价采购的通知》（明医改组〔2016〕15号），2016年6月7日；

《三明市深化医药卫生体制改革领导小组关于成立三明市医疗保障管理局的请示》（明医改组〔2016〕16号），2016年7月9日；

《三明市深化医药卫生体制改革领导小组关于同意调整我市城镇职工医疗保险有关政策的批复》（明医改组〔2016〕18号），2016年7月15日；

《三明市深化医药卫生体制改革领导小组办公室关于中药费用实行全额报销的通知》（明医改办〔2013〕7号），2013年10月29日；

《三明市深化医药卫生体制改革领导小组办公室关于加强药品采购使用的通知》（明医改办〔2013〕8号），2013年12月6日；

《三明市深化医药卫生体制改革领导小组办公室、三明市医疗保障基金管理中心关于实行中药饮片限价采购的通知》（明医改办〔2014〕5号），2014年3月19日；

《三明市深化医药卫生体制改革领导小组办公室关于建立病人巡访制度的通知》（明医改办〔2014〕8号），2014年5月26日；

《三明市深化医药卫生体制改革领导小组办公室关于调整城乡居民基本医疗保险床位费支付项目和支付标准的通知》（明医改办〔2014〕15号），2014年11月14日；

《三明市深化医药卫生体制改革领导小组办公室关于开展三明市卫生工作年度考评及公立医院院长年度绩效考核的通知》（明医改办〔2015〕1号），2015年1月14日；

《三明市深化医药卫生体制改革领导小组办公室关于报送临床在用医用耗材和试剂目录的通知》（明医改办〔2015〕2号），2015年1月20日；

《三明市深化医药卫生体制改革领导小组办公室关于开展基层医疗卫生机构第二轮改革工作考核的通知》（明医改办〔2015〕4号），2015年1月26日；

《三明市深化医药卫生体制改革领导小组办公室关于同意将部分二类疫苗接种费用纳入我市城乡居民医保报销范畴的通知》（明医改办〔2015〕6号），2015年3月13日；

《三明市深化医药卫生体制改革领导小组办公室关于转发〈福建省深化医药卫生体制改革综合试点方案〉的通知》（明医改办〔2015〕8号），2015年3月6日；

《三明市深化医药卫生体制改革领导小组办公室关于开展2014年度基层医疗卫生机构第二轮改革工作考核的通知》（明医改办〔2015〕5号），2015年3月9日；

《三明市深化医药卫生体制改革领导小组办公室关于转发〈泰宁县医院开展不合理用药专项整治活动实施方案〉的通知》（明医改办〔2015〕9号），2015年4月30日；

《三明市深化医药卫生体制改革领导小组办公室关于召开全市深化医改工作专题会议的通知》（明医改办〔2015〕11号），2015年5月25日；

《三明市深化医药卫生体制改革领导小组办公室关于组织对全市22家县级以上医院进行专项审计的函》（明医改办〔2015〕12号），2015年6月5日；

《三明市深化医药卫生体制改革领导小组办公室关于报送临床在用医疗耗材采购数量的通知》（明医改办〔2015〕13号），2015年6月15日；

《三明市深化医药卫生体制改革领导小组办公室关于实行临床医生药品使用情况公示制度的通知》（明医改办〔2015〕15号），2015年6月29日；

《三明市深化医药卫生体制改革领导小组办公室关于转发〈将乐县医院合理用药实施方案〉的通知》（明医改办〔2015〕14号），2015年6月29日；

《三明市深化医药卫生体制改革领导小组办公室关于开展基层医疗卫生机构第二轮改革工作督查的通知》（明医改办〔2015〕19号），2015年8月21日；

《三明市深化医药卫生体制改革领导小组办公室，三明市医疗保障基金管理中心关于实施三明市基本医疗保险大病患者第三次精准补偿有关事项的通知》（明医改办〔2015〕20号），2015年8月28日；

《三明市深化医药卫生体制改革领导小组办公室关于召开全市深化医改工作专题会议的通知》（明医改办〔2015〕21号），2015年9月9日；

《三明市深化医药卫生体制改革领导小组办公室，三明市人力资源和社会保障局，三明市卫生和计划生育委员会，三明市财政局关于贯彻省医改办等部门转发国务院医改办等部门关于防范基本医疗保险基金运行风险工作方案的通知》（明医改办〔2015〕22号），2015年10月8日；

《三明市深化医药卫生体制改革领导小组办公室关于2015年前三季度基层医疗卫生机构第二轮改革督查情况的通报》（明医改办〔2015〕23号），2015年10月28日；

《三明市深化医药卫生体制改革领导小组办公室关于召开全市医疗器械追溯管理信息化工作会议的通知》（明医改办〔2015〕24号），2015年12月18日；

《三明市深化医药卫生体制改革领导小组办公室关于三明市公立医疗机构医用耗材（试剂）联合限价采购（第一批）集中议价的通知》（明医改办〔2016〕1号），2016年1月12日；

《三明市深化医药卫生体制改革领导小组办公室关于开展2015年三明市公立医院院长年薪制考核的通知》（明医改办〔2016〕2号），2016年1月14日；

《三明市深化医药卫生体制改革领导小组办公室关于开展三明市公立医疗机构医用耗材（试剂）联合限价采购（第一批）集中议价工作的通知》（明医改办〔2016〕4号），2016年1月27日；

《三明市深化医药卫生体制改革领导小组办公室，关于公布三明市公立医疗机构医用耗材（试剂）联合限价采购（第一批）入围品规的通知》（明医改办〔2016〕5号），2016年2月4日；

《三明市深化医药卫生体制改革领导小组办公室关于举办全市基层医疗卫生机构管理培训班的通知》（明医改办〔2016〕7号），2016年2月22日；

《三明市深化医药卫生体制改革领导小组办公室转发〈尤溪县关于乡镇卫生院在行政村设立卫生所的实施意见〉的通知》（明医改办〔2016〕8号），2016年3月14日；

《三明市深化医药卫生体制改革领导小组办公室关于上报乡镇卫生院在行政村设立卫生所（分院）和社区医养结合卫生服务站建设进展情况的通知》（明医改办〔2016〕10号），2016年3月21日；

《三明市深化医药卫生体制改革领导小组办公室关于报送2015年定点医疗机构中药饮片服务情况的通知》（明医改办〔2016〕11号），2016年4月1日；

《三明市深化医药卫生体制改革领导小组办公室关于召开全市医改工作推进会议的通知》（明医改办〔2016〕12号），2016年4月5日；

《三明市深化医药卫生体制改革领导小组办公室关于做好2015年骨科（创伤类）耗材相关信息及检验试剂专机专用设备数据采集工作的通知》（明医改办〔2016〕13号），2016年4月22日；

《三明市深化医药卫生体制改革领导小组办公室转发人社部国家发改委财政部国家卫生计生委〈关于做好进城落户农民参加基本医疗保险和关系转移接续工作的办法〉的通知》（明医改办〔2016〕14号），2016年5月4日；

《三明市深化医药卫生体制改革领导小组办公室转发〈福建省医改效果监测工作方案〉的通知》（明医改办〔2016〕15号），2016年5月5日；

《三明市深化医药卫生体制改革领导小组办公室关于报送公立医院年薪工分数的通知》（明医改办〔2016〕18号），2016年5月12日；

《三明市深化医药卫生体制改革领导小组办公室、三明市卫生和计划生育委员会、三明市医疗保障基金管理中心关于严格控制医疗总费用中个人自付比例的通知》（明医管〔2016〕29号），2016年5月18日；

《三明市深化医药卫生体制改革领导小组办公室、三明市卫生和计划生育委员会、三明市医疗保障基金管理中心关于严格控制医疗总费用中个人自付比例的通知》（明医管〔2016〕29号），2016年5月18日；

《三明市深化医药卫生体制改革领导小组办公室、三明市卫生和计划生育委员会、三明市财政局关于鼓励医疗机构积极开展药品耗材议价和相关账务处理的通知》（明医改办〔2016〕20号），2016年5月23日；

《三明市深化医药卫生体制改革领导小组办公室关于做好2015年骨科（关节类、脊柱类、关节镜类以及辅助耗材类）耗材相关信息数据采集工作的通知》（明医改办〔2016〕17号），2016年5月6日；

《三明市深化医药卫生体制改革领导小组办公室、三明市卫生和计划生育委员会、三明市医疗保障基金管理中心关于做好严格控制医疗总费用中个人自付比例的补充通知》（明医改办〔2016〕21号），2016年6月6日；

《三明市深化医药卫生体制改革领导小组办公室关于三明市2011年至2015年21家公立医院主要指标情况的通报》（明医改办〔2016〕22号），2016年6月7日；

《三明市深化医药卫生体制改革领导小组办公室关于调整公立医院院长年薪制考核及工资总额计算办法的通知》（明医改办〔2016〕23号），2016年6月9日；

《三明市深化医药卫生体制改革领导小组办公室、三明市医疗保障基金管理中心关于鼓励全市群众参加健康平安保险的通知》（明医改办〔2016〕24号），2016年6月12日；

《三明市深化医药卫生体制改革领导小组办公室关于印发〈三明市公立医院总会计师年薪考核办法（试行）〉的通知》（明医改办〔2016〕25号），2016年6月16日；

《三明市深化医药卫生体制改革领导小组办公室关于开展公立医疗机构医用耗材（试剂）联合限价采购的补充通知》（明医改办〔2016〕26号），2016年6月27日；

《三明市深化医药卫生体制改革领导小组办公室，三明市医疗保障基金管理中心关于提高城镇职工基本医疗保险门诊中药饮片报销比例的通知》（明医改办〔2016〕27号），2016年6月30日；

《三明市深化医药卫生体制改革领导小组办公室、三明市卫生和计划生育委员会关于加强中医临床联合查房会诊带教工作的通知》（明卫〔2016〕94号），2016年7月8日；

《三明市深化医药卫生体制改革领导小组办公室关于转发三明市中西医结合医院 2016 年全员目标年薪制工作质量考核细则的通知》（明医改办〔2016〕28 号），2016 年 7 月 8 日；

《三明市深化医药卫生体制改革领导小组办公室关于开展 2016 年上半年基层医疗卫生机构第二轮改革自查工作的通知》（明医改办〔2016〕29 号），2016 年 7 月 19 日；

《三明市深化医药卫生体制改革领导小组办公室关于转发〈尤溪县乡村医生养老保障实施意见〉的通知》（明医改办〔2016〕31 号），2016 年 8 月 8 日；

《三明市深化医药卫生体制改革领导小组办公室关于将信息化建设列入公立医院院长年薪制考核的补充通知》（明医改办〔2016〕32 号），2016 年 8 月 16 日；

《三明市深化医药卫生体制改革领导小组办公室关于三明市公立医疗机构医用耗材（试剂）联合限价采购（第二批）议价的通知》（明医改办〔2016〕33 号），2016 年 8 月 19 日；

《三明市深化医药卫生体制改革领导小组办公室关于召开药品耗材联合限价采购三明联盟联席会议的通知》（明医改办〔2016〕34 号），2016 年 9 月 5 日；

《三明市深化医药卫生体制改革领导小组办公室关于在泰宁召开药品耗材联合限价采购三明联盟联席会议的报告》（明医改办〔2016〕35 号），2016 年 9 月 6 日；

《三明市深化医药卫生体制改革领导小组办公室关于全市医保定点医疗机构药品（耗材）统一配送结算工作的通知》（明医改办〔2016〕37 号），2016 年 9 月 27 日；

《三明市药品集中采购工作领导小组关于印发〈第八标药品三明市第一批重点跟踪监控品规（厂家）目录〉的通知》（明药采〔2012〕1 号），2012 年 4 月 20 日；

《中共三明市委机构编制委员会关于成立三明市医疗保障管理局的批复》（明委编〔2016〕46 号），2016 年 7 月 10 日；

《中共三明市委机构编制委员会关于三明市医疗保障基金管理机构编

制和管理体制的批复》（明委编〔2013〕2 号），2013 年 6 月 21 日；

《中共三明市委组织部、三明市卫生局关于加强县级公立医院院长管理的通知》（明委组通〔2013〕16 号），2013 年 3 月 25 日；

《三明市卫生局、三明市财政局关于印发〈2012 年三明市新农合统筹补偿管理实施意见〉的通知》（明卫〔2012〕65 号），2012 年 4 月 5 日；

《三明市卫生局、三明市监察局、三明市财政局、三明市人力资源和社会保障局、三明市工商局、三明市食品药品监督管理局关于治理医药领域商业贿赂的通知》（明卫〔2012〕220 号），2012 年 9 月 16 日；

《三明市卫生局、三明市财政局、三明市人力资源和社会保障局关于公立医院改革有关政策的补充通知》（明卫〔2013〕106 号），2013 年 6 月 13 日；

《三明市卫生局、三明市财政局、三明市公务员局关于调整医生（技师、临床药师）年薪标准和发放年薪薪酬的通知》（明卫〔2013〕126 号），2013 年 7 月 16 日；

《三明市卫生局关于在三明市区域范围内新农合就诊执行限价药品目录的通知》（明卫函〔2013〕265 号），2013 年 9 月 26 日；

《三明市卫生局、三明市财政局、三明市人力资源和社会保障局关于进一步完善医保有关政策的通知》（明卫〔2013〕185 号），2013 年 11 月 6 日；

《三明市卫生局、三明市发展和改革委员会关于调整〈三明市医疗机构设置规划（2013—2015）〉的通知》（明卫〔2014〕111 号），2014 年 7 月 24 日；

《三明市卫生局关于加强医疗机构静脉输液管理的通知》（明卫〔2014〕136 号），2014 年 8 月 30 日；

《三明市卫生计生委、三明市财政局、三明市医改办关于进一步规范医疗设备采购的通知》（明卫〔2016〕32 号），2016 年 3 月 16 日；

《三明市卫生和计划生育委员会、三明市财政局、三明市深化医药卫生体制改革领导小组办公室转发省卫生计生委省财政厅省医改办关于做好2016 年新农合工作的通知》（明卫〔2016〕71 号），2016 年 5 月 24 日；

《三明市财政局、三明市卫生局关于实行县级以上公立医院实施药品零差率销售改革财政补偿的通知》（明财社〔2013〕20 号），2013 年 6 月 7 日；

《三明市财政局关于下达市属公立医院 2013 年实施药品零差率销售改革财政补偿资金的通知》（明财社〔2014〕1 号），2014 年 2 月 18 日；

《三明市人力资源和社会保障局、三明市财政局、三明市卫生局关于调整三明市城镇职工城镇居民基本医疗保险有关政策的通知》（明人社〔2012〕41 号），2012 年 4 月 6 日；

《三明市人力资源和社会保障局、三明市卫生局关于加强医疗保险定点医疗机构医生处方权管理工作的通知》（明人社〔2012〕42 号），2012 年 4 月 11 日；

《三明市人力资源和社会保障局、三明市卫生局关于全市实行城乡居民基本医疗保障一体化的通知》（明人社〔2013〕83 号），2013 年 5 月 17 日；

《三明市人力资源和社会保障局、三明市财政局、三明市卫生局关于调整城镇职工基本医疗保险医疗待遇的通知》（明人社〔2013〕30 号），2013 年 2 月 21 日；

《三明市公务员局、三明市财政局、三明市卫生局关于核定三明市第一医院等市属医院 2013 年度试行年薪制工资总额比率的通知》（明人发〔2013〕121 号），2013 年 4 月 15 日；

《三明市物价局、三明市卫计委关于核定一批新增和取消的医疗服务项目价格的通知》（明价〔2016〕42 号），2016 年 7 月 15 日；

《三明市医疗保险管理中心关于三明市城镇职工基本医疗保险实行统筹区内就医实时结算的通知》（明劳社医保〔2012〕17 号），2012 年 3 月 6 日；

《三明市医疗保险管理中心关于预拨三明市基本医疗保险医疗周转金的通知》（明劳社医保〔2012〕21 号），2012 年 4 月 27 日；

《三明市医疗保险管理中心关于调整三明市城镇职工转统筹区外和异地安置住院医疗待遇的通知》（明劳社医保〔2012〕20 号），2012 年 4 月 27 日；

《三明市医疗保险管理中心关于印发〈三明市基本医疗保险普通门诊统筹执行办法〉的通知》（明人社医保〔2012〕26 号），2012 年 5 月

23 日；

《三明市医疗保险管理中心关于三明市基本医疗保险普通门诊在定点医院门诊就医的补充通知》（明人社医保〔2012〕42 号），2012 年 8 月1 日；

《三明市医疗保险管理中心关于加强三明市基本医疗保险门诊就医管理的通知》（明人社医保〔2012〕83 号），2012 年 12 月 17 日；

《三明市医疗保险管理中心关于执行三明市城镇基本医疗保险医疗待遇调整的通知》（明人社医保〔2013〕16 号），2013 年 3 月 8 日；

《三明市医疗保障基金管理中心关于调整职工基本医疗保险个人账户在定点零售药店使用和管理有关问题的通知》（明医管〔2014〕4 号），2014 年 1 月 15 日；

《三明市医疗保障基金管理中心关于公布第一批住院进口药品限价结算的通知》（明医管〔2014〕59 号），2014 年 8 月 28 日；

《三明市医疗保障基金管理中心关于扣减医药配送企业履约保证金的通知》（明医管〔2015〕12 号），2015 年 3 月 18 日；

《三明市医疗保障基金管理中心关于免费为高血压、糖尿病和重性精神病患者提供基本药物的通知》（明医管〔2015〕25 号），2015 年 5 月 29 日；

《三明市医疗保障基金管理中心关于提高城镇职工基本医疗保险普通门诊报销比例的通知》（明医管〔2016〕43 号），2016 年 7 月 15 日。

后 记

本书是在我的博士论文的基础上修改而成的。

在博士论文的写作和修改过程中，我得到了众多师长和同仁在学业和生活上的关心和呵护。

道之所存，师之所存。首先，我要深深感谢导师岳经纶教授。因缘幸会先生，算来 7 载有余。没有先生的一再鼓励，我甚至没有勇气开启这段难忘的旅行，更不用说克服重重困难完成学业。先生是指路人，他以严谨的治学之道、宽厚仁慈的胸怀、积极乐观的生活态度，为我树立了一辈子学习的典范。特别感谢首届高级公共治理班的授课老师们——马骏教授、肖滨教授、陈天祥教授、郭小聪教授、庄文嘉副教授——的教诲、勉励与鞭策。那年腊月二十九，我和吴少龙副教授在三明调研的场景，至今记忆犹新。感谢中山大学申曙光教授、朱亚鹏教授、倪星教授、刘军强教授、陈那波教授、牛美丽教授、刘亚平教授、彭宅文博士和冯剑锋博士，暨南大学林毓铭教授，华南理工大学李文彬教授以及 3 位匿名评审专家等在论文开题、预答辩、外审和答辩期间给予的很多有价值的意见和建议。亦师亦友的郝元涛教授、叶林教授、彭浩然副教授、黄严博士、徐东博士，以及谭安奎教授、何艳玲教授、北京大学顾昕教授、厦门大学林忠宁教授、香港教育大学和经纬副教授、华南农业大学陈香君博士、重庆大学郭英慧博士等也给予了诸多修改建议和帮助。

同时，也要感谢 10 年前香港大学梁卓伟（Gabriel Leung）教授及 Janice M. Johnston 博士、哈佛大学 Ichiro Kawachi 教授、宾夕法尼亚大学 Sarah H. Kagan 教授等老师引领我步入卫生政策领域研究。感谢先后指导我的两位硕士生导师凌文华教授、香港大学林大庆（Taihing Lam）教授。感谢求学路上偶遇的"一面之师"哈佛大学萧庆伦（William Hsiao）教授、叶志敏（Winnie Yip）教授，约翰·霍普金斯大学石磊玉教授，国务院医改咨询专家北京大学李玲教授、清华大学钱庆文教授等老师的不吝赐教。浅学如我，竟能得到众多师长的呵护，真是幸何如之！

嘤其鸣矣，求其友声。由衷感谢伟东、小锋、广静、黄宸四位同窗，以丰富、成功的人生阅历为我指引，不厌其烦地为我分忧，细心地引领我成长，与诸位共同度过的时光是那么美好。感谢冬梅、永康、承哲、颖颖、宝强等同学在校期间给予我大量的帮助。在实地调研中，我得到了福建省医改办郭露华女士，福建省卫计委刘雪松副处长，三明市医改办吴依娟女士，以及三明市医改办、国务院医改办、福建省医保办、福建省医改办、广东省医改办等有关个人和部门的支持和帮助，这些支持和帮助为研究的顺利进行提供了良好的保证。

本书能得以出版，要感谢中山大学政治与公共事务管理学院、教育部人文社会科学重点研究基地中国公共管理研究中心的大力支持，感谢国家社会科学基金重大项目"中国特色现代社会福利制度框架设计研究"（编号：15ZDA050）对本书出版的资助，感谢国家社会科学基金重点项目"中国社会医疗保险制度整合的效果评价"（编号：13AGL011）、教育部人文社会科学重点研究基地重大项目（编号：16JJD630011）、广州市人文社会科学重点研究基地资助项目的研究资助。本书的部分章节曾在 *Journal of Asian Public Policy*、《中国公共政策评论》、《广东社会科学》、《中国社会保障》、《甘肃行政学院学报》等刊物上发表，相关编辑和匿名审稿人提供了宝贵意见，在此一并致谢。感谢社会科学文献出版社隋嘉滨等老师的辛苦编辑。

本书是站在巨人们的肩膀上完成的，吸收了大量前人研究的成果。在生活、学习和工作中给予我帮助和支持的机构和个人还有许多，他们的名字未能一一提及，在此一并表示最真切的感谢。

这些日子，我想起在千里之外挚爱的、两鬓斑白的双亲，颇为内疚。感谢弟弟一家和发小俊杰一家对我年迈双亲的照顾。

言谢此罢，尽皆虚名尔。唯初心常驻，欣然与诸君一路同行。"大学之道，在明明德，在亲民，在止于至善。"学海无涯，我将以此为新的起点，继续求索之路，并奢望在民生福祉的探求之路上留下雪泥鸿爪，愿此生无憾。

王春晓

2018 年 5 月 20 日深夜

图书在版编目（CIP）数据

三明医改：政策试验与卫生治理／王春晓著. --
北京：社会科学文献出版社，2018.7（2024.2 重印）
（中山大学公共政策与社会保障丛书）
ISBN 978 - 7 - 5201 - 2733 - 2

Ⅰ.①三… Ⅱ.王… Ⅲ.①医疗保健制度 - 体制改
革 - 研究 - 三明 Ⅳ.①R199.2

中国版本图书馆 CIP 数据核字（2018）第 097719 号

· 中山大学公共政策与社会保障丛书 ·

三明医改：政策试验与卫生治理

著　　者／王春晓

出 版 人／冀祥德
项目统筹／谢蕊芬
责任编辑／隋嘉滨
责任印制／王京美

出　　版／社会科学文献出版社 · 群学出版分社（010）59366453
　　　　　　地址：北京市北三环中路甲 29 号院华龙大厦　邮编：100029
　　　　　　网址：www. ssap. com. cn
发　　行／社会科学文献出版社（010）59367028
印　　装／唐山玺诚印务有限公司

规　　格／开　本：787mm × 1092mm　1/16
　　　　　　印　张：20.75　字　数：328 千字
版　　次／2018 年 7 月第 1 版　2024 年 2 月第 8 次印刷
书　　号／ISBN 978 - 7 - 5201 - 2733 - 2
定　　价／89.00 元

读者服务电话：4008918866